Ersthelfer im Einsatz

Sanitäter bei Feuerwehr und THW

Besch · Drossel · Handwerker

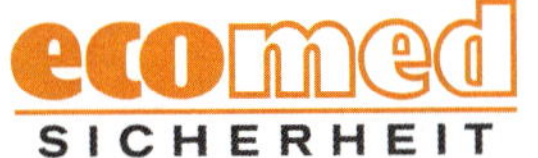

Bibliografische Informationen der Deutschen Nationalbibliothek

Die Deutsche Nationalbibliothek verzeichnet diese Publikation in der Deutschen Nationalbibliografie; detaillierte bibliografische Daten sind im Internet über
<http://www.dnb.de>
abrufbar.

Bei der Herstellung des Werkes haben wir uns zukunftsbewusst für umweltverträgliche und wiederverwertbare Materialien entschieden. Der Inhalt ist auf chlorfreiem Papier gedruckt.

ISBN 978-3-609-69432-0

E-Mail: kundenservice@ecomed-storck.de
Telefon: 089/2183-7922
Telefax: 089/2183-7620

Titelbild: © S. Kundt
Satz: Fotosatz Buck, Kumhausen
Druck: Westermann Druck Zwickau GmbH

Inhaltsverzeichnis

Vorwort

„Das Schicksal der Verwundeten liegt in den Händen von denen, die den ersten Verband anlegen."

Dieses Zitat des amerikanischen Militärarztes N. Senn aus dem späten 19. Jahrhundert hat auch heute noch seine Berechtigung im Bereich der Notfallmedizin. Dabei sind die, die im Bevölkerungsschutz die ersten Verbände anlegen, die Sanitäter der Feuerwehr, der Hilfsorganisationen oder des THW.

In der Notfallmedizin hat sich – in fast allen Bereichen – der Grundsatz der „goldenen Stunde" etabliert. Darunter versteht man, dass Verletzte oder Erkrankte schnell, nämlich innerhalb einer Stunde, einem Krankenhaus zugeführt werden sollten. Innerhalb dieser goldenen Stunde gehören dem Sanitäter die ersten fünf „Platin-Minuten", in denen die Weichen für die weitere Versorgung gestellt werden. Sei es durch das tatsächliche Anlegen eines Verbandes oder das Erkennen eines akut lebensbedrohlichen Zustandes.

Deshalb ist es erforderlich, dass bereits Sanitäter eine umfangreiche Ausbildung auf dem aktuellen Stand der Wissenschaft erhalten. Denn Medizin entwickelt sich ständig weiter! Wir haben deshalb bewährtes Wissen von unnötigem Ballast befreit und dafür den aktuellen Stand der Notfallmedizin, soweit es für uns sinnvoll war, ergänzt.

Da sich dieses Buch nicht als klassisches Lehrbuch, sondern als kompaktes Nachschlagewerk für Übung und Einsatz versteht, setzt es eine ein gewisses Maß an Ausbildung und Fachwissen voraus und legt den Schwerpunkt auf die Notfallversorgung. Inhalte, die an anderer Stelle in den Fachausbildungen vermittelt werden, haben wir deshalb bewusst weggelassen. Wir empfehlen die Literaturliste in Kapitel 9.2 als Einstieg für weiterführende Informationen.

Wir wissen, dass im Bevölkerungsschutz viele den Dienst als Sanitäter mit einem hohen Maß an Engagement versehen. Ohne die Leistung Einzelner gering schätzen zu wollen, haben wir uns – wegen der besseren Lesbarkeit – entschieden, durchgehend die männliche Schreibweise zu verwenden.

Vorwort

Wir bedanken uns bei allen, die uns bei diesem Buch unterstützt haben. Sei es durch Anregungen, Bilder oder Hinweise.

Besch, Handwerker und Drossel
Völklingen, Kiel und Mainz
März 2020

1 Grundlagen

Im folgenden Kapitel werden einige Grundlagen der Arbeit des Sanitäters beschrieben. Die Schwerpunkte liegen im Arbeitsumfeld, in der Hygiene und den rechtlichen Grundlagen.

1.1 Arbeitsumfeld Sanitäter

1.1.1 Definition Sanitäter

Der Begriff des Sanitäters leitet sich vom griechischen Wort „Sanitas", die Gesundheit, ab. Er ist nicht klar geregelt. Es gab und gibt bei den einzelnen Hilfsorganisationen, bei der Feuerwehr, im Katastrophenschutz und beim Militär eine Vielzahl von Ausbildungen und zugehörigen Bezeichnungen, die sich im Laufe der Jahre auch immer wieder gewandelt haben.

Für alle diese Bezeichnungen verwenden wir hier den Begriff „Sanitäter".

Sanitäter sind nichtärztliches, medizinisches Personal, welches eine besondere medizinische Ausbildung absolviert hat.

Aufgabe der Sanitäter ist in erster Linie die medizinische Erstversorgung, unabhängig ob gezielt für alarmierte First-Responder-Einsätze oder mit entsprechenden Einheiten zur Gefahrenabwehr vor Ort eingesetzt. Sanitäter schließen in der Rettungskette die Lücke zwischen Laienhelfern und dem Rettungsdienst.

Für Sanitäter ist i. d. R. eine Ausbildung zwischen 40–80 h vorgesehen. In einigen Ländern (z. B. Saarland oder Hessen) gibt es eigene Lehrgänge für Feuerwehr-Sanitäter.

Die nächste Ausbildungsstufe ist die des Rettungssanitäters. Diese wurde 1977 in den „Grundsätzen zur Ausbildung des Personals im Rettungsdienst" geregelt. Dort wurde die 520 h Ausbildung (Fachlehrgang, Krankenhauspraktikum, Rettungswachenpraktikum sowie Abschlusslehrgang) des Rettungssanitäters beschrieben. Sie stellt aber keine Berufsausbildung dar. Eine Sonderform sind Rettungshelfer. Diese Ausbildung basiert grundsätzlich auf der des Rettungssanitäters, häufig wird jedoch das Praktikum verkürzt.

Der Betriebssanitäter ist eine von der gesetzlichen Unfallversicherung geregelte Ausbildung, sie umfasst 100 h.

Die Ausbildung des Notfallsanitäters wurde 2014 geregelt und löste die zweijährige Ausbildung zum Rettungsassistenten ab. Die NotSan-Ausbildung dauert drei Jahre und stellt eine vollwertige Berufsausbildung dar.

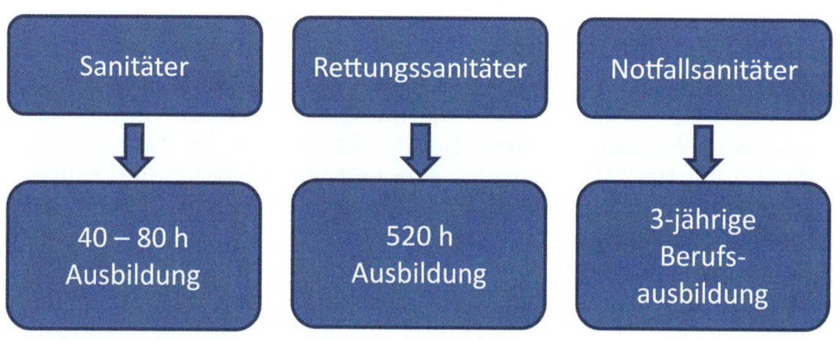

Übersicht Sanitäter (Grafik: Besch)

1.1.2 Aufgabenbereiche für Sanitäter

Sanitäter sind vielfältig einzusetzen. Neben dem normalen Dienst in den Einheiten, gibt es noch eine Menge von speziellen Aufgabengebieten, je nach Organisation.

Schnelleinsatzgruppen/Katastrophenschutz

Eine der Hauptaufgaben der Sanitäter in den Hilfsorganisationen ist die Mitarbeit in Schnelleinsatzgruppen (SEG). Diese Einheiten sind darauf ausgelegt, bei Einsätzen vor Ort den Rettungsdienst zu unterstützen und Aufgaben im Katastrophenschutz zu übernehmen. Die Einsatzspanne reicht dabei von der Besetzung einzelner Fahrzeuge zur Absicherung von Feuerwehreinsätzen bis hin zu Großschadenslagen, wie z. B. Busunfällen. Ebenfalls gibt es SEG, die sich auf die Betreuung von Personen (Unterkunft, Verpflegung) spezialisiert haben.

Regelrettungsdienst/Krankentransport

In einigen Bundesländern ist es möglich, dass Sanitäter im Regelrettungsdienst eingesetzt werden (*vgl. § 4 (1) Saarländisches Rettungsdienstgesetz*). Dabei ist ein Einsatz im Krankentransport oder auch in der Notfallrettung möglich. So sollen die Sanitäter praktische Einsatzerfahrungen sammeln.

First Responder

Um das therapiefreie Intervall, die Zeit bis zum Eintreffen des Rettungsdienstes, zu verkürzen und insbesondere bei einem Herz-Kreislauf-Stillstand kostbare Zeit zu gewinnen, gibt es immer mehr First-Responder-Systeme in Deutschland. Diese werden parallel zum Rettungsdienst alarmiert. Unabhängig von der Organisationsform stellen Sanitäter eine wichtige Stütze für solche Systeme dar.

Weitere Hinweise zum First-Responder-Dienst sind in Kapitel 7.2 zu finden.

Ersthelfer (für Feuerwehr und THW)

Bei den Feuerwehren und im Technischen Hilfswerk werden auch Sanitäter ausgebildet. Dort haben sie jedoch primär eine andere Aufgabe und warten nicht darauf Patienten zu behandeln. Erst wenn eigene Kräfte oder Bürger medizinische Hilfe brauchen, werden sie dazu gezogen. Solange führen sie andere Aufträge durch.

Bei Unfällen, bei denen Patienten sowohl durch die Feuerwehren befreit als auch medizinisch versorgt werden müssen, übernehmen Sanitäter die Rolle des „inneren Retters" und stellen das Bindeglied zwischen Feuerwehr und Rettungsdienst dar.

Spezielle Verwendungen

Ebenfalls können Sanitäter in Spezialeinheiten wie der Berg- und Wasserrettung Verwendung finden. Für diese sehr fordernden Aufgaben erhalten sie dann eine weitgehende Spezialausbildung.

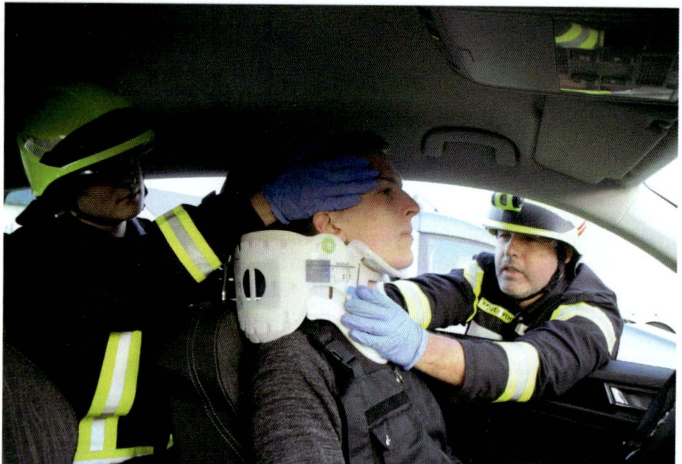

Feuerwehrsanitäter können als „innerer Retter" eingesetzt werden. (Bild: Feuerwehr Grävenwiesbach)

1.2 Hygiene

1.2.1 Grundlagen der Hygiene

Hygiene wird von der WHO als Handlungen und Bedingungen definiert, die dazu dienen sollen, die Gesundheit zu erhalten und die Ausbreitung von Krankheiten zu verhindern.

Im Sanitätsdienst bedeutet, durch geeignete Maßnahmen eine Übertragung von

- Patient auf Sanitäter
- Sanitäter auf Patienten
- Sanitäter auf andere Einsatzkräfte

zu vermeiden.

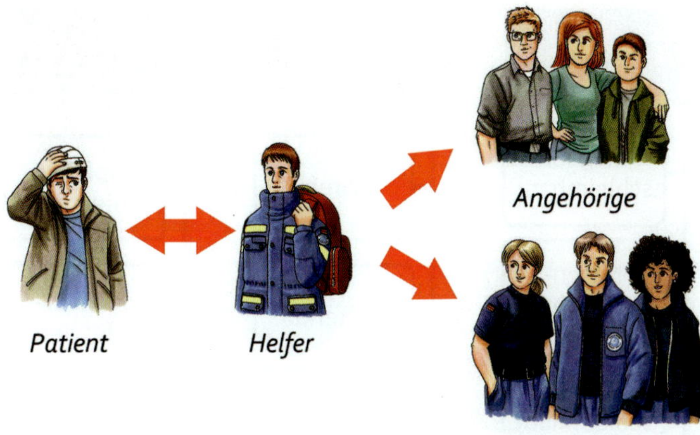

Übertragungswege (Grafik: Drossel)

Jeder Patient ist potenziell infektiös, bis das Gegenteil bewiesen ist.

Das bedeutet jedoch nicht, dass bei jedem Patienten direkt Vollschutz angelegt werden muss, i. d. R. reichen einige einfache Regeln aus, um das Risiko zuverlässig auszuschalten.

Dabei wird zwischen der Standardhygiene, die bei jedem Patienten erforderlich ist, und der speziellen Hygiene, die bei Patienten mit besonderen Erkrankungen nach § 6 IfSG (siehe Kapitel 8.1) erforderlich ist, unterschieden.

Ob eine Infektionserkrankung bei einem Patienten vorliegt, wird meistens erst später im Krankenhaus festgestellt werden. Für diesen Fall sollte eine Verfahrensweise festgelegt werden, wie die Informationen zuverlässig, aber datenschutzkonform weitergeleitet und entsprechende Maßnahmen ergriffen werden.

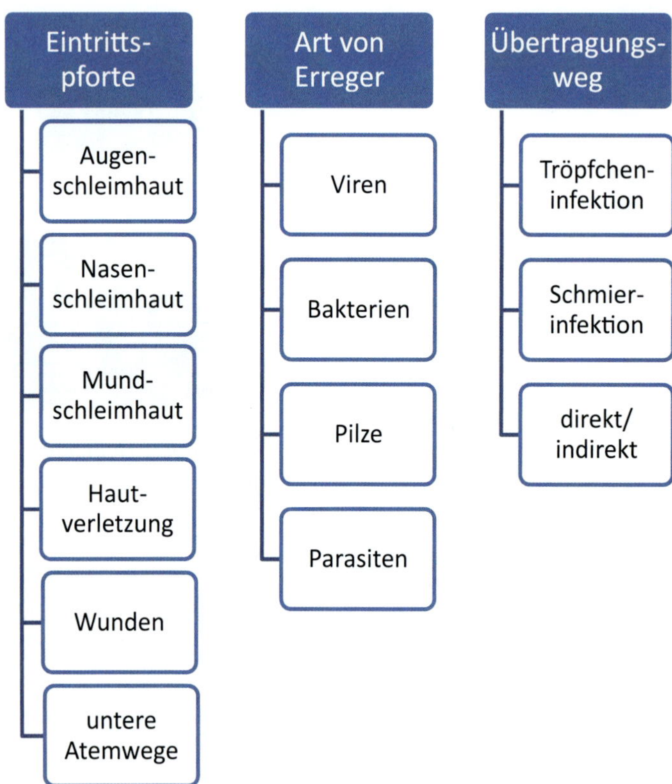

Faktoren Infektion (Grafik: Besch)

Wenn in den Körper Krankheitserreger eindringen und dort eine Krankheit verursachen, spricht man von einer Infektion.

Um effektive Hygienemaßnahmen ergreifen zu können, ist es wichtig zu wissen,

- welche Arten von Erreger es gibt,
- auf welchem Weg Erreger übertragen werden,
- wie Erreger in den menschlichen Körper gelangen können.

Krankheiten werden von vier verschiedenen Arten von Erregern übertragen:

- Bakterien
- Viren
- Pilzen
- Parasiten

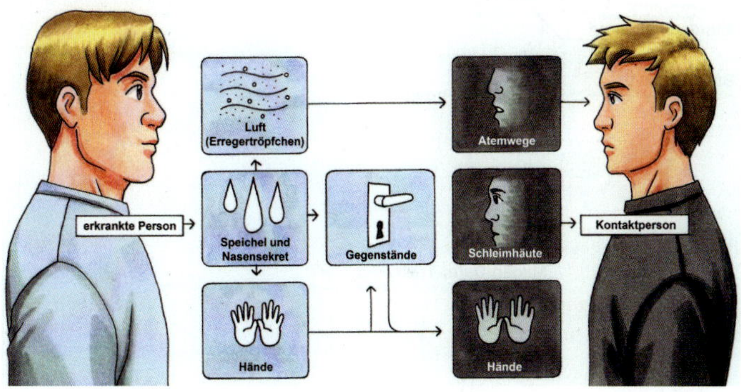

Übertragungsarten (Grafik: Drossel)

Für den Sanitätsdienst gibt es dabei folgende relevante Übertragungsarten:

- Tröpfcheninfektion – Erreger aus dem Hals, Mund und Rachenraum werden beim Husten oder Niesen in Form winzig kleiner Tröpfchen übertragen. Dabei können die Erreger direkt übertragen werden oder sich zunächst auf Oberflächen absetzen.

- Kontaktinfektion (Schmierinfektion) – Erreger gelangen zunächst auf eine Oberfläche (z. B. Türklinke), von dort auf die Hand eines anderen Menschen. Durch unbewusste Bewegungen z. B. in die Augen oder an den Mund können die Erreger auch dann Infektionen auslösen, wenn Schutzhandschuhe getragen werden. Auch schlechte Händehygiene ist ein zusätzlicher verstärkender Faktor für Kontaktinfektionen.

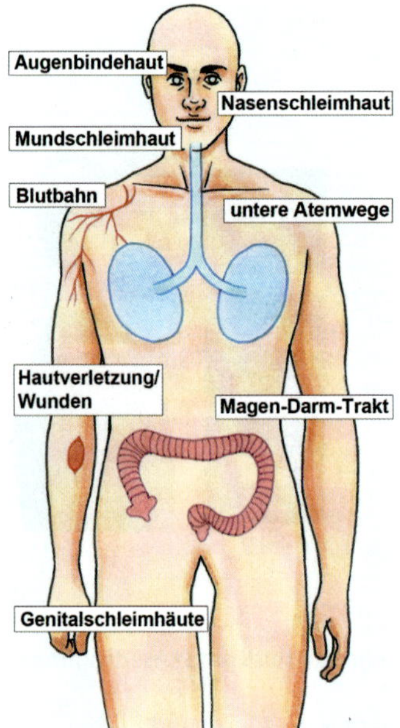

Eintrittspforten (Grafik: Drossel)

Gesetzliche Grundlage für die Hygiene in Deutschland ist das Infektionsschutzgesetz (IfSG). Darauf bauen auch Gesetze der Länder, die Unfallverhütungsvorschriften (*vgl. Kapitel 8.2*) und weitere Vorschriften auf, ebenfalls maßgebend ist die TRBA 250.

In Deutschland ist das Robert Koch-Institut (RKI) per Gesetz als Bundesinstitut mit allen Themen rund um Hygiene betraut, die herausgegebenen Informationen und Weisungen sind verpflichtend.

Gemäß dem Grundsatz „Vorbeugen ist besser als heilen“ ist auch bei der Hygiene ein großes Augenmerk auf die Prävention zu legen. Prävention im Bereich der Hygiene umfasst hierbei

- regelmäßige Unterweisung,
- Angebot von Impfungen und Vorsorgeuntersuchungen (in Absprache mit der Unfallkasse),
- Übungen und Trainings sind, in Bezug auf die geltenden Hygienegrundsätze, realitätsnah zu gestalten.

1.2.2 Der Hygieneplan

Der Hygieneplan regelt alle Vorgänge rund um das Thema Hygiene und stellt eine besondere Form der Gefährdungsbeurteilung dar. Auch wenn Feuerwehr, THW und Hilfsorganisationen ggf. nicht verpflichtet sind, nach § 36 IfSG einen Hygieneplan vorzuhalten, sollte dieser als Hilfsmittel für eine sichere, hygienische Arbeitsweise vorhanden sein.

Der Hygieneplan sollte in Abstimmung mit einem Desinfektor und der Fachkraft für Arbeitssicherheit erstellt werden und dabei die besonderen Belange vor Ort berücksichtigen.

Es macht keinen Sinn, einen Musterhygieneplan ungeprüft zu übernehmen.

Im Hygieneplan wird u. a. geregelt:

- Organisation der Hygiene
- Wer ist Ansprechpartner?
- Wer ist wofür verantwortlich?
- Gibt es eine Rufbereitschaft?

Gerade für ehrenamtliche Strukturen bietet es sich an, nach Möglichkeit Synergien mit anderen Einrichtungen des Gesundheitswesens zu suchen.

1

1.2.3 Der Reinigungs- und Desinfektionsplan

Abgeleitet vom Hygieneplan wird im Reinigungs- und Desinfektionsplan die praktische Umsetzung beschrieben. Er stellt eine Informations-

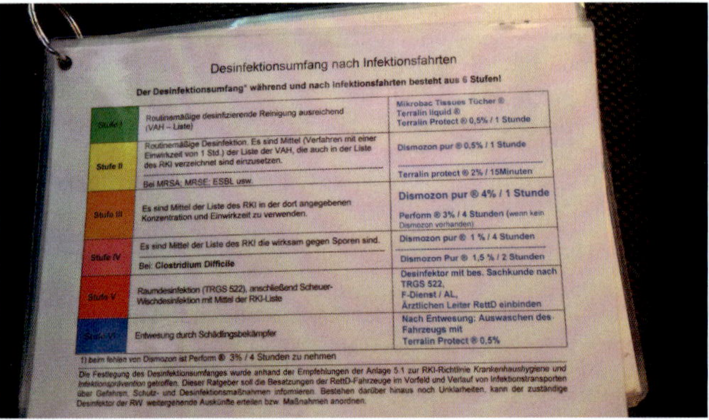

Desinfektionsumfang nach Infektionsfahrten

Der Desinfektionsumfang* während und nach Infektionsfahrten besteht aus 6 Stufen!

Stufe I	Routinemäßige desinfizierende Reinigung ausreichend (VAH – Liste)	Mikrobac Tissues Tücher ® Terralin liquid ® Terralin Protect ® 0,5% / 1 Stunde
Stufe II	Routinemäßige Desinfektion. Es sind Mittel (Verfahren mit einer Einwirkzeit von 1 Std.) der Liste der VAH, die auch in der Liste des RKI verzeichnet sind einzusetzen.	Dismozon pur ® 0,5% / 1 Stunde
	Bei MRSA; MRSE; ESBL usw.	Terralin protect ® 2% / 15Minuten
Stufe III	Es sind Mittel der Liste des RKI in der dort angegebenen Konzentration und Einwirkzeit zu verwenden.	Dismozon pur ® 4% / 1 Stunde Perform ® 3% / 4 Stunden (wenn kein Dismozon vorhanden)
Stufe IV	Es sind Mittel der Liste des RKI die wirksam gegen Sporen sind.	Dismozon pur ® 1 % / 4 Stunden
	Bei: Clostridium Difficile	Dismozon Pur ® 1,5 % / 2 Stunden
Stufe V	Raumdesinfektion (TRGS 522), anschließend Scheuer-Wischdesinfektion mit Mittel der RKI-Liste	Desinfektor mit bes. Sachkunde nach TRGS 522, F-Dienst / AL, Ärztlichen Leiter RettD einbinden
Stufe VI	Entwesung durch Schädlingsbekämpfer	Nach Entwesung: Auswaschen des Fahrzeugs mit Terralin Protect ® 0,5%

1) beim fehlen von Dismozon ist Perform ® 3% / 4 Stunden zu nehmen

Die Festlegung des Desinfektionsumfanges wurde anhand der Empfehlungen der Anlage 5.1 zur RKI-Richtlinie *Krankenhaushygiene und Infektionsprävention* getroffen. Dieser Ratgeber soll die Besatzungen der RettD-Fahrzeuge im Vorfeld und Verlauf von Infektionstransporten über Gefahren, Schutz- und Desinfektionsmaßnahmen informieren. Bestehen darüber hinaus noch Unklarheiten, kann der zuständige Desinfektor der RW weitergehende Auskünfte erteilen bzw. Maßnahmen anordnen.

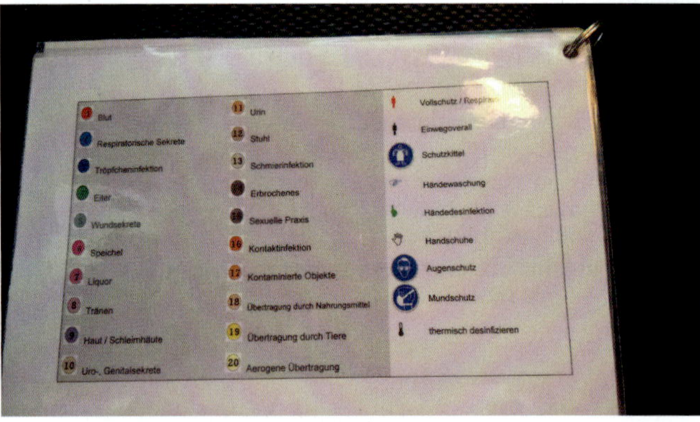

1 Blut	11 Urin	Vollschutz / Respir
2 Respiratorische Sekrete	12 Stuhl	Einwegoverall
3 Tröpfcheninfektion	13 Schmierinfektion	Schutzkittel
4 Eiter	14 Erbrochenes	Händewaschung
5 Wundsekrete	15 Sexuelle Praxis	Händedesinfektion
6 Speichel	16 Kontaktinfektion	Handschuhe
7 Liquor	17 Kontaminierte Objekte	Augenschutz
8 Tränen	18 Übertragung durch Nahrungsmittel	Mundschutz
9 Haut / Schleimhäute	19 Übertragung durch Tiere	thermisch desinfizieren
10 Uro-, Genitalsekrete	20 Aerogene Übertragung	

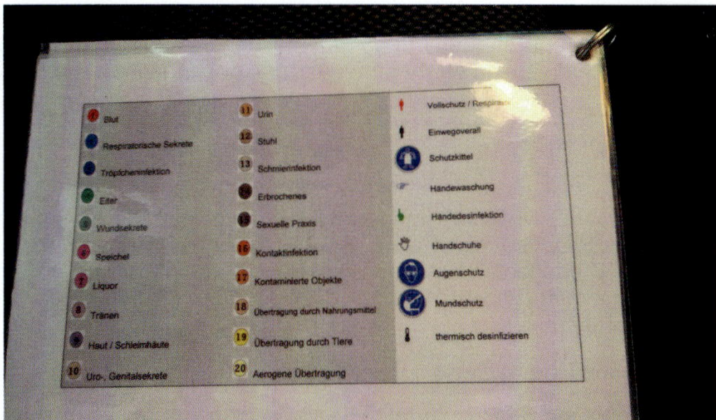

Reinigungs- und Desinfektionsplan einer Rettungswache (Fotos: Besch)

quelle für die Einsatzkräfte vor Ort dar und sollte deshalb auf jedem Einsatzfahrzeug verladen sein. Zusätzliche Exemplare können in den Führungsunterlagen (Einsatzleiterhandbuch) vorgehalten werden. Teilpläne für bestimmte Bereiche können ebenfalls erstellt werden.

Es bietet sich an, den Plan in die Bereiche

- persönliche Hygiene
- Gerätedesinfektion
- Abfallentsorgung
- Ansprechpartner
- Sonstige (z. B. Bestückungsliste „Desi-Box")

zu gliedern. Dabei ist der Plan möglichst einfach und übersichtlich zu gestalten. In der Praxis hat es sich bewährt, die Seiten zu laminieren und mit einer Ringbindung oder einem Kabelbinder zu versehen.

1.2.4 Hygienemaßnahmen

In der Literatur wird, wenn Maßnahmen beschrieben werden, von meist hauptamtlichen Strukturen ausgegangen. In der ehrenamtlichen Praxis scheitert es häufig an der Infrastruktur (z. B. kein Desinfektionsraum verfügbar) oder an den Kosten, da oft Produkte oft nur in Großgebinden abgegeben werden, die für den Dienstbetrieb nicht wirtschaftlich sind.

Um trotzdem ein möglichst hohes Niveau im Bereich Hygiene zu erreichen, sollten Kooperationen mit hauptamtlichen Strukturen (Rettungswachen, Krankenhäuser, Altenheime, Arztpraxen) angestrebt werden.

Organisationen, bei denen die Tätigkeit als Sanitäter nur Nebenaufgabe ist, können regionale Netzwerke zum Erfahrungsaustausch bilden.

Da sich jedoch Wissenschaft und Technik auch in diesem Bereich immer weiterentwickeln, verweisen wir nur auf Grundsätze, die dann vor Ort entsprechend ausgestaltet werden müssen. Bei der Anzahl der möglichen Ausgangsituationen würden die Lösungen den Rahmen des Buches sprengen.

1.2.4.1 Persönliche Hygiene

Hygiene fängt bei jedem Einzelnen an. Deshalb hat die persönliche Hygiene auch einen hohen Stellenwert:

- tägliches Baden und Duschen
- regelmäßige Mundhygiene
- lange Haare müssen so zusammengebunden werden, dass sie nicht nach vorn fallen können
- kein Schmuck
- täglicher Wechsel der Bekleidung/frische Kleidung zu Dienstbeginn
- Wechsel der Bekleidung nach Verschmutzung/Kontamination
- Wäsche nach Patientenkontakt nicht zu Hause waschen

Gerade bei der Bekleidung kommt es im ehrenamtlichen Bereich oft zu Problemen in der Praxis. Insbesondere dann, wenn es sich um Alarmeinheiten handelt, deren Mitglieder aus dem Alltag heraus in den Einsatz gerufen werden.

Hier sollte die Einsatzkleidung regelmäßig getauscht und gewaschen werden. In der Unterkunft sollte Ersatzbekleidung bereitgehalten werden, um nicht mit kontaminierter Kleidung nach Hause fahren zu müssen. Es gibt auch Konzepte, in denen die Ersatzkleidung in den Einsatzfahrzeugen vorgehalten wird, damit die Kontamination vor Ort schon eingedämmt werden kann.

Alternativ können auch Einweganzüge über die verschmutzte Kleidung gezogen werden, um eine Kontaminationsverschleppung zu vermeiden.

Im Sanitätsdienst dürfen grundsätzlich keine lackierten und/oder verlängerten Fingernägel getragen werden. Es besteht die Gefahr, dass die Nägel Handschuhe beschädigen oder unentdeckt Verschmutzungen anhaften.

1.2.4.2 Zusatzausstattung „Hygiene"

Werden keine Fahrzeuge (z. B. KTW oder RTW) vorgehalten, in denen Desinfektionsmittel und Zubehör für eine hygienische Arbeitsweise nach Norm verladen sind, sollte eine Zusatzausstattung „Hygiene" beschafft werden.

Folgende Ausstattung sollte vorhanden sein:

- Händedesinfektionsmittel
- Müllbeutel rot (Infektionsmüll)
- Müllbeutel durchsichtig (Wäsche, Geräte)
- Gebrauchsfertige Desinfektionstücher für Gerätedesinfektion
- Infektionsschutzhandschuhe
- Kabelbinder
- Infektionsschutzbekleidung
- Schutzmasken FFP 3
- Schutzbrillen

In der Praxis hat es sich bewährt, das Material in einer stabilen Box aufzubewahren. Die Zusatzausstattung ist regelmäßig auf Vollständigkeit und Verfalldaten zu kontrollieren.

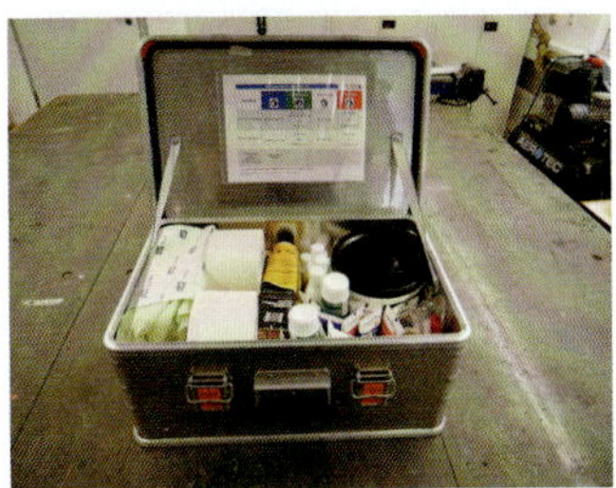

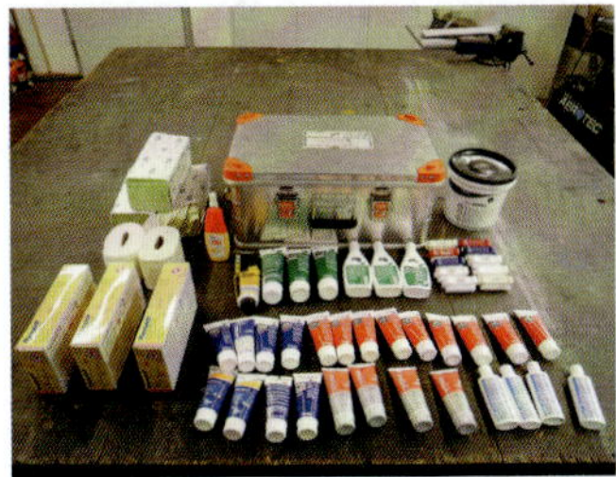

Hygienebox THW (Fotos: THW OV Saarbrücken)

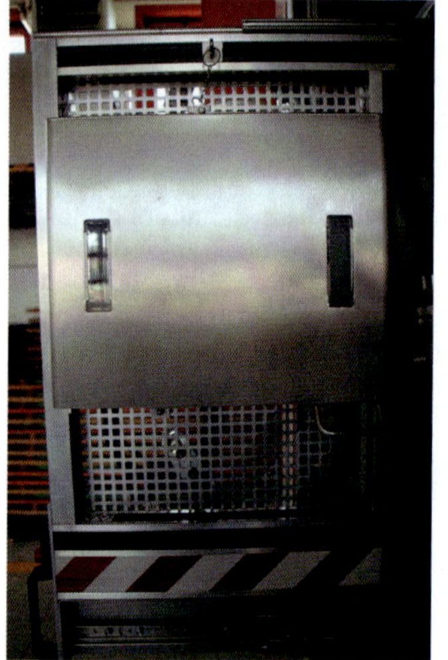

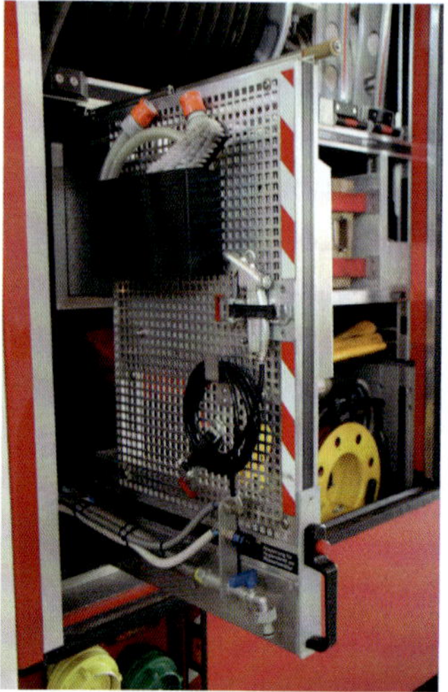

Hygieneboards sind auf Löschfahrzeugen Standard (Fotos: FW Grävenwiesbach)

Zusätzlich sollte in der allgemeinen Lagerhaltung ein entsprechender Vorrat an Reinigungs- und Desinfektionsmaterial vorhanden sein. Auch hier macht es Sinn, mit hauptamtlichen Strukturen zusammenzuarbeiten, um Kosten zu sparen.

Packliste Hygienebox		
Beschreibung	**Menge**	**Einheit**
Leichtmetallkiste (600*400*250mm)	1	Stück
Handschutzcreme	4	Tube
Handreinigungspaste	3	Tube
Flüssigseife	3	Flasche
Handpflegecreme	4	Tube
Handreinigungstücher (gebrauchsfertig)	1	Eimer
Handdesinfektion	4	Flasche
Nagelbürste	10	Stück
UV Schutzcreme	4	Stück
Einweghandtücher Papier	3	Pack
Müllbeutel 30l	2	Rolle
Einweghandschuhe jeweils Größe M, L, XL	1	Pack
Faltkanister 20l	1	Stück

Musterpackliste Hygienebox des THW (Grafik: Besch)

1

1.2.4.3 Desinfektion

Ziel der Desinfektion ist es, die Anzahl der Krankheitserreger so weit zu reduzieren, dass eine Infektionsgefahr ausgeschlossen ist. Bei einer Reinigung werden die Krankheitserreger nur zusammen mit sonstigem Schmutz entfernt, ohne abgetötet zu werden. Eine Sterilisierung tötet hingegen alle Keime vollständig ab.

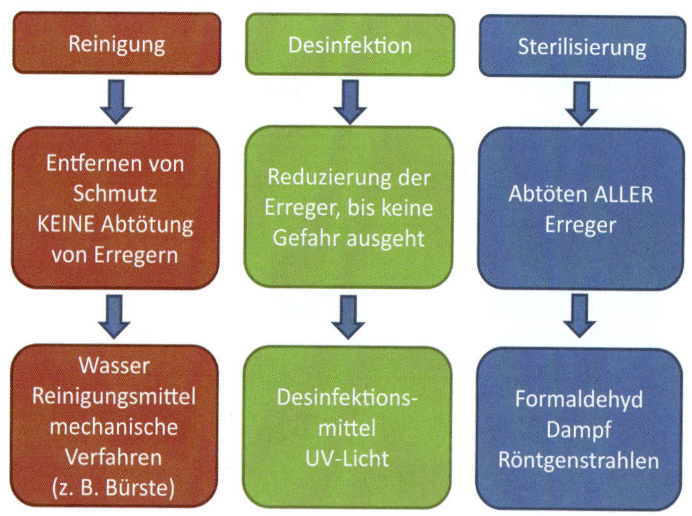

Übersicht Desinfektion, Reinigung, Sterilisation (Grafik: Besch)

Hauptmerkmal der Desinfektion ist das zu desinfizierende Objekt. Das können Geräte und Oberflächen, Hände oder unversehrte Haut sein.

Eine Desinfektion von Wunden findet im Sanitätsdienst i. d. R. nicht statt.

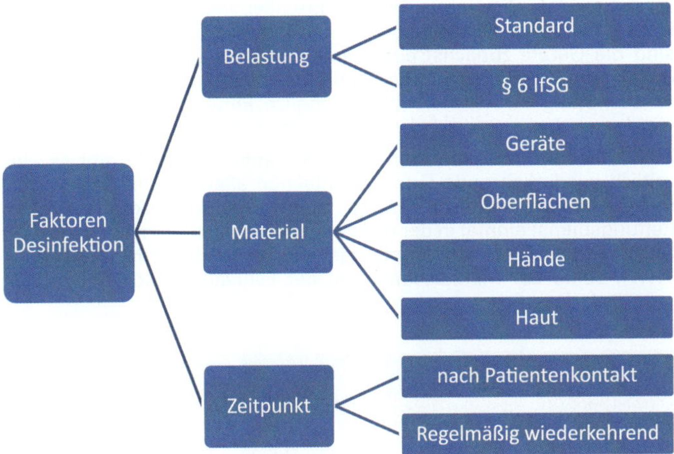

Faktoren Desinfektion (Grafik: Besch)

Geräte und Oberflächen

Nach der Benutzung sind alle Geräte und Oberflächen, die mit dem Patienten in Kontakt gekommen sind, zu desinfizieren. In diesem Zusammenhang sind die Stellen, welche das Personal berührt hat, ebenfalls zu desinfizieren.

Bei normaler Belastung erfolgt die Desinfektion mit gebrauchsfertigen Einwegtüchern. Bei schwer zugänglichen Stellen kann zusätzlich Schaumsprühdesinfektion verwendet werden.

> Das Verwenden von Desinfektionsmittel als Sprühnebel (Aerosol) ist nicht zulässig!

Die Einwirkzeit ist zu beachten, bei der Desinfektion ist geeignete Schutzausrüstung zu tragen.

Die spezielle Desinfektion erfolgt mit eigens auf den Erreger abgestimmten Produkten. Diese haben dann eine Einwirkzeit von z. T. mehreren Stunden. Die Geräte müssen anschließend, je nach Produkt, mit klarem Wasser abgewaschen werden. Bei der speziellen Desinfektion sind die Geräte zunächst einzupacken und die Desinfektion dann in der Unterkunft durchzuführen. Da die Desinfektion, je nach Gerät, sehr zeitaufwendig ist, sollte, wo immer möglich, Einwegmaterial verwendet werden.

Zusätzlich zu den Desinfektionen nach Patientenkontakt gibt es eine zeitlich wiederkehrende Grunddesinfektion aller Geräte, Oberflächen und der Innenräume der Fahrzeuge. Diese Grunddesinfektion erfolgt im Rettungsdienst einmal in der Woche. Bei Organisationen, bei denen der Sanitätsdienst nicht als Hauptaufgabe durchgeführt wird (Feuerwehr, THW), sollte der Mannschaftsraum der Fahrzeuge auch regelmäßig gründlich desinfiziert werden.

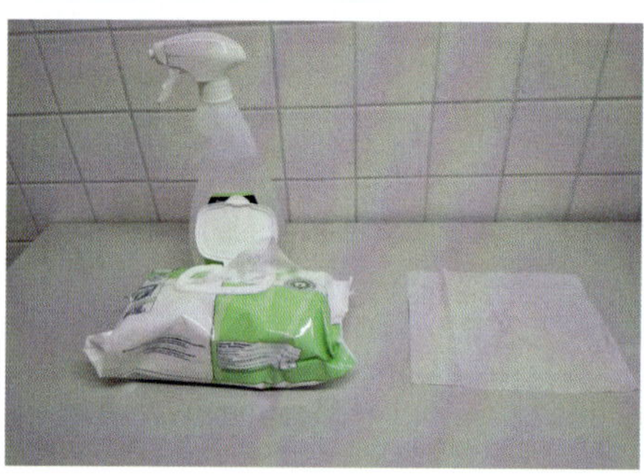

Einwegprodukte zur Desinfektion (Foto: Besch)

Welcher Desinfektionsrhythmus in einer ehrenamtlichen Hilfsorganisation erforderlich ist, hängt mit einer Vielzahl von Faktoren zusammen und muss individuell im Hygieneplan niedergeschrieben werden.

Händedesinfektion

Die Händedesinfektion ist eine Basismaßnahme in der Hygiene, um die Übertragung von pathogenen Erregern zu unterbinden.

> Das Tragen von Einweghandschuhen ersetzt nicht die Händedesinfektion!

Die Händedesinfektion muss immer erfolgen

- vor dem Anlegen von Schutzhandschuhen, ggf. sollte eine Reinigung mit Wasser und Seife oder speziellen Tüchern erfolgen,
- nach dem Ablegen von Schutzhandschuhen/beim Wechseln von Handschuhen,
- nach Patientenkontakt ohne Schutzhandschuhe,
- nach Kontakt mit potenziell verunreinigten Geräten,
- nach Desinfektionsmaßnahmen,
- nach Einsatzende.

Durchführung der Händedesinfektion

- Hände vollständig mit Händedesinfektion benetzen.
- Einwirkzeit (i. d. R. 30 sec) beachten, in dieser Zeit müssen die Hände feucht sein.
- Fokus auf Fingerspitzen, Daumen und den Raum zwischen den Fingern legen.
- Händereinigung bei Bedarf erst anschließend.
- Nach dem Einsatz geeignete Hautcreme verwenden.

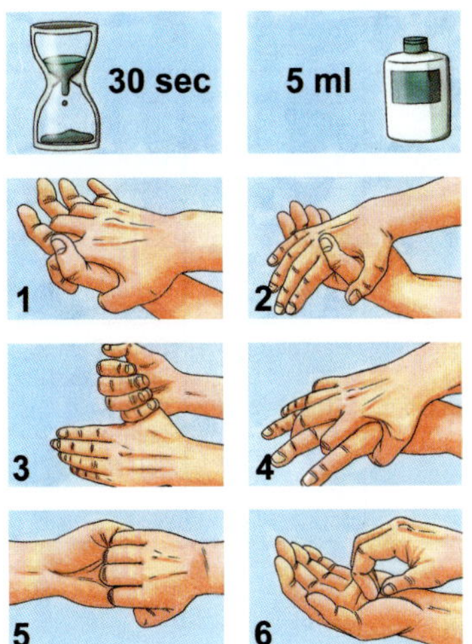

Durchführen der Händedesinfektion (Grafik: Drossel)

Um mögliche Hautschäden, und damit Eintrittspforten für Erreger, durch die Desinfektion zu vermeiden, sollte auch ein geeigneter Hautschutz durch Cremes zur Verfügung gestellt werden.

Hautschutzplan einer Rettungswache:

Hautgefährdung durch:	Hautschutz	Händedesinfektion	Händereinigung	Handpflege
	• Vor Arbeitsbeginn • Nach Pausen • Vor Feuchtarbeiten	• Vor Patientenkontakt • Nach Patientenkontakt • Nach Kontakt mit kontaminiertem Material • Nach Toilettengang	• Vor Arbeitsbeginn • Vor Pausen • Nach der Arbeit • Bei sichtbarer Verschmutzung • Vor/nach Toilettengang	• Nach Hautreinigung • Nach Arbeitsende • Bei Bedarf
Arbeitsstoffe, z. B.: • Desinfektionsmittel • Reinigungsmittel • Öle	Boden Baktolin protect+ Baktolin Pure 350 ml	Bode Sterillium Softa Man Akute	Baktolin Pure	Bode Baktolan protect+ pure Baktolin Pure 350 ml
Feuchtigkeitsstau und Hautaufweichung z.B. beim Tragen von Handschuhen	Bode Baktolin protect+ Baktolin Pure 350 ml	Bode Sterillium Softa Man Akute	Baktolin Pure	Bode Baktolan protect+ pure Baktolin Pure 350 ml

Hautgefährdung durch:	Hautschutz	Händedesinfektion	Händereinigung	Handpflege
• Bakterien • Mykobakterien • Viren • Pilze		Bode Sterillium Softa Man Akute		
• Hautschutzplan auf Grundlage der Gefahrstoffverordnung und nach BGR 197 • Einsatz von Schutzhandschuhen gem. Betriebsanweisung nach GefStoffV § 20 und BGR 195 • Hauptpflege unterstütz die natürliche Regeneration der Haut				

Hautschutz ist gleichzeitig auch Infektionsschutz!

Hautdesinfektion

Hautdesinfektion beim Patienten ist immer vor der Punktierung der unversehrten Haut (z. B. Legen eines intravenösen Zuganges) erforderlich:

- Punktionsstelle mit entsprechendem Desinfektionsmittel besprühen.
- Mit Tupfer einmal über die Haut fahren zur Reinigung, Tupfer verwerfen.
- Erneut mit entsprechendem Desinfektionsmittel sprühen.
- Einwirkzeit beachten.

1.2.4.4 Persönliche Schutzausrüstung – Infektionsschutz

Hinweis: Zu diesem Thema bitte auch Kapitel 2.3 beachten!

Die persönliche Schutzausrüstung zum Schutz vor Infektionen besteht aus:

- Infektionsschutzhandschuhe
- Schutzbrille
- flüssigkeitsdichtem Overall
- Schutzmasken FFP 2 oder 3

Einige wenige Situationen machen das Tragen von Masken der Schutzstufe FFP 3 erforderlich. Grundsätzlich könnten auch ausschließlich FFP 3 Masken vorgehalten werden, um die Lagerhaltung zu verein-

1 fachen und sicherzustellen, dass nicht versehentlich falsche Masken getragen werden, jedoch würde das die Bevorratung verteuern.

Hier ist es wichtig, auf Grundlage der Gefährdungsbeurteilung eine einheitliche lokale Regelung zu treffen.

Infektionsschutzhandschuhe sind bei jedem Patientenkontakt zu tragen.

Sie schützen den Sanitäter vor einer Kontamination mit Erregern des Patienten, verhindern aber auch eine Kontaminationsübertragung.

- Möglichst Handschuhe aus Nitril verwenden (Reduktion der Allergiegefahr).
- Handschuhe müssen passen – mehrere Größen vorhalten.
- Handschuhe möglichst griffbereit lagern.
- Durch Vorhalten z. B. in der Hosentasche erleiden die Handschuhe Mikroläsionen – diese können den Infektionsschutz verringern.
- Bei Einsätzen, in denen eine starke Kontamination zu erwarten ist, zweites Paar Handschuhe überziehen.

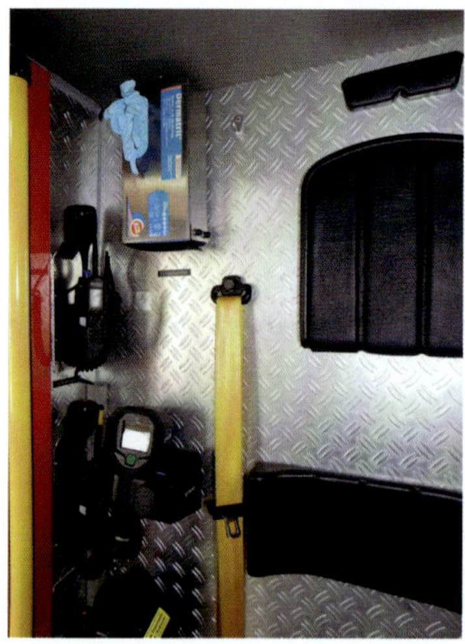

Spender für Einweghandschuhe in einem Löschfahrzeug (Foto: FW Wasserburg)

Handschuhe haben auch ein Verfallsdatum und müssen kontrolliert werden. Handschuhe, die aus der Umverpackung entnommen werden, um in der Einsatzbekleidung oder im Einsatzrucksack „auf Vorrat am Mann" getragen zu werden, sollten, um Beschädigungen zu vermeiden, in Plastikbeutel aufbewahrt, beschriftet und alle sechs Monate getauscht werden. Bei der Aufbewahrung in Plastikdosen (Filmdosen o. Ä.) besteht die Gefahr, dass die Handschuhe beim Verschließen der Dose unbemerkt beschädigt werden.

Da die im Sanitätsdienst verwendeten Handschuhe nicht steril sind, bedarf es keiner besonderen Vorsicht beim Anziehen. Um eine Keimverschleppung zu vermeiden, sollten die Handschuhe wie folgt ausgezogen werden:

- mit zwei Fingern der rechten Hand von außen in die Stulpe des linken Handschuhes fahren,
- Handschuh komplett nach oben ziehen und in der rechten Hand festhalten,
- mit zwei Fingern der linken Hand von innen in die Stulpe des rechten Handschuhes greifen,
- Handschuh komplett nach oben ziehen,
- Handschuhe entsorgen.

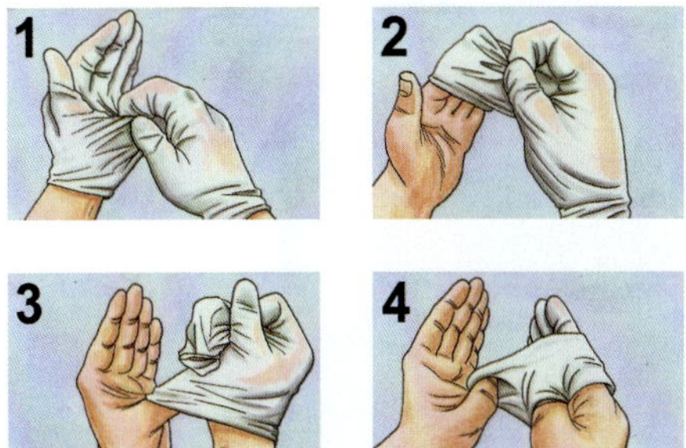

Ablegen von Einweghandschuhen (Grafik: Drossel)

Schutzbrillen schützen vor

- einer Infektion über die Augenschleimhaut
- einer Reizung der Augen z. B. durch Erbrochenes oder Chemikalien
- mechanischen Gefahren, wie Staub oder Fremdkörper

1

Schutzbrillen sollten immer bei Einsätzen getragen werden, bei denen es zu starken Blutungen oder starkem Erbrechen kommen könnte.

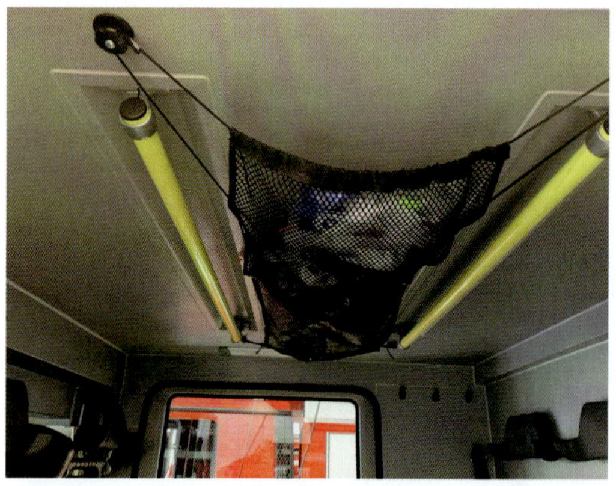

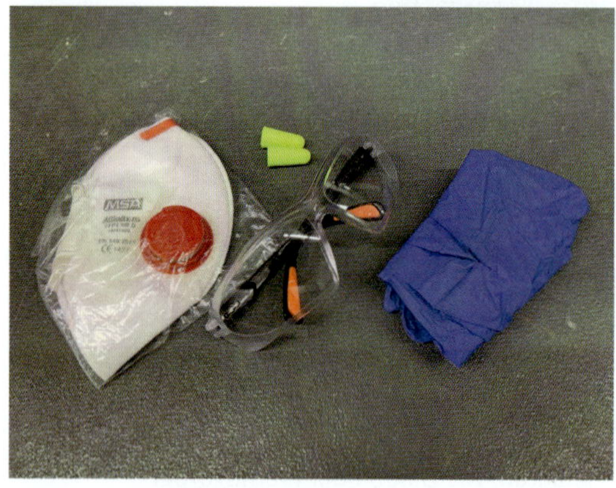

Griffbereite Lagerung von Schutzkleidungssets in einem Einsatzfahrzeug (Fotos: Weber, Forchheim)

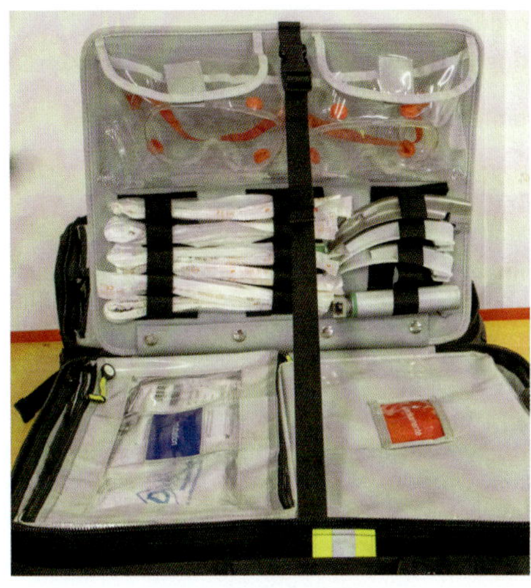

Griffbereite Lagerung von Schutzbrillen im Einsatzrucksack (Foto: DRK Bad Marienberg)

Schutzmasken schützen vor

- einer Infektion über die Atemwege,
- Staub.

Flüssigkeitsdichte Einweganzüge schützen vor

- Erregern, welche auf der Kleidung des Sanitäters anhaften könnten,
- Verunreinigungen, welche Ekel hervorrufen könnten.

Einweganzüge sind so abzulegen, dass eine Kontaminationsverschleppung ausgeschlossen wird.

1.2.4.5 Abfallentsorgung/Schmutzwäsche

Grundsätzlich sind an die Entsorgung von Abfall, der im Rahmen des Sanitätsdienstes anfällt, keine besonderen Anforderungen zu stellen, auch dann nicht, wenn Blut, sonstige Körperflüssigkeiten oder Ausscheidungen anhaften (Abfallschlüssel 18 01 04).

Grundregeln für die Entsorgung:

- Abfall in undurchsichtigen, flüssigkeitsdichten Kunststoffsäcken sammeln.
- Säcke dabei nur so weit füllen, dass ein gefahrloser Umgang möglich ist.
- Abfälle nicht sortieren oder umfüllen.
- Säcke dicht verschließen.
- Abfall kann über den normalen Hausmüll entsorgt werden.

Liegt bei dem Patienten eine Krankheit gem. § 6 IfSG vor, gelten auch für die Entsorgung von Abfall besondere Anforderungen (Abfallschlüssel 18 01 03), der Abfall ist als Sondermüll zu entsorgen. In der Praxis bedeutet dies, die Abfallentsorgung über ein Krankenhaus oder eine Rettungswache.

Scharfe und spitze Abfälle (Abfallschlüssel 18 01 01), wie Kanülen und Ampullen, müssen in dafür vorgesehenen, bruch- und durchstichsicheren Behältern gesammelt werden. Ist der Behälter voll, wird er wie vorgesehen entsorgt.

Keinesfalls darf in den Behälter gegriffen werden!

Wäsche darf nach Patientenkontakt nicht mit nach Hause genommen werden. Stattdessen muss sie mit einem speziellen Waschmittel (gem. VAH-Liste) gewaschen werden. Das kann in der Unterkunft in eigener Regie oder durch einen Dienstleister erfolgen.

Bereits bei der Beschaffung sollte darauf geachtet werden, ob und mit welchem Waschmittel die Kleidung gereinigt werden kann.

Bei besonderen Hygienemaßnahmen bei Einsätzen mit Krankheiten nach § 6 IfSG muss die Aufbereitung zwingend durch einen Dienstleister erfolgen. Nach dem Einsatz ist auch das Schuhwerk zu desinfizieren und zu reinigen.

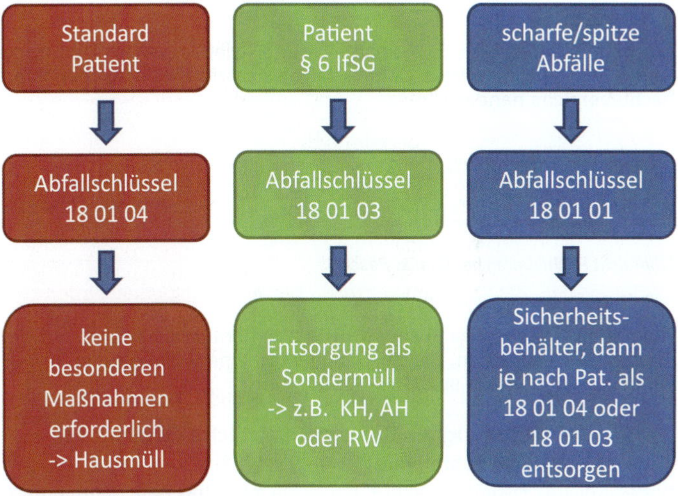

Standard Patient	Patient § 6 IfSG	scharfe/spitze Abfälle
↓	↓	↓
Abfallschlüssel 18 01 04	Abfallschlüssel 18 01 03	Abfallschlüssel 18 01 01
↓	↓	↓
keine besonderen Maßnahmen erforderlich -> Hausmüll	Entsorgung als Sondermüll -> z.B. KH, AH oder RW	Sicherheits-behälter, dann je nach Pat. als 18 01 04 oder 18 01 03 entsorgen

Übersicht Abfallschlüssel (Grafik: Besch)

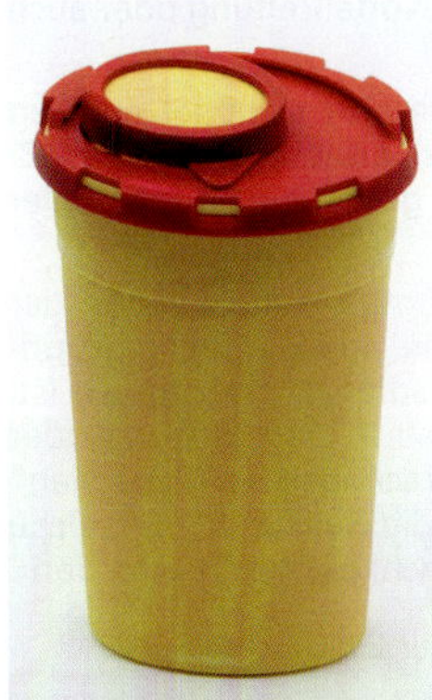

Sicherheitsbehälter für spitze und scharfe Abfälle (Foto: Besch)

1

1.3 Recht

Mit dem Recht kommt der Sanitäter immer wieder bei der Ausübung seines Dienstes in Kontakt. Dabei kann es sich um die verschiedensten Rechtsbereiche handeln.

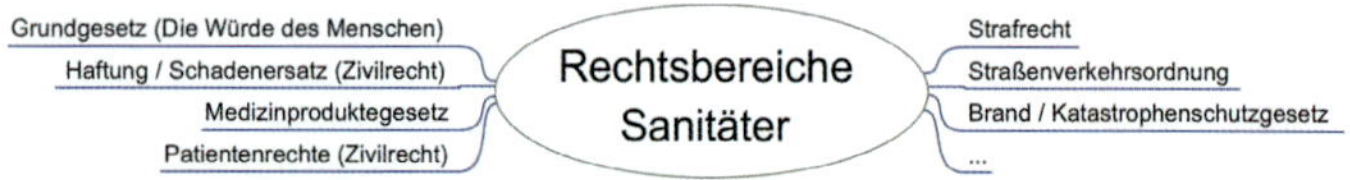

Übersicht Rechtsbereiche (Grafik: Besch)

Durch den Umfang des Buches wurde sich darauf beschränkt, nur die Themen anzusprechen, die im Dienstalltag eine wichtige und immer wiederkehrende Rolle spielen.

1.3.1 Rechtsstellung als Sanitäter (ärztliche Tätigkeit vs. erweiterte Erste Hilfe)

Die rechtlichen Grundlagen, auf denen ein Sanitäter tätig werden darf, sind nicht abschließend geregelt. Vielmehr ist es so, dass im Heilpraktikergesetz von 1939 (!) der sog. Arztvorbehalt definiert wird. Das betrifft alle Bereiche der Medizin, sei es die Pflege, die Notfallrettung oder auch der Sanitätsdienst.

Die Regelungen für den Rettungsdienst lassen sich nicht 1:1 auf den Sanitätsdienst ableiten, da im Rettungsdienst andere Gesetze (z. B. Notfallsanitätergesetz) Anwendung finden. Wir geben die Situation hier zusammengefasst wieder.

Der § 1 des Heilpraktikergesetzes regelt, dass man zum Ausüben der Heilkunde entweder Arzt sein muss oder eine andere Rechtsgrundlage (wie z. T. für die Pflege oder den Rettungsdienst) erforderlich ist. Dabei wird die Heilkunde als „Tätigkeit zur Feststellung, Heilung oder Linderung von Krankheiten, Leiden oder Körperschäden bei Menschen" definiert. Bei Auslegung des Gesetzes umfasst die Heilkunde nur solche Maßnahmen, die ärztliche oder medizinische Fachkenntnisse erfordern.

Sanitäter heilen nicht – Sanitäter leisten immer Erste Hilfe!

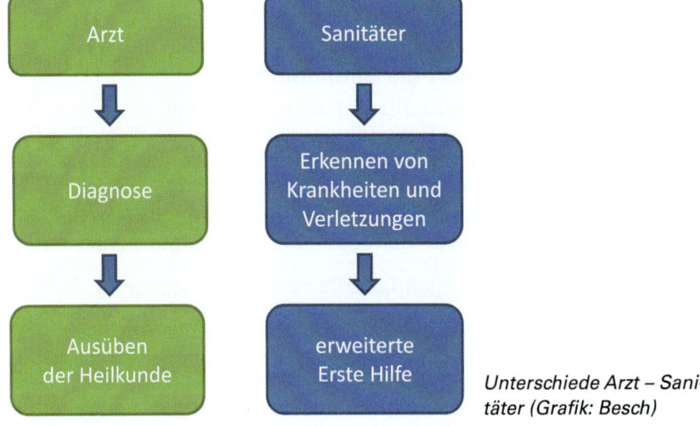

Unterschiede Arzt – Sanitäter (Grafik: Besch)

Erste Hilfe wird als die lebensrettenden und gesundheitserhaltenden Maßnahmen definiert, die jeder erlernen und anwenden kann, bis professionelle Hilfe eintrifft.

Da der Sanitäter gegenüber dem normalen Bürger eine wesentlich umfangreichere Ausbildung hat, spricht man dabei von erweiterter Erster Hilfe.

In der Notfallmedizin werden Patienten in kritisch und unkritisch unterteilt. Hauptmerkmal dabei ist, dass bei kritischen Patienten akute Lebensgefahr herrscht oder eintreten könnte.

Bei unkritischen Patienten liegen i. d. R. nur Bagatellen vor, zu deren Behandlung keine Heilkunde erforderlich ist, und somit durch den Sanitäter nur erweiterte Erste Hilfe geleistet wird. Das beinhaltet sowohl die abschließende Behandlung vor Ort oder den Transport in ein Krankenhaus.

Bei kritischen Patienten leistet der Sanitäter nur erweiterte Erste Hilfe, bis der Rettungsdienst eintrifft. Medikamente dürfen nur durch einen Arzt oder eine Apotheke abgegeben werden, eine Abgabe durch Sanitäter ist, auch bei nicht verschreibungspflichtigen Medikamenten, nicht zulässig.

Sanitäter geben KEINE Medikamente heraus!

1.3.2 Patient verweigert die Behandlung

Grundsätzlich ist es in Deutschland jedem freigestellt, ob er sich behandeln lassen will, einen Behandlungszwang gibt es nicht. Die Behandlung und Unterbringung gegen den freien Willen des Patienten ist die Ausnahme und soll hier nicht weiter vertieft werden.

Auch gegenüber dem Sanitätsdienst kann der Patient die Behandlung verweigern, dies ist auch von dem Sanitäter unbedingt zu beachten.

Die Verweigerung ist zwingend schriftlich zu dokumentieren.

Da dem Patienten (*vgl. Kapitel 1.3.1*) zu dem Zeitpunkt noch kein Arzt eine Diagnose gestellt hat und eine Aufklärung über eventuelle Gesundheitsschäden auch nur dem Arzt vorbehalten ist, kann der Patient auch keine Behandlung verweigern, nur die Leistung der erweiterten Ersten Hilfe. Formulare für die Verweigerung sollten immer auf die örtlichen, organisatorischen aber auch rechtlichen Gegebenheiten angepasst werden.

Verweigert der Patient auch die Unterschrift, so sollte dies im Einsatzprotokoll mit Zeugen dokumentiert werden.

Verweigert ein Patient die Behandlung und

- liegt eine Gefahr für den Patienten vor (z. B. Anzeichen eines Herzinfarktes),
- liegt eine Gefahr für die Allgemeinheit vor (z. B. will der Patient mit einem offensichtlich gebrochenen Bein Auto fahren) oder
- ist der Patient erkennbar nicht mehr in der Lage (z. B. durch übermäßigen Alkoholgenuss) zu erkennen, dass er einer Behandlung bedarf,

so sind immer der Rettungsdienst und die Polizei hinzuzuziehen. Keinesfalls darf der Patient festgehalten oder mit Zwang behandelt werden.

1.3.3 Behandlung von Bagatellen

Die abschließende Behandlung von Bagatellen durch den Sanitätsdienst ist möglich, wenn dabei keine Maßnahmen getroffen werden müssen, welche über die Ausbildung des Sanitäters hinausgehen.

Beispielhaft wäre aufzuzählen:

- *Kleine Schnittwunde mit Pflaster versorgen*
- *Insektenstich kühlen, ohne allergische Reaktion*

Trotzdem sollte der Patient darauf hingewiesen werden, zur endgültigen Abklärung einen Arzt aufzusuchen. Ob dem Patienten empfohlen wird, sofort im nächsten Krankenhaus vorstellig zu werden oder es ausreicht, am nächsten Werktag zum Hausarzt zu gehen, sollte der Situation, dem Erscheinungsbild des Patienten und den Erfahrungen des Sanitätspersonals überlassen werden.

1.3.4 Unterlassene Hilfeleistung/Garantenstellung

Unterlassene Hilfeleistung und Garantenstellung sindThemenbereiche, bei denen es immer wieder zu Diskussionen kommt und eine Vielzahl an falschen Aussagen immer wieder zitiert wird.

Die unterlassene Hilfeleistung ist eine Rechtsvorschrift aus dem Strafrecht (§ 323 c StGB). Sie besagt, dass jeder zur Hilfe bei Unglücksfällen, gemeiner Gefahr oder Not, verpflichtet ist, wenn

- Hilfe erforderlich ist,
- es zumutbar ist,
- keine erhebliche eigene Gefahr besteht,
- keine Verletzung eigener Pflichten entsteht.

Die unterlassene Hilfeleistung kann dabei von Jedermann begangen werden!

Die unterlassene Hilfeleistung ist ein echtes Unterlassungsdelikt!

Beispiel:

Auf einem Volksfest sehen Passanten einen blutüberströmten Mann auf dem Boden liegen, der offensichtlich gerade hingefallen ist. Da sich jeder vor Konsequenzen oder entstehenden Kosten fürchtet, gehen alle Passanten einfach weiter.

Hier wäre Hilfe erforderlich gewesen. Zudem wäre diese den Passanten zumutbar und ohne erhebliche eigene Gefahr oder Verletzung eigener Pflichten durchführbar gewesen. DerTatbestand der unterlassenen Hilfeleistung wurde erfüllt. Immer wieder kommt es zu Diskussionen, in welchem Umfang Hilfe zumutbar sei. Aufgrund der vielen Faktoren, die

1

jede Situation individuell gestalten, lässt sich das nicht abschließend klären. Festzuhalten bleibt jedoch:

Ein qualifizierter Notruf ist immer zumutbar! Die Grenze der Zumutbarkeit lässt sich aus der Ausbildung des Helfers ableiten.

Beispiel:

Von einem ausgebildeten Sanitäter wird im Vergleich zu einem normalen Bürger das Erkennen eines Herz-Kreislauf-Stillstandes und eine korrekt ausgeführte Thoraxkompression verlangt.

Von einem ausgebildeten Sanitäter, der eine umfangreichere Ausbildung erhalten hat und regelmäßig weitergebildet wird, wird ein höherer Maßstab an die korrekte Ausführung von Maßnahmen gelegt als von einem normalen Bürger, dessen Erste-Hilfe-Lehrgang 20 Jahre zurückliegt.

Bei der Verletzung eigener Pflichten muss immer eine Abwägung der möglichen Konsequenzen erfolgen.

Beispiel:

Ein Sanitäter geht in seiner Freizeit nachmittags mit seinen beiden kleinen Kindern spazieren. Er kommt an einem Unfall auf einer stark befahrenen Landstraße vorbei, in welchen ein Fahrradfahrer und ein Autofahrer verwickelt sind.

Leistet der Sanitäter Erste Hilfe so, wie er dazu ausgebildet ist, verletzt er die Aufsichtspflicht gegenüber den Kindern und es besteht die Gefahr, dass die Kinder auf die Landstraße laufen und verletzt werden. Hier ist das Leisten von Erster Hilfe nicht zumutbar.

Die Garantenstellung leitet sich aus § 13 StGB „Begehen durch Unterlassen" ab. Dort wird festgelegt, dass auch der sich strafbar macht, der verpflichtet ist, dafür einzustehen, dass ein Erfolg nicht eintritt.

Die Garantenstellung entsteht aus:

- rechtlicher Stellung (z. B. Eltern, Ehepartner, Pflegekinder),
- einer Lebens- oder Gefahrengemeinschaft (z. B. Seilschaft beim Bergsteigen),
- der freiwilligen Übernahme von Schutz- und Beistandspflichten (Babysitter, Jugendbetreuer, Mitarbeit bei Feuerwehr, HIORG oder THW),
- pflichtwidrigem Verhalten (Verursacher eines Unfalls).

Die Garantenstellung lässt sich aber nicht aus einer bestimmten Fähigkeit oder Ausbildung heraus ableiten.

Beispiel:

Auf einem Volksfest sieht eine Sanitätsstreife einen blutüberströmten Mann auf dem Boden liegen, der offensichtlich gerade gefallen ist. Da die Streife pünktlich Feierabend machen will, geht sie einfach weiter.

Durch die Übernahme des Sanitätsdienstes stehen die Sanitäter für die Besucher der Veranstaltung als Garanten ein. Es ist also ihre Aufgabe, dafür einzustehen, dass die Gesundheitsgefahr für die Besucher abgewendet wird. Da sie dies nicht machen, begehen sie einen Tatbestand durch Unterlassen. Im hier vorliegenden Fall eine Körperverletzung, begangen durch Unterlassung.

Die Garantenstellung ist auch nicht zwingend an den Abschluss eines formellen Vertrages gebunden.

Beispiel:

Ein Feuerwehrmann, der in seinem Urlaub an einem Unfall vorbeikommt, hat zunächst nur die Pflicht zur Hilfeleistung nach § 323 c StGB.

Erst wenn er zu dem Unfallopfer sagt: „Ich helfe Ihnen, ich bin Sanitäter“, beginnt die Garantenstellung (Beginn der Beistandspflicht).

1.3.5 Rechtfertigender Notstand

Der rechtfertigende Notstand ist der nicht rechtswidrige Angriff auf ein Rechtsgut eines anderen, um dabei ein höherwertiges Rechtsgut zu verteidigen (§ 34 StGB).

Der rechtfertigende Notstand bedeutet immer die Abwehr einer Gefahr. Die Gefahr muss dabei gegenwärtig sein, d. h. wenn der Angriff auf das Rechtsgut nicht stattfindet, ist der zeitnahe Eintritt eines Schadens möglich und wahrscheinlich.

Beispiel:

Um zu einem Patienten zu gelangen, der bewusstlos in seiner Wohnung liegt, müssen die Sanitäter ein Fenster einschlagen. Dabei verletzen sie das Rechtsgut „Schutz des Eigentums“ (Art. 14 GG).

Da jedoch das Rechtsgut „Leib und Leben“ der vermissten bewusstlosen Person höher einzustufen ist und die Gefahr nicht anders ab-

1

zuwenden ist, handeln die Sanitäter nicht rechtswidrig, es liegt keine Sachbeschädigung (§ 303 StGB) vor.

Dabei ist zu beachten:

- Der Rechtfertigende Notstand kann zur Verteidigung jedes Rechtsguts verwendet werden.
- Die Gefahr darf nicht anders abzuwenden sein.
- Die Gefahr kann sich auf die eigenen oder auf fremde Rechte auswirken.
- Das verteidigte Rechtsgut muss das beeinträchtigte Rechtsgut deutlich überwiegen.
- Der Schaden aus der Abwehrhandlung darf nicht größer sein als der abgewehrte Schaden.

1.3.6 Notwehr

Notwehr ist die Verteidigung, die erforderlich ist, um einen gegenwärtigen, rechtswidrigen Angriff auf ein Rechtsgut von sich selbst oder anderen abzuwehren (§ 32 StGB, § 227 BGB).

Der Angriff geht dabei immer von einer Person aus. Ein Rechtsgut wird verteidigt. Dabei bezieht sich Notwehr nicht nur auf die Rechtsgüter „körperliche Unversehrtheit“ und „Leib und Leben“. Auch Angriffe auf die Rechtsgüter „Eigentum“ und „Freiheit“ können abgewehrt werden.

Beispiele:

Ein Sanitäter wird von einem Patienten angegriffen. Er wehrt den Schlag ab und bringt den Patienten zu Boden.

oder

Ein Sanitäter sieht, wie ein Passant an einem Einsatzfahrzeug ein Graffiti anbringen will. Um die Beschädigung zu verhindern, hält er den Täter kurz fest, um ihn von seinem Vorhaben abzubringen.

Bezieht sich die Notwehr auf die Verteidigung der Rechtsgüter eines anderen, spricht man von Nothilfe. Wichtig für die Ausübung der Notwehr:

- der Angriff muss unmittelbar bevorstehen oder stattfinden, ist die Tat abgeschlossen ist keine Notwehr möglich,
- die Verteidigung muss erforderlich sein,
- die Verteidigung muss verhältnismäßig sein,
- der Angriff darf nicht provoziert sein,

- die Verteidigung muss beendet werden, wenn der Angriff beendet ist.

Handelt jemand irrtümlich in der Annahme, es läge eine Notwehrsituation vor, spricht man von „Putativnotwehr".

1.3.7 Schweigepflicht

Ärzte unterliegen der Schweigepflicht auf Grundlage § 203 (1) Strafgesetzbuch. Ein Verstoß kann demnach mit Freiheitsstrafe bis zu einem Jahr bestraft werden. Für Sanitäter gilt die Schweigepflicht entsprechend.

Grundsätzlich gilt die Schweigepflicht erstmal jedem gegenüber: den Angehörigen des Patienten, dem weiterbehandelnden Rettungsdienstpersonal, den eigenen Kollegen und insbesondere der Presse.

Eine Möglichkeit wäre es, wenn der Patient den Sanitäter ausdrücklich von seiner Schweigepflicht entbindet. Eine andere Möglichkeit ist die mutmaßliche Einwilligung. Dabei geht man davon aus, dass der Patient mit der Weitergabe seiner Daten z. B. an das Rettungsdienstpersonal oder seine Angehörigen einverstanden wäre.

1.3.8 Vorsatz und Fahrlässigkeit

Vorsatz und Fahrlässigkeit sind sog. Verschuldensformen. Sie beschreiben, ob der Täter welche Schuld an seiner Tat hat. Die Frage, ob eine Tat vorsätzlich oder fahrlässig begangen wurde, hat eine direkte Auswirkung, ob der Tatbestand überhaupt begangen wurde. Im deutschen Strafrecht werden fahrlässige Taten nur dann bestraft, wenn dies ausdrücklich im Gesetz so vorgesehen ist. In anderen Rechtsbereichen können auch fahrlässige Handlungen zu Konsequenzen, wie z. B. Schadensersatzansprüchen, führen. So gibt es beispielsweise keine fahrlässige Sachbeschädigung, aber eine fahrlässige Körperverletzung (§ 229 StGB). Fahrlässig begangene Taten werden dabei milder bestraft als solche, die mit Vorsatz begangen wurden.

Beispiel:

Eine Körperverletzung kann nach § 223 StGB mit bis zu fünf Jahren Freiheitsstrafe oder Geldstrafe bestraft werden. Eine fahrlässige Körperverletzung (§ 229 StGB) wird nur mit bis zu drei Jahren bestraft.

Ein Sanitäter beschädigt in der Wohnung eines Patienten eine wertvolle Blumenvase durch fahrlässiges Verhalten. Zwar kann gegen ihn keine

1

Strafanzeige gestellt werden, jedoch können Haftungsansprüche nach BGB abgeleitet werden.

Fahrlässigkeit ist das Außerachtlassen der üblichen Sorgfaltspflicht.

Der eintretende Schaden ist vorhersehbar und vermeidbar.

Beispiel:

Die Sanitäter legen das EKG-Gerät auf die Trage, anstatt die dafür vorgesehene Halterung zu verwenden. Aufgrund schlechter Bodenverhältnisse fällt das EKG-Gerät von der Trage und wird beschädigt.

Eine Steigerung der Fahrlässigkeit stellt die grobe Fahrlässigkeit dar. Dabei wird die Sorgfaltspflicht in besonders schwerem Maße außer Acht gelassen und schon durch einfachste Überlegungen kann der Schaden verhindert werden.

Vorsatz ist die Tat mit Wissen und Wollen.

Die Folgen der Tat sind bekannt und beabsichtigt.

Beispiel:

Ein Sanitäter wirft das EKG-Gerät von der Trage, um es zu beschädigen, weil er keine Lust mehr hat, weitere Einsätze zu fahren.

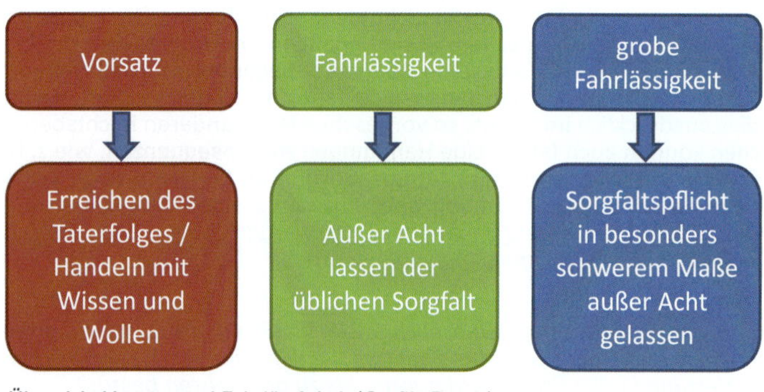

Übersicht Vorsatz und Fahrlässigkeit (Grafik: Besch)

1.3.9 §§ 35 und 38 StVO

Den Einsatzkräften der Feuerwehr, der Hilfsorganisationen und des THW stehen zur Erfüllung ihrer Aufgaben die §§ 35 und 38 der Straßenverkehrsordnung zur Verfügung. In der Praxis ist immer wieder festzustellen, dass Wissensdefizite bei den Anwendern vorhanden sind.

Beide Paragrafen sind immer getrennt zu betrachten!

§ 35 regelt die Sonderrechte der Einsatzkraft.

§ 38 regelt das Wegerecht anderen Verkehrsteilnehmern gegenüber.

Die Berechtigung, einen Paragrafen in Anspruch zu nehmen, bedeutet nicht, dass auch automatisch der andere Paragraph gerechtfertigt ist. § 35 erlaubt den berechtigten Personen, die Vorschriften der StVO zu missachten.

Alle anderen Vorschriften, wie z. B. das Strafrecht, die Führerscheinverordnung oder die Straßenverkehrs-Zulassungs-Ordnung sind davon aber nicht betroffen.

→ Sonderrechte dürfen nur zur Erfüllung hoheitlicher Aufgaben (Brand- und Katastrophenschutz), zum Retten von Menschenleben oder zur Abwehr schwerer gesundheitlicher Schäden eingesetzt in Anspruch genommen werden.
→ Sonderrechte dürfen nur dann in Anspruch genommen werden, wenn die o. a. Aufgaben bei Beachtung der Verkehrsregeln nicht, nicht ordnungsgemäß oder nicht schnell genug erfüllt werden können.
→ Ob die Inanspruchnahme von Sonderrechten erforderlich ist, entscheidet alleine der Fahrer.
→ Sonderrechte können nicht erzwungen werden!
→ Die öffentliche Sicherheit muss bei der Inanspruchnahme gebührend beachtet werden.
→ Der Fahrer hat eine besondere Sorgfaltspflicht und eine besondere Gewissenhaftigkeitspflicht.
→ Trotz Sonderrechte sind § 1 StVO (Sorgfaltspflicht) und § 3 StVO (angepasste Geschwindigkeit) als Richtlinie zu beachten.

→ Aus Sonderrechten lässt sich keine Pflicht zu einem besonderen Verhalten anderer Verkehrsteilnehmer ableiten.
→ Sonderrechte sind personenbezogen. Sie können auch mit dem Privat-Pkw in Anspruch genommen werden.
→ Die Inanspruchnahme von Sonderrechten muss nicht gekennzeichnet werden.

Mögliche Sonderrechte:

- Geschwindigkeitsüberschreitung,
- Missachten von Vorfahrtsregeln,
- Missachten von Abstandregeln,
- Missachten von Einbahnregelungen,
- Missachten von Überholverboten,
- Missachten von Parkregeln.

§ 38 StVO ordnet allen anderen Fahrer an, einem Einsatzfahrzeug mit eingeschalteten blauen Blinklicht und Einsatzhorn sofort freie Bahn zu schaffen.

→ Inanspruchnahme: Retten von Menschenleben, Abwenden schwerer gesundheitlicher Schäden, Abwenden von Gefahren für die öffentliche Sicherheit und Ordnung, Verfolgung Flüchtiger, Erhalt bedeutender Sachschäden.
→ Der Paragraf bezieht sich nur auf Einsatzfahrzeuge, die eine Erlaubnis zum Betrieb einer Sondersignalanlage haben.

Beide Paragrafen sind im Kapitel 8 im Volltext abgedruckt.

1.4 Medizinproduktegesetz

Eine besondere Stellung nimmt das Medizinproduktegesetz (MPG) ein. Zusammen mit der Medizinproduktebetreiberverordnung (MPBetreibV) stellt es die Sicherheit des Patienten und der Anwender beim Betrieb von Medizinprodukten sicher.

1.4.1 Allgemeine Definitionen

Betreiber ist derjenige, der Medizinprodukte zur Anwendung bereithält, der Gerätebeauftragte hat durch den Hersteller eine besondere Einweisung erhalten. Er führt i. d. R. das Gerätebuch und darf Anwender in aktive Medizinprodukte einweisen. Unternehmen ab 20 Mitarbeitern benötigen zusätzlich einen Beauftragten für Medizinproduktesicherheit.

Im Gerätebuch eines Medizinproduktes werden Angaben zum Gerät, zu den auf dem Gerät eingewiesenen Personen, Reparaturen, Wartungen und Prüfungen eingetragen. Es ist beim Medizinprodukt zu lagern. Die Bedienungsanleitungen von Medizinprodukten müssen zusammen mit diesen jederzeit zugänglich aufbewahrt werden.

1.4.2 Definition Medizinprodukt

Medizinprodukte sind die Produkte, die zur Erkennung, Verhinderung, Überwachung oder Behandlung von Krankheiten oder Verletzungen bestimmt sind.

Genaue Definition siehe § 3 Nr. 1–9 MPG.

Benötigt ein Medizinprodukt zum Betrieb eine Stromquelle oder eine andere Art der Energie, außer der Muskelkraft des Anwenders, so handelt es sich um ein aktives Medizinprodukt. Aktive Medizinprodukte sind in der Anlage 1 des MPG beschrieben.

Beispiel:

Bei einer manuellen Absaugpumpe wird der erforderliche Unterdruck nur mit Muskelkraft erzeugt – kein aktives Medizinprodukt.

Bei einer elektrischen Absaugpumpe wird der erforderliche Unterdruck mit elektrischer Energie erzeugt – aktives Medizinprodukt.

1.4.3 Einweisung

Grundsätzlich sind Anwender auf alle Medizinprodukte einzuweisen. Die Einweisung kann von jedem erfahrenen Anwender durchgeführt werden.

Eine Ausnahme stellen aktive Medizinprodukte dar. Hier darf Einweisung nur durch Gerätebeauftragte (vom Hersteller besonders geschulte Personen) erfolgen.

> Medizinprodukte dürfen nur von eingewiesenen Anwendern verwendet werden.

Ausnahmen sind nur möglich, wenn das Medizinprodukt selbsterklärend ist oder bereits eine Einweisung auf einem identischen Medizinprodukt stattgefunden hat.

Die Einweisung

- erfolgt grundsätzlich nur einmal, eine regelmäßige Wiederholung ist nicht vorgesehen,
- muss jedoch wiederholt werden, wenn das Medizinprodukt verändert wird (neue Funktionen, Software-Update),
- muss im Gerätebuch festgehalten werden.

Bei Unsicherheiten des Anwenders in der Bedienung muss dieser sicherstellen, eine neue Einweisung zu erhalten. Um überprüfen zu können, auf welchen Geräten der Anwender eingewiesen ist, hat es sich in der Praxis bewährt, Einweisungspässe zu erstellen.

1.4.4 Kontrollen

Jedes Medizinprodukt ist vor der Anwendung zu prüfen. Die Überprüfung umfasst wenigstens eine Sichtprüfung auf augenscheinliche Mängel, weitere Prüfpunkte gibt der Hersteller in der Bedienungsanleitung vor. Einige Medizinprodukte führen beim Einschalten umfangreiche Selbstchecks durch.

Die im Rettungsdienst stattfindenden täglichen Kontrollen lassen sich in ehrenamtlichen Strukturen nicht darstellen. Hier sollten neben den Kontrollen vor Einsätzen zusätzliche Kontrollen in einem festen zeitlichen Rahmen etabliert werden (z. B. monatlich). Die Kontrollen sind zu dokumentieren.

Es hat sich bewährt, die Prüfvorschriften aus der Bedienungsanleitung als Kopie einlaminiert mitzuführen.

Aktive Medizinprodukte müssen zusätzlich nach Angabe des Herstellers, aber spätestens nach zwei Jahren einer Sicherheitstechnischen Kontrolle (STK) unterzogen werden.

1.4.5 Auftreten von Fehlfunktionen

Tritt bei der Kontrolle oder Anwendung ein Fehler auf, der nicht mit Hilfe der Bedienungsanleitung behoben werden kann,

- ist das Gerät sofort aus dem Verkehr zu ziehen.
- muss eine entsprechende Kennzeichnung erfolgen.
- muss der Gerätebeauftragte direkt informiert werden.
- muss sichergestellt werden, dass es nicht wieder in den Einsatz gelangt.

Das Gerät darf erst dann wiederverwendet werden, wenn es durch eine Fachkraft wieder instandgesetzt wurde.

Das Verfahren, wie mit defekten Medizinprodukten umzugehen ist, muss allen Helfern bekannt sein!

1.4.6 Grundregeln im Umgang mit Medizinprodukten

Um den Gebrauch von Medizinprodukten für Patienten und Anwender sicher zu gestalten, gibt es Regeln, die unbedingt zu beachten sind:

- Medizinprodukte nur gem. Zweckbestimmung (Bedienungsanleitung) verwenden.
- Es dürfen nur die Personen Medizinprodukte verwenden, die über die nötige Ausbildung verfügen.
- Alle Medizinprodukte sind einweisungspflichtig, die Einweisung ist zu dokumentieren.
- Aktive Medizinprodukte benötigen eine besondere Einweisung.
- Nur vom Hersteller zugelassenes Zubehör verwenden.
- Vor Anwendung muss das Medizinprodukt überprüft werden.
- Gebrauchsanweisung beachten.
- Gebrauchsanweisung am Medizinprodukt aufbewahren.
- Wartung, Instandhaltung und Reinigung nur nach Vorgaben des Herstellers.
- Keine Medizinprodukte verwenden, die Mängel aufweisen.

1

- Keine Medizinprodukte verwenden, deren Prüffristen abgelaufen sind.
- Keine Medizinprodukte verwenden, deren „verwendbar bis“-Daten abgelaufen sind.

1.5 Sterben und Tod

Bei der Tätigkeit im Bevölkerungsschutz werden Sanitäter immer wieder mit dem Tod in Kontakt kommen. Wichtig ist der würdevolle Umgang mit dem Patienten, unabhängig davon ob Angehörige anwesend sind. Das bezieht sich insbesondere auch auf Kommentare, Bemerkungen und dem Umgang mit dem Leichnam. Ein wichtiger Aspekt ist ebenfalls, der wertschätzende und fürsorgliche Umgang mit sich selbst und den Kollegen.

Verstorbene sind möglichst zeitnah abzudecken.

1.5.1 Definitionen

Der Tod ist das Ende des Lebens. In der Medizin unterscheidet man zwei Formen des Todes:

Klinischer Tod

Der klinische Tod ist der reversible Ausfall von Herzschlag und/oder Atmung. Behoben wird der klinische Tod durch rechtzeitige Wiederbelebung und ggf. Beseitigung der Ursache.

Biologischer Tod

Der biologische Tod ist das nicht reversible Erlöschen aller Funktionen im Körper. Anschließend beginnen Prozesse im Körper, die zu sicheren Todeszeichen führen.

Davon zu unterscheiden ist der Scheintod. Hierbei sind die Körperfunktionen dermaßen reduziert, dass Lebenszeichen nur noch mit Hilfsmitteln (z. B. EKG) festgestellt werden können.

1.5.2 Todeszeichen

Wie zuvor beschrieben, gibt es **sichere Todeszeichen**, diese weisen auf den eingetretenen biologischen Tod hin.

Todeszeichen	Entstehen	Eintritt nach Tod (ca.)
Leichenflecken	Durch Versacken von Blut aufgrund der Schwerkraft	30 min
Leichenstarre	Durch frühen Zerfall von Muskelbestandteilen	1–2 h, am Kopf beginnend

1

Todeszeichen	Entstehen	Eintritt nach Tod (ca.)
Fäulnis/Verwesung	Durch Selbstzersetzung des Körpers	Tage, abhängig von Umweltfaktoren

Unsichere Todesanzeichen

Unsichere Todesanzeichen treten bereits beim klinischen, reversiblen Tod auf.

- Blässe der Haut
- Abnahme der Körpertemperatur
- Atemstillstand
- Pulslosigkeit
- Fehlende Herztöne
- Fehlende Reflexe

1.5.3 Praktische Hinweise

Patienten mit Todeszeichen

Liegen bei dem Patienten eindeutig **sichere** Todeszeichen oder mit dem Leben nicht zu vereinbarende Verletzungen (z. B. Enthauptung) vor, wird keine Reanimation eingeleitet. Wenn vorhanden, sollte ein EKG abgeleitet und ausgedruckt werden.

Liegen jedoch nur **unsichere** Todeszeichen vor oder gibt es Zweifel an den sicheren Todeszeichen ist **IMMER** mit der Reanimation bis zum Eintreffen des Rettungsdienstes zu beginnen. Dies gilt insbesondere bei unterkühlten Patienten (*vgl. Kapitel 4.7.4*).

Einsatzstellen mit Verstorbenen

Bei Verstorbenen muss der Tod durch den Notarzt festgestellt werden. Dieser muss dann beurteilen, ob es sich um einen natürlichen oder einen unnatürlichen Tod handelt und ob Ermittlungen der Polizei erforderlich sind.

Deshalb sollte an diesen Einsatzstellen

- die Lage des Patienten nicht verändert werden – Ausnahme: Reanimation,
- keine Veränderung am Fundort vorgenommen werden,
- Fenster und Türen nicht geöffnet oder geschlossen werden,
- Heizungen weder ein- noch ausgeschaltet werden.

1.6 Resilienz

Resilienz leitet sich vom lateinischen „resilire“ ab, dies bedeutet wieder in die ursprüngliche Form zurückkehren oder etwas abprallen lassen. Es gibt verschiedenste Definitionen, wie Resilienz in Bezug auf psychische Gesundheit genutzt wird. Wir möchten hier den Hinweis geben, dass es auch in der ehrenamtlichen Tätigkeit zu Ereignissen kommen kann, die die psychische Gesundheit schädigen. Neben den vielen verschiedenen schädlichen Faktoren gibt es auch gesundheitsförderliche Faktoren. Resilienz spielt nicht nur in der Behandlung eine wichtige Rolle, sondern schon zuvor – also präventiv.

Die amerikanische Psychologenvereinigung hat im Jahr 2008 ein Programm gestartet. Zehn Wege zur Resilienz.

(1) Bemühen Sie sich um soziale Beziehungen.
(2) Betrachten Sie Krisen als überwindbare Probleme.
(3) Akzeptieren Sie, dass Veränderung Teil des Lebens ist.
(4) Streben Sie danach, Ihre Ziele zu erreichen.
(5) Entschließen Sie sich zum Handeln.
(6) Suchen Sie nach Möglichkeiten, um „sich selbst zu finden“.
(7) Fördern Sie ein positives Selbstbild.
(8) Betrachten Sie Situationen nüchtern.
(9) Behalten Sie eine optimistische Erwartungshaltung bei.
(10) Sorgen Sie für sich selbst.

Der erste Satz ist der Wichtigste. Man hat nachgewiesen, dass eine gute stabile Beziehung zu einer anderen Person einer der wichtigsten Resilienz-Elemente ist. Wir möchten auffordern, die psychische Gesundheit im Blick zu haben.

Was tun, wenn es passiert ist?

Belastungsreaktionen sind in einem gewissen Grad normal. Wenn darüber hinaus jedoch Freudlosigkeit, depressive Stimmung, Interessensverluste etc. entstehen, sollte man sich Hilfe suchen. Psychische Erkrankungen sind i. d. R. langwierig und haben Einfluss auf alle Lebensbereiche. Aus diesen Gründen ist es wichtig, für die Thematik sensibilisiert zu sein!

> Es ist kein Zeichen von Schwäche, sich Hilfe zu suchen, sondern ein Zeichen von guter Selbstfürsorge!

In verschiedenen Bereichen gibt es verschiedene Angebote. So kann eine Telefonhotline eines Kriseninterventionsteams ein erster Ansprechpartner sein. In einem anderen Bereich gibt es vielleicht ausgebildete Helfer für Helfer, die Ansprechpartner sein können. In ganz anderen Bereichen gibt es eine Seelsorge. Die Erfahrungen, welche wir mit der Seelsorge gemacht haben, sind sehr positiv. Hier sollte keine Scheu entstehen, dass es um Glauben und Religion geht, aus unserer Erfahrung ist dies nicht der Fall.

Ein **Tipp** für die Erweiterung des Horizonts in diesem Themenbereich:

Laden Sie einmal die etablierte Hilfeeinrichtung zu sich zu einem Ausbildungsabend oder zu einem Workshop ein.

2 Sicherheit

In diesem Kapitel werden nochmal Grundlagen der Arbeitssicherheit, beginnend bei der gesetzlichen Unfallversicherung, erklärt. Auch wird das sich immer weiter zunehmende Problem der Gewalt gegen Einsatzkräfte besprochen.

2.1 Die gesetzliche Unfallversicherung

2.1.1 Rechtsgrundlage und Aufgabe

Die gesetzliche Unfallversicherung (DGUV)

- Teil der Sozialversicherung, 1884 gegründet
- Ziele:
  - Vermeidung von Arbeitsunfällen und Erkrankungen (Prävention)
  - Wiederherstellung der Leistungsfähigkeit (Rehabilitation)
- Rechtsgrundlage: VII Sozialgesetzbuch
- Grundlagen Versicherungsschutz:
  - Helfer im Bevölkerungsschutz § 1 (12) Sozialgesetzbuch (SGB) VII
  - Versicherungsschutz für Ersthelfer an Unfallstellen § 1 (13) Sozialgesetzbuch (SGB) VII

Zuständigkeit:

- Helfer des THW und der Hilfsorganisationen → Unfallkasse des Bundes
- Helfer der Feuerwehr → Unfallkassen der Länder/Feuerwehrunfallkassen.

2.1.2 Regelwerk

Zur Vorsorge vor Arbeitsunfällen und Erkrankungen hat die gesetzliche Unfallversicherung ein umfangreiches Regelwerk herausgegeben. Dieses gliedert sich u. a. in

- Unfallverhütungsvorschriften (DGUV-V)
- Regeln (DGUV-R)
- Informationen (DGUV-I).

Unfallverhütungsvorschriften haben gesetzesähnlichen Charakter und sind einzuhalten. DGUV-R und DGUV-I ergänzen die Vorschriften praxisnah. Von ihnen kann abgewichen werden, wenn das abweichende Verhalten im Ergebnis genauso sicher ist. Dazu bedarf es einer Gefährdungsbeurteilung.

Von DGUV-V darf nicht abgewichen werden. Der in § 17 (1) UVV Feuerwehren genannte Grundsatz, dass zum Retten von Menschenleben im EINZELFALL gegen die Unfallverhütungsvorschriften abgewichen werden darf, ist im Zweifel sehr restriktiv auszulegen. Er bezieht sich nur auf Vorgaben aus der UVV Feuerwehr!

In Kapitel 8.2 ist eine Übersicht über die wichtigsten Schriften der DGUV zu finden.

2.1.3 Leistungsfälle der DGUV

Die gesetzliche Unfallversicherung kennt folgende Leistungsfälle:

- Arbeitsunfall
- Berufserkrankung
- Wegeunfall
- Verlust/Beschädigung eines Hilfsmittels

Arbeitsunfall:

Unter einem Unfall versteht man ein plötzlich auftretendes Ereignis, das von AUSSEN auf den Körper einwirkt und eine Gesundheitsschädigung oder den Tod hervorruft. Ein Arbeitsunfall liegt dann vor, wenn der Unfall einer versicherten Person bei einer versicherten Tätigkeit passiert.

Berufskrankheit:

Eine Berufskrankheit ist eine Erkrankung, welche durch eine versicherte Tätigkeit entstanden ist und von der DGUV als Berufskrankheit anerkannt ist (z. B. Allergie auf Latexprodukte). Im Bevölkerungsschutz sind Berufskrankheiten eher selten.

Wegeunfall:

Ein Wegeunfall liegt vor, wenn eine versicherte Person auf dem unmittelbaren Weg zu einer versicherten Tätigkeit einen Unfall erleidet. Wird der Weg unterbrochen (z. B. durch einen Einkauf), ruht währenddessen der Versicherungsschutz.

Ausnahme: Umwege und Unterbrechungen, die im Zusammenhang mit der Kinderbetreuung stehen.

Normalerweise beginnt der Versicherungsschutz erst mit dem Verlassen der Haustür. Da jedoch bereits mit der Alarmierung ein erhöhtes Risiko besteht, beginnt er bei Angehörigen von Feuerwehr, THW und den Hilfsorganisationen bereits mit dem Zeitpunkt der Alarmierung.

Wird der Heimweg nach der versicherten Tätigkeit nicht innerhalb von zwei Stunden angetreten, endet der Versicherungsschutz.

Verlust/Beschädigung von Hilfsmitteln:

Die DGUV übernimmt die Kosten für Hilfsmittel (z. B. Brillen, Hörgeräte, Prothesen), die im Zusammenhang mit einem Arbeits- oder Wegeunfall beschädigt wurden oder verloren gingen.

Jeder Arbeitsunfall, egal wie geringfügig er ist, ist zu dokumentieren und dem Vorgesetzten zu melden, auch dann, wenn zunächst kein Schaden erkennbar ist. Früher wurden für die Dokumentation Verbandbücher verwendet. Aus Gründen des Datenschutzes haben sich in der Zwischenzeit Meldeblöcke etabliert, von denen jeweils ein Blatt abgerissen, ausgefüllt und dem Vorgesetzen ausgehändigt wird. Muss ärztliche Hilfe in Anspruch genommen werden, ist ein zugelassener D(urchgangs)-Arzt aufzusuchen. Dieser meldet dann den Arbeitsunfall an die Unfallkasse weiter, jedoch ist der Unfall durch den Träger innerhalb von drei Tagen der DGUV zu melden.

Leistungsfälle DGUV

Arbeitsunfall	• versicherte Person • versicherte Tätigkeit • plötzlich von außen einwirkendes Ereignis
Berufs-erkrankung	• Entstanden durch eine • versicherte Tätigkeit • von der DUGV anerkannt
Wegeunfall	• Arbeitsunfall auf dem Weg zur versicherten Tätigkeit • unmittelbarer Weg • Beginn ab Haustür • Ausnahme: Alarm
Beschädigung/ Verlust von Hilfsmitteln	• Hilfsmittel: Prothese, Brille, Hörgerät • Unmittelbar durch den Arbeitsunfall

Übersicht Leistungsfälle DGUV (Grafik: Besch)

2.1.4 Ausschluss der Leistungen

Zu keinem anderenThema gibt es mehr falsche Aussagen als zur Frage „Wann ist man im Dienst im Bevölkerungsschutz nicht versichert?".

§ 7 (2) SGB VII schreibt:

Verbotswidriges Handeln schließt einen Versicherungsfall nicht aus.

In der Praxis bedeutet das, selbst wenn ein Sanitäter vorsätzlich gegen die Unfallverhütungsvorschrift verstößt (z. B. bei einem Einsatz statt Sicherheitsstiefel nur Sandalen trägt) und es zu einem Arbeitsunfall kommt, kommt die DGUV zunächst dafür auf. Es kann jedoch sein, dass die Organisation oder der verantwortliche Vorgesetzte in Regress genommen wird.

Vom Leistungsfall ausgeschlossen sind:

Innere Ursache

Beispiel:

Während des Dienstes erleidet der Sanitäter einen Herzinfarkt.

Eigenwirtschaftliche Tätigkeit

Beispiel:

Während eines Sanitätsdienstes geht der Sanitäter in ein Geschäft, um ein Getränk zu kaufen und stürzt dabei.

Während einer angeordneten Einsatzbereitschaft in der Unterkunft wäscht der Sanitäter seinen privaten Pkw und knickt dabei um.

Pausen

Beispiel:

Während einer angeordneten Mittagspause bei einer Ausbildungsveranstaltung schneidet sich der Sanitäter in die Hand.

Alkoholisierung

Wenn der Sanitäter unter Alkoholeinfluss einen Unfall verursacht, kann die DGUV die Leistung verweigern, wenn der Alkohol für den Unfall ursächlich ist. Ab einem Blutalkoholspiegel von 1,1 Promille wird angenommen, dass der Sanitäter nicht mehr in der Lage ist, die versicherte Tätigkeit auszuführen und der Versicherungsschutz der DGUV erlischt komplett.

Auch wenn die DGUV die Leistung in einem der o. g. Fälle ablehnt, der Versicherungsschutz über die gesetzliche Unfallversicherung bleibt auf jeden Fall bestehen!

2

2.2 Gefahren und Gefährdungen

2.2.1 Gefahren der Einsatzstelle

In den Hilfsorganisationen, bei der Feuerwehr und dem Technischen Hilfswerk werden unter „Gefahren der Einsatzstelle“ die gängigsten Gefahren zusammengefasst. Wir verwenden hier das Schema des THW, stellvertretend für alle Organisationen, da dieses die meisten Gefahren aufzählt.

Gefahrenschema

Absturz
Angst
Atemgift
Atomstrahlung
Ausbreitung (Dynamik)

Brand

Chemikalien

Durchbruch

Einsturz
Elektrizität
Erkrankung
Ertrinken
Explosion

Gefahrenmerkschema (Grafik: Besch)

Die Gefahren können dabei auf Menschen, Tiere, die Umwelt und Sachwerte einwirken.

	Absturz	Angst	Atemgitft	Atomstrahlung	Ausbreitung	Brand	Chemikalien	Durhcbruch	Einsturz	Elektrizizät	Erkrankung	Ertrinken	Explosion
Menschen	X	X	X	X	X	X	X	X	X	X	X	X	X
Tiere	X	X	X	X	X	X	X	X	X	X	X	X	X
Umwelt	X			X	X	X	X						X
Sachwerte	X			X	X	X	X		X	X			X

Gefahrenmatrix (Grafik: Besch)

Wichtig:

- Umfassend, aber zeitnah erkunden
- Nicht von der Lage beeindrucken lassen
- Erkannte Gefahren, wenn möglich, kennzeichnen
- Andere Einsatzkräfte auf die Gefahren hinweisen

Ein Werkzeug zum Umgang mit den erkannten Gefahren stellt das GAMS-Schema dar.

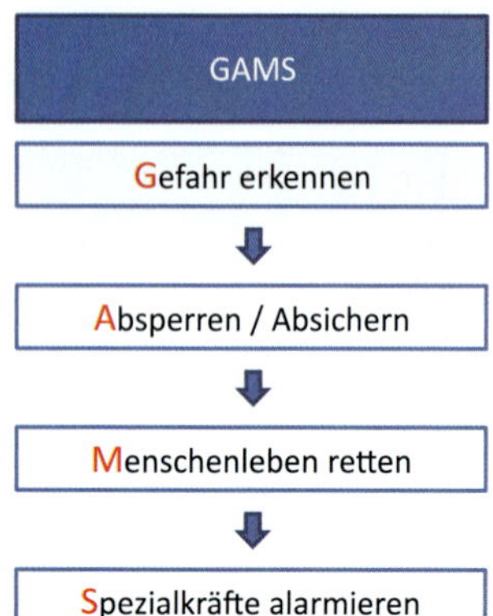

GAMS-Schema (Grafik: Besch)

Egal wie dramatisch die Situation sich darstellt:
Falscher Heldenmut ist immer fehl am Platz!

2.2.2 Exkurs STOP-Schema und Gefährdungsbeurteilung

Persönliche Schutzausrüstung (PSA) wird von Sanitätern in jedem Einsatz getragen, um sie vor den Gefährdungen des Einsatzes zu schützen.

In der Arbeitssicherheit wird ein Umstand, der eine negative Beeinflussung auf die Helfer haben kann, als **Gefahr** bezeichnet.

Beispiel:

In der Unterkunft einer Sanitätsorganisation steht ein sehr lauter Kompressor.

Von einer **Gefährdung** wird gesprochen, wenn die Gefahr räumlich oder zeitlich auf den Helfer einwirken kann.

Beispiel:

Der Kompressor steht im Desinfektionsraum. Während der Kompressor läuft (zeitlich), kann es passieren, dass in demselben Raum (räumlich) ein Helfer Desinfektionsarbeiten ausführt.

Im Rahmen einer **Gefährdungsbeurteilung** wird nun untersucht, wie groß der mögliche Schaden und wie hoch die Eintrittswahrscheinlichkeit sind, daraus errechnet sich dann das Risiko.

Risiko = Schadensschwere * Eintrittswahrscheinlichkeit

Daraus werden **Maßnahmen** abgeleitet, wie die Helfer vor der Gefährdung geschützt werden können und das Risiko reduziert werden kann.

Die Wirksamkeit der Maßnahmen muss überprüft werden. Dazu wird das Risiko neu beurteilt.

Bei der Auswahl der Schutzmaßnahmen muss eine bestimmte Reihenfolge eingehalten werden. Zunächst muss versucht werden, die Gefährdung zu beseitigen und andere Arbeitsstoffe, Geräte oder Verfahren einzusetzen, von denen eine geringere Gefährdung ausgeht (Substitution). Steht kein Ersatz zur Verfügung, muss die Gefahrenquelle eingeschlossen werden (Technik). Wenn das nicht möglich ist, muss versucht werden, Gefährdung und Helfer zu trennen, oder der Helfer muss über die Gefahr unterwiesen werden (Organisation). Nur wenn auch das nicht möglich ist, muss Persönliche Schutzausrüstung beschafft werden, die die Einwirkungen der Gefährdung auf den Helfer reduziert oder minimiert (persönliche Maßnahmen).

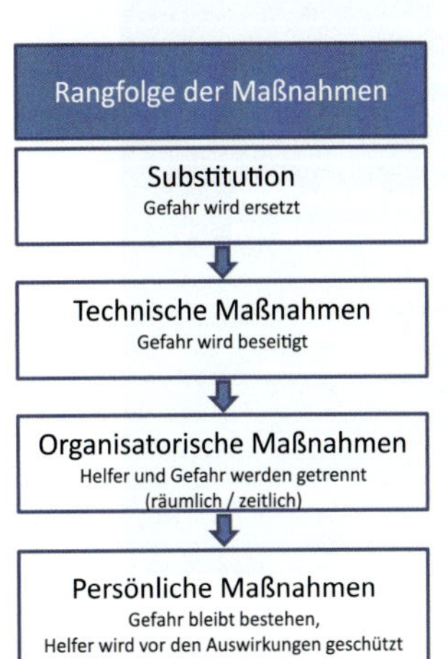

Rangfolge der Schutzmaßnahmen (Grafik: Besch)

Beispiele:

Substitution (Ersatz):

- *Es wird ein anderer, leiserer Kompressor beschafft.*

Technische Maßnahmen:

- *Es wird eine Zwischenwand mit einer Tür eingezogen, der entstandene Raum wird besonders schallgedämpft (Einhausung).*
- *Der Kompressor wird so geschaltet, dass er nicht anläuft, wenn im Desinfektionsraum Licht eingeschaltet ist.*

Organisatorische Maßnahmen:

- *Der Kompressor wird in einen anderen Raum gestellt.*

Persönliche Maßnahmen:

- *Die Mitarbeiter werden unterwiesen, nicht im Raum zu arbeiten, wenn der Kompressor läuft.*
- *Für die Helfer wird Gehörschutz beschafft.*

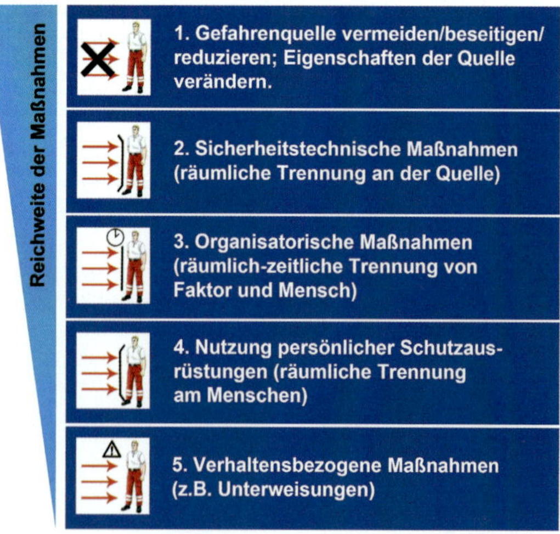

Übersicht Schutzmaßnahmen (Grafik: Drossel)

2.3 Persönliche Schutzausrüstung (PSA)

2.3.1 Grundlagen

Persönliche Schutzausrüstung schaltet keine Gefährdungen aus. Sie schützt nur vor den Folgen! Von defekter oder nicht angemessener PSA kann auch eine Gefährdung ausgehen!

→ PSA muss durch den Unternehmer (die Feuerwehr, das THW, die HIORG o. Ä.) kostenlos zur Verfügung gestellt werden.
→ PSA muss in ausreichender Anzahl zur Verfügung gestellt werden.
→ PSA muss zugelassen und für die Gefährdung geeignet sein.
→ Der Helfer muss im richtigen Umgang mit der PSA unterwiesen sein.
→ PSA muss ordnungsgemäß benutzt werden.
→ PSA muss regelmäßig einer Kontrolle unterzogen und gereinigt werden.
→ Festgestellte Mängel sind dem Unternehmer zu melden.
→ PSA sollte immer abgestimmt auf die erkannten Gefährdungen getragen werden.
→ PSA selbst kann auch eine Gefährdung für die Einsatzkräfte darstellen.

Welche PSA im Einsatz getragen werden muss, legt der Einsatzleiter nach Beurteilung der Gefahren der Einsatzstelle fest. Grundsätzlich sind Schutzanzug, Sicherheitsschuhe und Schutzhelm im Einsatz als Sanitäter immer mitzuführen.

Bei der Leistungsbeschreibung der PSA haben wir uns an die DGUV-R 105-003 „Benutzung von Persönlicher Schutzausrüstung im Rettungsdienst" orientiert.

In den Organisationen wird z. T. andere PSA vorgehalten. Es gilt im Einzelfall zu prüfen, ob diese die Anforderungen ebenfalls erfüllen.

2.3.2 Schutzanzug

Schützt vor

- leichten mechanischen Gefahren,
- Witterungseinflüssen (Nässe, Kälte),

- Krankheitserregern,
- Gefahren des Straßenverkehrs (wenn entsprechend zertifiziert oder mit Warnweste).

2

Anforderungen:

- DIN EN 343 – Schutzkleidung – Schutz gegen Regen
- DIN EN ISO 20471 – Klasse 3

Hinweis:

- Der Schutzanzug kann einteilig, als Overall oder zweiteilig, als Jacke und Hose ausgeführt sein.

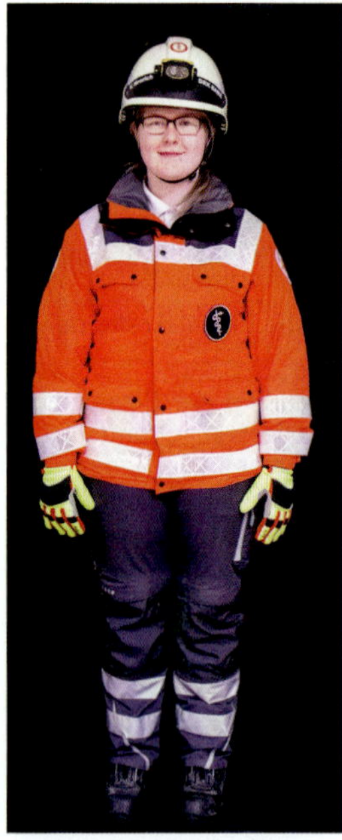

PSA DRK (Bonn 2000) (Foto: DRK Bad Marienberg)

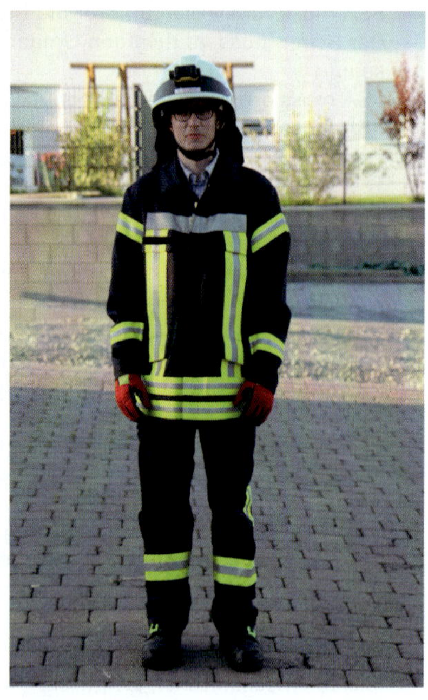

PSA Feuerwehr (Foto: Feuerwehr Grävenwiesbach)

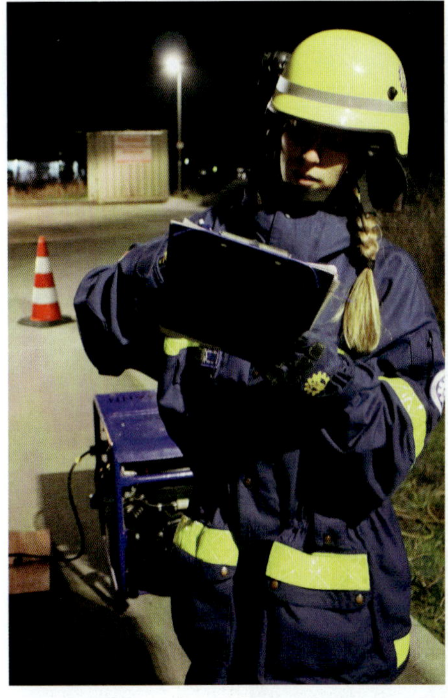

PSA THW (MEA) (Foto: THW OV Pfedelsbach)

2.3.3 Helm

Schützt vor

- mechanischen Gefahren,
- Anstoßen des Kopfes.

Anforderungen:

- DIN EN 443 – Feuerwehrhelme
- DIN EN 16473 – Feuerwehrhelme für technische Rettung

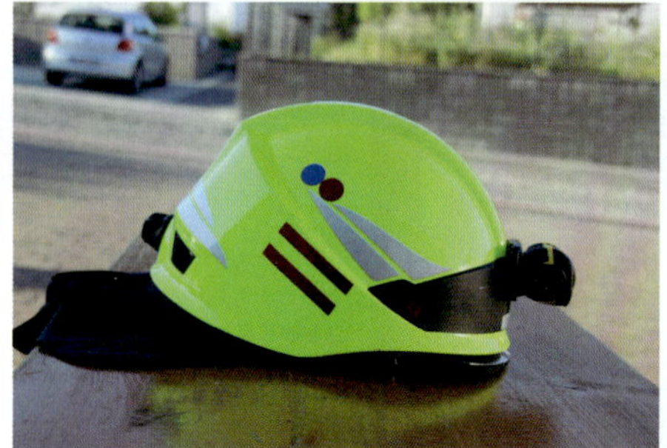

Helm nach EN DIN 443 mit Kennzeichnung Feuerwehr Sanitäter (Hessen) (Foto: FW Grävenwiesbach)

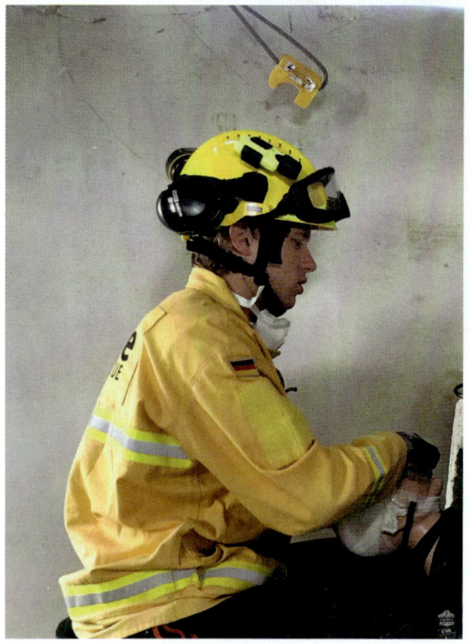

Helm nach DIN EN 16473 mit zusätzlichen Anbauteilen (Foto: @fire)

Hinweise:

- Sind keine persönlich zugeordneten Helme vorhanden, sind Einwegkopfhauben zu verwenden.
- Besteht die Gefahr von Funkenflug oder durch wegfliegende Teile ist ein Visier erforderlich.
- Am Helm kann eine Kennzeichnung der Qualifikation als Sanitäter erfolgen.

2.3.4 Sicherheitsschuhe

Schützen vor

- Umknicken, Ausrutschen, Vertreten,
- mechanischen Gefahren,
- chemischen Gefahren (z. B. Benzin).

Anforderungen:

- Schutzstufe S 3 nach DIN EN ISO 20345
- Rutschschutz nach DIN EN ISO 13287 „SRC“

Hinweise:

- Sicherheitsschuhe erfüllen ihre Wirkung nur, wenn sie ordnungsgemäß geschlossen sind.
- Einlagen müssen speziell auf den Schuh abgestimmt sein.

2.3.5 Infektionsschutz

Schützt vor

- unmittelbarer Infektionsgefahr,
- Verschleppung von Infektionsgefahren.

Anforderungen:

- Infektionsschutzhandschuhe nach DIN EN 455
- Spritzgeschütze Schutzbrillen nach DIN EN 166
- Halbmaske FFP 2
- Schutzanzug gem. EN 13982-1/EN 13034

Hinweise:

- Richtiges An- und Ablegen erfordert regelmäßige Übung.
- Muss ein Helm getragen werden, so ist dieser über der Schutzkleidung zu tragen und im Anschluss zu desinfizieren/entsorgen.

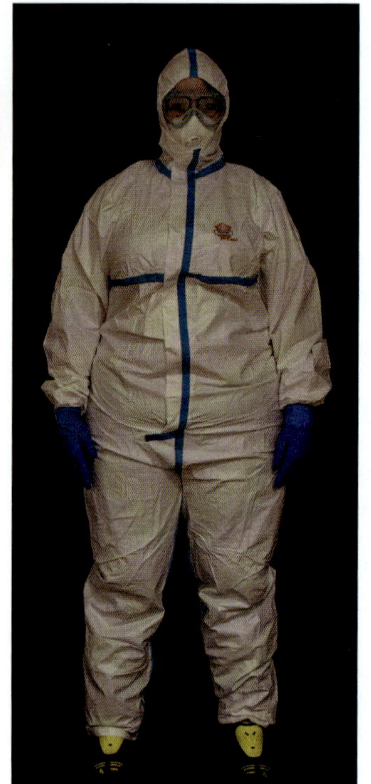

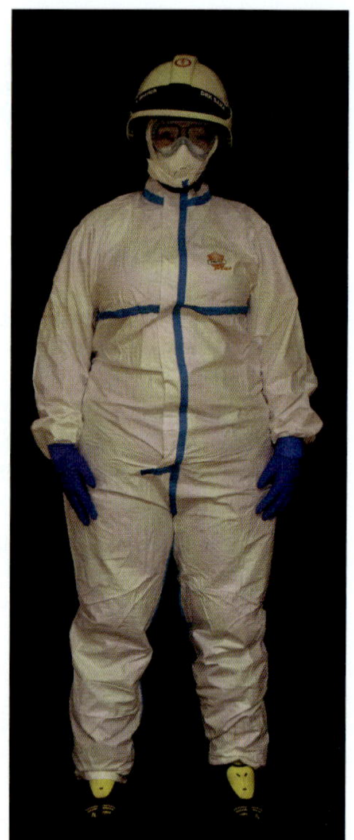

Vollständig angelegte Infektionsschutzkleidung (mit und ohne Helm) (Fotos: DRK Bad Marienberg)

2.3.6 Schutzbrille

Schützt vor

- Körperflüssigkeiten,
- Chemikalien,

- beschleunigte Festkörper,
- Staub.

Anforderungen:

- Indirekte Belüftung
- Seitlicher Spritzschutz

Hinweise:

- Für Brillenträger stehen Schutzbrillen mit Sehstärke oder Überbrillen zur Verfügung.
- Aus Hygienegründen sollte jeder Helfer eine eigene Brille erhalten.
- Brille und Visier können einander nicht ersetzen, nur ergänzen.

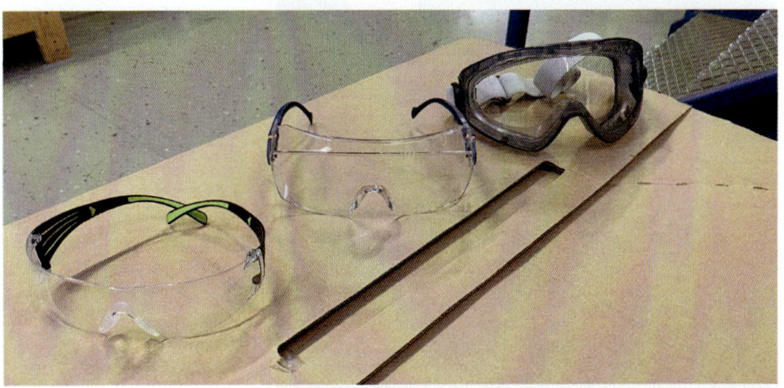

Verschiedene Schutzbrillen (Foto: Tschirley)

2.3.7 Warnkleidung

Schützt vor

- den Gefahren des Straßen- und Schienenverkehrs.

Anforderungen:

- EN ISO 20471 Klasse 2

Hinweise:

- Neben Warnwesten zum Überziehen gibt es auch die Möglichkeit, entsprechend zertifizierte Einsatzkleidung zu beschaffen.

- Warnkleidung ist sauber zu halten, um maximale Wirkung zu erzielen.
- Warnkleidung sollte vor Sonnenlicht geschützt gelagert werden.
- Je nach Hersteller kann die Zulassung auf eine gewisse Anzahl von Wäschen begrenzt sein.

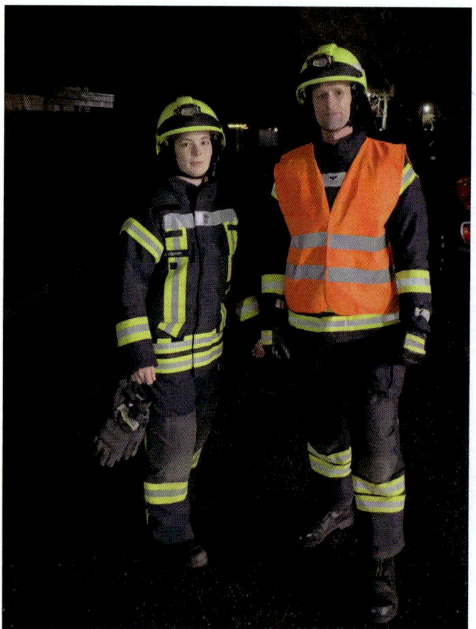

Warnweste als Ergänzung (Foto: Tschirley)

2.3.8 Sonstige PSA

Für spezielle Einsatzgebiete steht spezielle PSA wie z. B. Auffanggurte oder Wasserrettungsausrüstung zur Verfügung. Diese erfordert jedoch spezielle Kenntnisse, die im Rahmen der jeweiligen Fachausbildung vermittelt werden.

2.4 Gewalt gegen Einsatzkräfte

Das Thema Gewalt gegen Einsatzkräfte hat in den letzten Jahren deutlich an Bedeutung gewonnen. Unter Gewalt wird sowohl der direkte, körperliche Angriff verstanden als auch verbale Attacken (wie Beleidigung oder Bedrohung), Behinderungen bei der Arbeit oder das Beschädigen oder Zerstören von Einsatzmitteln.

Waren früher die Situationen, aus denen heraus es zur Gewalt kam, i. d. R. klar zu erkennen oder wenigstens einzugrenzen, so kann es heute quasi bei jedem Einsatz, zu jeder Uhrzeit, in jedem Milieu dazu kommen.

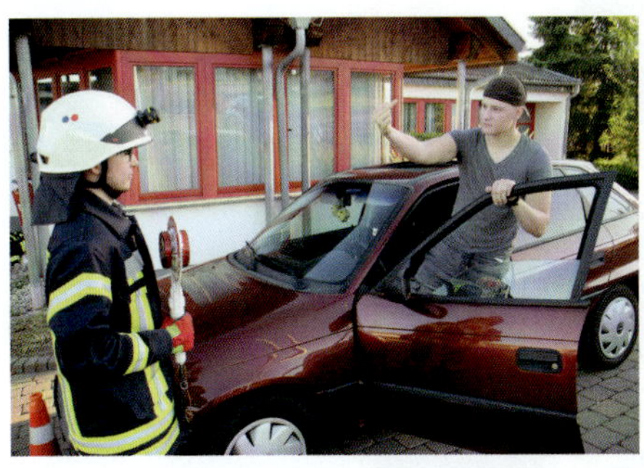

Gewalt gegen Einsatzkräfte ist keine Ausnahme mehr (Foto: FW Grävenwiesbach)

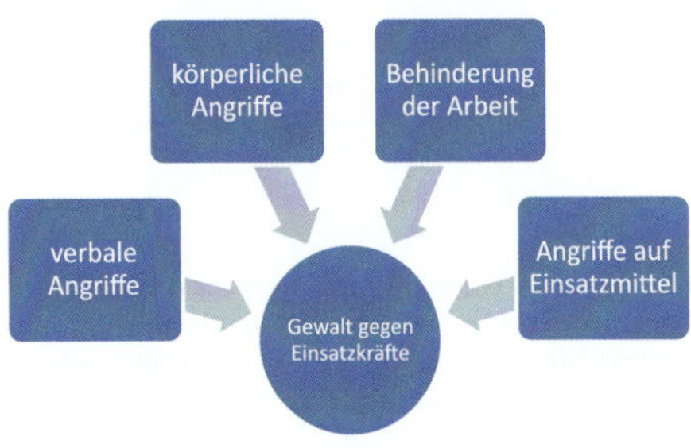

Übersicht Gewalt gegen Einsatzkräfte (Grafik: Besch)

Die Frage ist nicht, ob es zu Gewalt gegen Einsatzkräfte kommt, die Frage ist nur, wie gut man als Einsatzkraft darauf vorbereitet ist.

Um der Gefahr adäquat zu begegnen, sollte ein Ausbildungskonzept erarbeitet werden, das die Bereiche „Prävention“ und „Reaktion“ beinhaltet.

Jede Organisation im Bevölkerungsschutz sollte über ein entsprechendes Konzept verfügen.

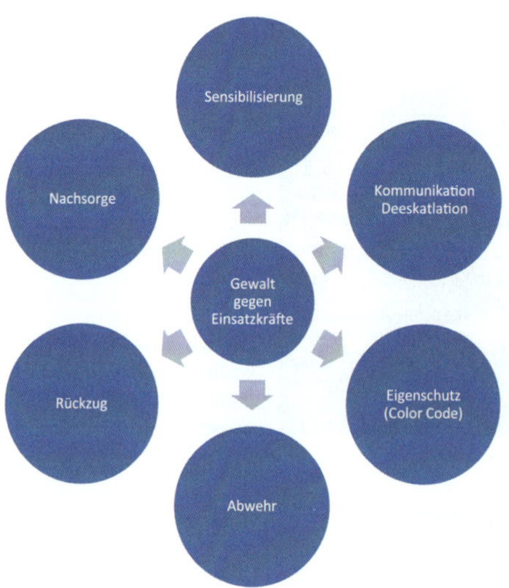

Aufbau Schulungskonzept Gewalt gegen Einsatzkräfte (Grafik: Besch)

Grundsätzlich gilt:

- Der Fokus muss auf der verbalen Deeskalation liegen, dazu müssen Grundlagen der Kommunikation beherrscht werden.
- Eine aktive Bewaffnung mit Messer, Reizgas, Schlagstöcken oder auch schweren Taschenlampen ist abzulehnen und zu unterbinden.

- Eine passive Bewaffnung z. B. mit stichsicheren Westen kann eine falsche Sicherheit bringen.
- Auch Sanitätern können sich gegen Angriffe im Rahmen des § 32 StGB (Notwehr) erwehren.
- Jeder Angriff auf Einsatzkräfte muss dokumentiert und der Unfallkasse (Belastungsstörung) gemeldet werden, auch dann, wenn keine Verletzung vorliegt.
- Jeder Angriff auf Einsatzkräfte sollte mit der gebotenen Nachhaltigkeit juristisch verfolgt werden.

2017 wurde im Strafgesetzbuch der § 115 neu aufgenommen. Dieser stellt im Absatz 2 Angriffe auf „Hilfeleistende der Feuerwehr, des Katastrophenschutzes oder eines Rettungsdienste" Angriffen auf Polizeibeamte gleich.

2.4.1 Sicherheit durch Eigenschutz/Color Code nach Cooper

Das Beachten des Eigenschutzes wird im Zusammenhang mit Gewalt gegen Einsatzkräfte immer wieder als Maßnahme erwähnt. Dabei ist zu beachten, dass der „Eigenschutz" nicht nur den Moment des Übergriffes selbst beschreibt. Vielmehr umfasst der Begriff des Eigenschutzes ein ganzes Bündel an Maßnahmen und Verhaltensregeln:

- Gefahrenbewusstsein, Gefahrenerkennung
- Umfeld genau beobachten, Beobachtungen im Team kommunizieren
- Vorausschauendes Verhalten
- Vorherige Absprache im Team
- Enger Kontakt mit Leitstelle, Einsatzleiter oder Einheitsführer

Als Werkzeug, um die Situation einzuschätzen, klar zu beschreiben und daraus feste Maßnahmen ableiten zu können, bietet sich der Color Code nach Cooper an.

Er beschreibt verschiedene Arten der Gefährdung und teilt diese in eine Aufmerksamkeitsstufe ein. Der Code kann dazu verwendet werden, um:

- die aktuelle Situation zu bewerten und zu beschreiben (jeder Sanitäter),
- die Situation im Team klar zu kommunizieren,
- der Leitstelle oder dem Einsatzleiter kurz und prägnant die Gefährdungssituation mitzuteilen (weitere festgelegte Maßnahmen).

Der Color Code umfasst vier Stufen, die aufeinander aufbauen. Aus diesen Bereitschaftsstufen lassen sich Maßnahmen für die Einsatzkräfte, aber auch die Führung ableiten.

Stufe		Gefährdung	Maßnahmen Einsatzkräfte	Maßnahmen Führung
Weiß	entspannt, nicht vorbereitet	• Es ist kein Angriff zu erwarten • Man schenkt der Situation keine Aufmerksamkeit • Z. B.: Ausbildung in der Unterkunft	• keine	• keine
Gelb	entspannt alarmiert, unspezifische Gefahr	• Ein Angriff könnte möglich sein • Man hat gegenüber der Situation eine allgemeine Aufmerksamkeit • Es kann sein, dass es zu einem Angriff kommt • Z. B.: grundsätzlich jeder Einsatz	• Beobachtung des Umfelds	• keine

Stufe		Gefährdung	Maßnahmen Einsatzkräfte	Maßnahmen Führung
Orange	alarmiert, spezifische Gefahr	• Ein Angriff könnte bevorstehen • Ein konkreter Umstand erfährt die volle Aufmerksamkeit • Es kann sein, dass jetzt angegriffen wird • Z. B.: alkoholisierter Patient, aggressive Schaulustige, verbale Angriffe	• Informationsweitergabe innerhalb des Teams • Informationsweitergabe an die Führung mit aktuellem Standort • Behandlung nach Möglichkeit an einen sicheren Ort verlegen • Fluchtweg erkunden	• Ggf. weitere Kräfte zur Unterstützung hinzuziehen
Rot	Angriff, Gefahr	• JETZT findet ein Angriff statt • Entscheidung: Verteidigung oder Rückzug?	• Abbruch der Behandlung • Sofortige Information an die Führung mit aktuellem Standort • Rückzug oder Verteidigung	• Weitere Kräfte zur Unterstützung hinzuziehen • Polizei alarmieren

Hinweis:

Ziel des Color Codes ist es, nicht eine paranoide Stimmung aufzubauen, in der jeder immer unmittelbar kurz vorm Angriff steht. Vielmehr ist es ein Werkzeug, mit dem man Situationen bewerten und sein Verhalten daran anpassen kann.

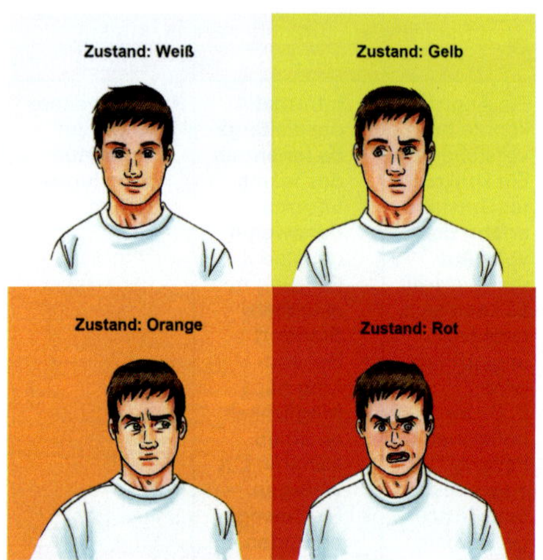

Color Code nach Cooper (Grafik: Drossel)

2.4.2 Einsatzoption Rückzug

Wenn ein Angriff stattfindet, den das Sanitätspersonal nicht sicher beenden kann, oder sich die Situation so verändert, dass ein Angriff unmittelbar bevorsteht und deshalb die Behandlung abgebrochen wird, ist als taktische Option der Rückzug anzustreben. Dabei ist ein Rückzug nicht mit einer Flucht zu verwechseln.

Flucht: ungeordnet, unkoordiniert, ziellos, Ad-hoc-Reaktion

Rückzug: geordnete, geplante Absetzbewegung von einer Bedrohung

Um jederzeit einen geordneten Rückzug zu ermöglichen, sollte sich jeder Sanitäter, wenn abzusehen ist, dass mit einem Angriff zu rechnen ist (Stimmung, Situation), folgende Fragen stellen:

- Wo ist der Standort meiner Teammitglieder?
- Wie kann ich die jetzige Situation sicher verlassen?
- Wo begebe ich mich dann hin?
- Wie kann ich dann Hilfe holen?

Beim Rückzug ist zu beachten:

- Klare Kommunikation im Team.
- Niemand aus dem Team wird zurückgelassen.
- Jeder im Team muss wissen, dass der Rückzug eingeleitet wurde.
- Jeder im Team muss den Rückzugsort kennen.
- Beim Gerätemanagement darauf achten, sich nicht selbst den Fluchtweg zuzustellen.
- Das Fahrzeug, sofern vorhanden, kann ein Rückzugsort sein.

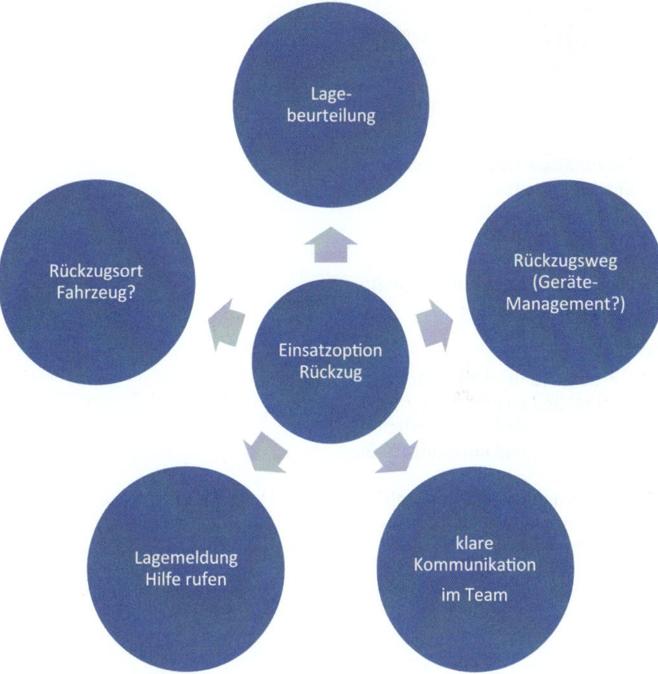

Rückzug Gewalt gegen Einsatzkräfte (Grafik: Besch)

2.5 Sonstiges

2.5.1 Gefahrstoffe und Gefahrgut

Warntafel

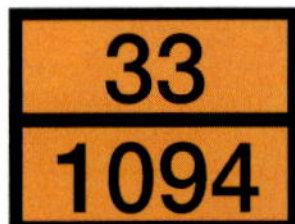

Gefahrnummer
(Kemmler-Zahl)

Stoffnummer
(UN-Nummer)

Gefahrnummer

2 = Gase
3 = Entzündbare flüssige Stoffe
4 = Entzündbare feste Stoffe
5 = Oxidierende Stoffe
6 = Giftige Stoffe
7 = Radioaktive Stoffe
8 = Verschiedene gefährliche Stoffe
X = Reagiert mit Wasser

Beispiele:

22 = tiefgekühlt verlüssigtes Gas
X323 = entzündbarer flüssiger Stoff, der mit Wasser gefährlich reagiert und entzündbare Gase bildet
446 = entzündbarer fester Stoff, giftig, der sich bei erhöhten Temperaturen in geschmolzenen Zustand befindet
606 = ansteckungsgefährlicher Stoff

Übersicht Gefahrgutkennzeichnung „Kemmler Zahl“ (Grafik: ecomed Verlag)

Alte und neue Gefahrstoffsymbole im Vergleich			
F+	Hoch entzündlich	Entzündbare Stoffe	
F	Leicht entzündlich		
O	Brandfördernd	Oxidierende Stoffe	
Xi	Reizend	Gesundheitsgefährdende/reizende Stoffe	
Xn	Gesundheitsschädlich	Gesundheitsschädigende Stoffe	
C	Ätzend	Ätzende Stoffe	
N	Umweltgefährdend	Gewässergefährdende Stoffe	
E	Explosionsgefährlich	Explosive Stoffe	
T+	Sehr giftig	Giftige Stoffe	
T	Giftig		
Es ist kein entsprechendes altes Gefahrstoffsymbol vorhanden!		Gase unter Druck	
Auf den Etiketten sind, zusätzlich zu den Piktogrammen, die Signalwörter **GEFAHR** oder **ACHTUNG** zu finden. **GEFAHR** steht für ein hohes Gefahrenpotential **ACHTUNG** steht für ein weniger hohes Gefahrenpotential			

Übersicht Gefahrstoffkennzeichnung „alt" vs. „GHS" (Grafik: ecomed Verlag)

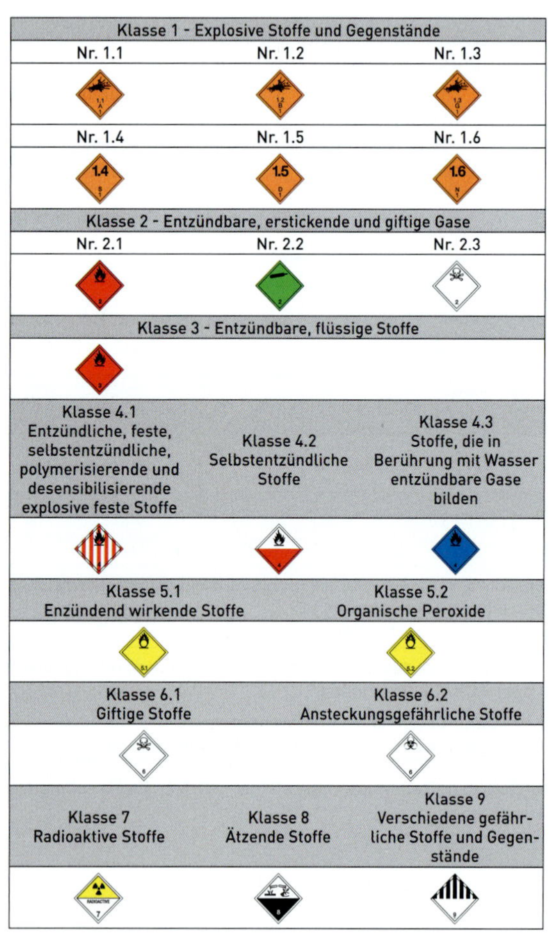

Klasse 1 - Explosive Stoffe und Gegenstände		
Nr. 1.1	Nr. 1.2	Nr. 1.3
Nr. 1.4	Nr. 1.5	Nr. 1.6
Klasse 2 - Entzündbare, erstickende und giftige Gase		
Nr. 2.1	Nr. 2.2	Nr. 2.3
Klasse 3 - Entzündbare, flüssige Stoffe		
Klasse 4.1 Entzündliche, feste, selbstentzündliche, polymerisierende und desensibilisierende explosive feste Stoffe	Klasse 4.2 Selbstentzündliche Stoffe	Klasse 4.3 Stoffe, die in Berührung mit Wasser entzündbare Gase bilden
Klasse 5.1 Enzündend wirkende Stoffe		Klasse 5.2 Organische Peroxide
Klasse 6.1 Giftige Stoffe		Klasse 6.2 Ansteckungsgefährliche Stoffe
Klasse 7 Radioaktive Stoffe	Klasse 8 Ätzende Stoffe	Klasse 9 Verschiedene gefährliche Stoffe und Gegenstände

Übersicht Gefahrzettel (Grafik: ecomed Verlag)

2

Gasflaschenkennzeichnung			
Gas (Zusammensetzung)	Alte Farbe (ggf. noch im Umlauf)	Neue Farbe (nach EN 1089-3)	Abbildung
Acetylen (C_2H_2)	gelb (oder schwarz)	Schulter: kastanienbraun Mantel: kastanienbraun (schwarz, gelb)	
Ammoniak (NH_3)	grau	Schulter: gelb Mantel: grau	
Argon (Ar)	grau	Schulter: dunkelgrün Mantel: grau	
Argon/ Kohlenstoffdioxid (Ar/CO_2)	grau	Schulter: leuchtgrün Mantel: grau	
Chlorgas (Cl_2)	grau	Schulter: gelb Mantel: grau	
Druckluft (N_2/O_2)	grau	Schulter: leuchtgrün Mantel: grau	
Edelgase (Neon, Krypton, Xenon,...)	grau (oder schwarz)	Schulter: leuchtgrün Mantel: grau (leuchtgrün)	
Formiergas (N_2/H_2)	rot	Schulter: rot Mantel: grau	
Helium (He)	grau	Schulter: braun Mantel: grau	
Kohlenstoffdioxid (CO_2)	grau	Schulter: grau Mantel: grau	
Sauerstoff, technisch (O_2)	blau	Schulter: weiß Mantel: blau (grau)	
Schwefeldioxid (SO_2)	grau	Schulter: gelb Mantel: grau	
Stickstoff (N_2)	dunkelgrün	Schulter: schwarz Mantel: grau (grün)	
Wasserstoff (H_2)	rot	Schulter: rot Mantel: rot	

Farbbedeutung	
Gelb	Giftig und/oder ätzend
Rot	Entzündbar
Hellblau	Oxidierend
Grün	Erstickend

Übersicht Farbkennzeichnung Gasflasche (Grafik: ecomed Verlag)

2.5.2 Handfeuerlöscher

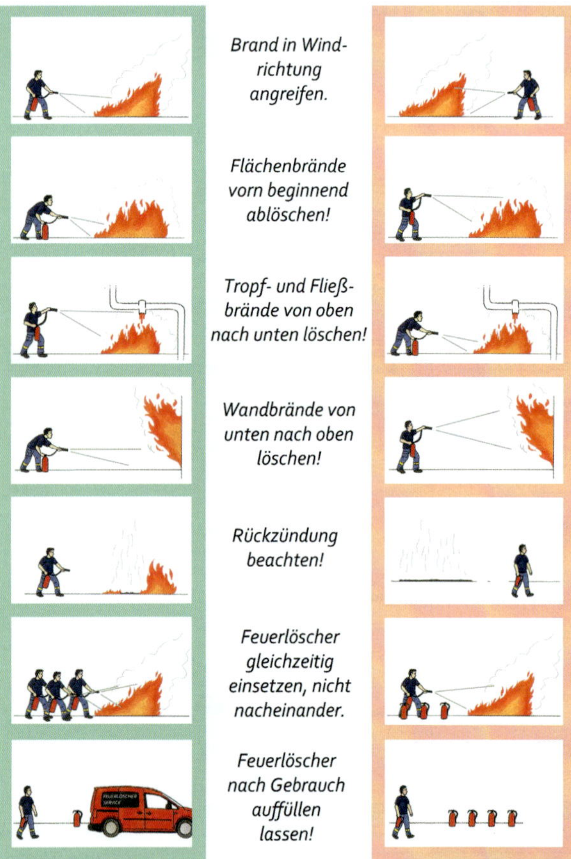

Nutzungshinweise Feuerlöscher (Grafik: Drossel)

Brand-klasse	Symbol	Brandstoff
A	A	feste, nicht schmelzende
B	B	Flüssigkeiten, schmelzende
C	C	Gase
D	D	Metalle
F	F	Speisefette und -öle in Fritier- und Fettback

Brandklassen (Grafik: Eigene Darstellung)

3 Arbeitstechniken

In diesem Kapitel werden Arbeitstechniken beschrieben, um den Patientenzustand beurteilen und erweiterte Erste Hilfe leisten zu können. Es wird das cABCDE-Schema als universeller Ansatz der Patientenuntersuchung und -versorgung vorgestellt.

3.1 cABCDE-Schema

Das cABCDE-Schema hat sich in den letzten Jahren in allen Bereichen der klinischen und präklinischen Notfallmedizin etabliert. Je nach Kurssystem kann es zu geringfügigen Änderungen kommen. So gibt es Systeme, die sich an „xABCDE" orientieren, andere lassen wieder den ersten Buchstaben weg und verwenden ein reines „ABCDE". Alle Unterschiede hier aufzuzeigen würde den Rahmen des Buches bei Weitem sprengen.

Durch eine strikte Gliederung hat das cABCDE-Schema den Vorteil, dass es die Gefahr, etwas Relevantes zu vergessen oder zu übersehen, deutlich reduziert. Gleichzeitig ordnet es die Untersuchung und die erforderlichen Maßnahmen danach, wie gefährlich die entsprechende Störung für den Patienten ist.

Behandle zuerst, was zuerst tötet!

Beispiele:

Wärmeerhalt ist wichtig: Nur nutzt es dem Patienten nichts, zeitig zugedeckt zu werden, wenn vorher nicht die lebensbedrohliche Blutung gestillt wurde.

oder

Der Patient hat keinen Nutzen von einer Sauerstoffgabe, wenn die Atemwege verlegt sind und der Sauerstoff nicht dort ankommt, wo er benötigt wird.

Da das cABCDE-Schema aus dem englischen Sprachraum kommt, lassen sich die entsprechenden Begriffe nicht immer 1:1 übersetzen.

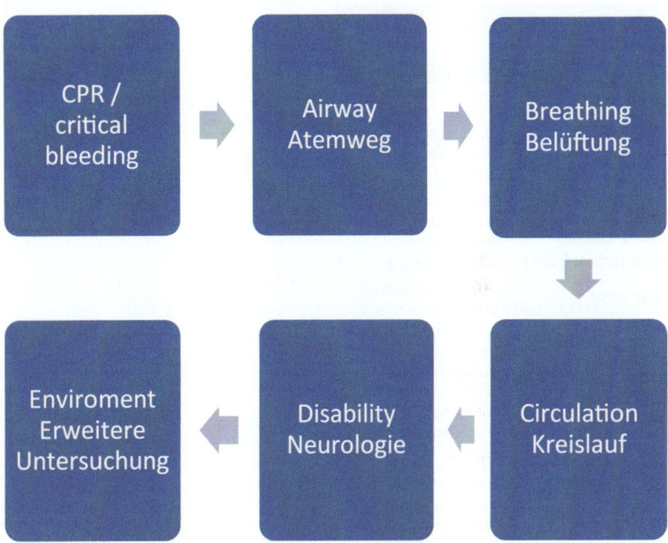

Ablauf cABCDE-Schema (Grafik: Besch)

C-ABCDE Schema	
Critical Bleeding (Kritische Blutung)	Sofortige Kompression lebensgefährlicher Blutungen Druckverband Tourniqet
CPR (Herz-Lungen-Wiederbelebung)	Erkennen eines Herz-Kreislauf-Stillstandes Beginn der Wiederbelebung
Airway (Atemweg)	Oberer Luftweg frei? Inspektion Absaugen/Ausräumen Überstrecken/Esmarch Guedel-/Wendl-Tubus Seitenlage Patient spricht ohne Atemgeräusch – kein A-Problem
Breathing (Belüftung)	Lunge belüftet? Atemfrequenz? Atemarbeit? Atemgeräusche? O_2-Sättigung? Atemerleichternde Lagerung? Atemkommandos? Sauerstoffgabe!
Circulation (Kreislauf)	Puls am Handgelenk tastbar? Hautfarbe? Rekap? Schocklage? Flachlagerung? Schweiß? Blutstillung!
Disability (Neurologie)	WASB Schema? Patienten zu Ort und Zeit orientiert? FAST Schema? BZ?
Enviroment (erweiterte Untersuchung)	Wärmeerhalt, Temperaturmessung, Betreuung Anamnese

Bestandteile cABCDE-Schema (Grafik: Besch)

Das cABCDE-Schema wird durchgeführt,

- wenn der Patient das erste Mal untersucht wird,
- wenn sich der Patientenzustand verschlechtert, ohne dass eine Ursache erkennbar ist,
- nach Veränderung der Patientenlage (Befreiung, Umlagerung),
- bei der Übergabe/Übernahme des Patienten.

Wird bei der strukturierten Untersuchung ein Problem festgestellt, so wird dieses im Team kommuniziert und Maßnahmen eingeleitet. Wenn ein schlechter Wert bei der Sauerstoffsättigung festgestellt wird, werden direkt Maßnahmen ergriffen damit der Wert sich bessert. Wenn das Problem erkannt und Maßnahmen zur Problemlösung eingeleitet sind, wird im Anschluss das Schema fortgesetzt.

Nach Abschluss der Untersuchung wird geprüft, ob das Problem erfolgreich behoben wurde.

Wenn der Untersucher „den roten Faden verliert", so fängt er wieder bei „A" an.

Das cABCDE-Schema unterscheidet zwischen einer ersten, schnellen Untersuchung und einer anschließenden, erweiterten Untersuchung. Wenn sich die Verletzung oder Erkrankung klar abzeichnet, kann die erweiterte Untersuchung auf eine bestimmte Körperregion den Schwerpunkt legen.

Als Orientierungshilfe werden alle Untersuchungen und Maßnahmen in diesem Kapitel einem Punkt des cABCDE-Schemas zugeordnet, sofern dies eindeutig erfolgen kann.

3.1.1 Schnelle Untersuchung

Die erste, schnelle Untersuchung dient der Orientierung und dem Abwenden akuter Lebensgefahr. Sie soll nicht länger als zwei Minuten dauern. Damit der Untersucher nicht abgelenkt wird, wird die Anamnese nicht parallel zur Untersuchung durchgeführt, sondern erst in der erweiterten Untersuchung unter „E".

Im ersten Untersuchungsgang werden nur untersucht:

- Ersteindruck
- Stillen lebensbedrohlicher Blutungen
- Ausschluss eines Herz-Kreislauf-Stillstandes
- Kontrolle der Atemwege
- Immobilisierung der Halswirbelsäule (bei Trauma)

- Beurteilung der Atmung
- Sauerstoffsättigung
- Pulskontrolle
- Recap-Zeit
- Beurteilung des Bewusstseins
- Pupillenkontrolle
- Blutzuckerkontrolle

Auch hier gilt der Grundsatz:

Erkannte Probleme werden sofort behoben!

Auf der Grundlage dieser Werte lässt sich beurteilen, ob der Patient zeitkritisch, kritisch oder unkritisch ist.

3.1.2 Patientenbeurteilung – kritisch oder unkritisch

Auf Grundlage der ersten, schnellen Untersuchung erfolgt dann die Einschätzung, ob der Patient kritisch ist oder nicht.

Ein kritischer Patient ist ein Patient, der sich in einem Zustand befindet, in dem Lebensgefahr oder die Gefahr einer ernsthaften gesundheitlichen Schädigung besteht.

Bei einem kritischen Patienten muss immer sofort besonders ausgebildetes Personal als Unterstützung hinzugezogen werden. Zum einen kann das der Rettungsdienst sein, zum anderen auch anderes Personal vor Ort, welches über eine weitergehende Ausbildung verfügt. Ob ein Notarzt erforderlich ist, entscheidet i. d. R. die Leitstelle bzw. Einsatzleitung aufgrund der Einsatzmeldung. Die Einschätzung, ob der Patient kritisch ist oder nicht, darf keine übermäßige Zeit in Anspruch nehmen. Auch wenn die Meinung aller Teammitglieder berücksichtigt werden sollte, darf die Beurteilung nicht zur Grundsatzdiskussion ausarten.

Im Zweifel ist jeder Patient kritisch, bis das Gegenteil bewiesen ist!

Die Entscheidung über den Patientenstatus ist dem Team deutlich mitzuteilen und zu wiederholen (*vgl. Kapitel 3.3.3*). Des Weiteren ist die Einstufung des Patienten keineswegs statisch zu betrachten. Jedes Mal, wenn das cABCDE-Schema neu erhoben wird, muss auch die Frage gestellt werden, ob der Patient immer noch kritisch oder unkritisch ist.

Zusätzlich gibt es noch „zeitkritische" Patienten. Diese Patienten profitieren ausschließlich von Behandlungen im Krankenhaus. Sie können präklinisch nicht gerettet werden. Beispiele hierfür sind unkontrollierbare Blutungen im Abdomen, Schlaganfälle oder Hirnblutungen.

3.1.3 Erweiterte Untersuchung

Nach der Erstuntersuchung und der Einschätzung erfolgt die erweiterte Untersuchung. Neben den oben aufgeführten Maßnahmen erfolgt jetzt zusätzlich:

- Messen des Blutdrucks
- Messen der Körpertemperatur
- Beurteilen von Schmerzen
- Versorgung nicht lebensbedrohlicher Wunden
- Anlage von EKG
- Immobilisation und Schienung
- Wärmeerhalt und Betreuung
- SAMPLE
- OPQRST

3.1.4 Abschließende Maßnahmen

Bei unkritischen Patienten enden die Maßnahmen des Sanitäters nach der erweiterten Untersuchung. Eine direkte Vorstellung bei einem Arzt oder im Krankenhaus kann erfolgen.

Kritische Patienten werden bis zur Übergabe engmaschig überwacht und falls erforderlich, werden weitere Maßnahmen getroffen.

Abschließend ist der Einsatz zu dokumentieren. Verwendete Geräte sind zu desinfizieren und das Verbrauchsmaterial aufzufüllen.

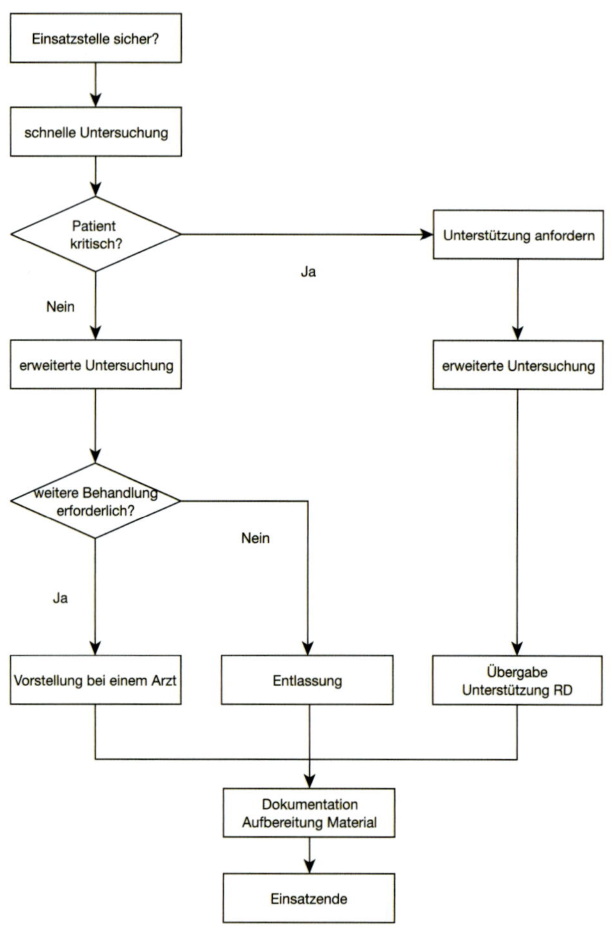

Einsatzablauf cABCDE-Schema (Grafik: Besch)

3.2 Anamnese

Unter Anamnese (aus dem Griechischen für Erinnerung) versteht man eine Befragung, um weitere Erkenntnisse über die Verletzung, die Erkrankung oder den Patienten zu erlangen.

3.2.1 Eigen- und Fremdanamnese

Von einer Eigenanamnese wird gesprochen, wenn der Patient Auskunft über sich selbst erteilen kann. Diese Form der Anamnese ist, sofern der Patient klare Antworten geben kann, die am besten geeignete. Es besteht jedoch die Gefahr, dass der Patient abschweift oder einfach wichtige Informationen unterschlägt.

Bei der Fremdanamnese werden die zur Verfügung stehenden Anwesenden befragt. Das kann z. B. erforderlich sein, wenn der Patient nur eingeschränkt antworten kann oder sich nicht kooperativ zeigt. Die Qualität der Anamnese hängt davon ab, in welchem Verhältnis Patient und Befragter stehen. Bei Unbekannten, die z. B. zusammen auf den Bus gewartet haben, sind i. d. R. nur Erkenntnisse zu erwarten, die das Ereignis direkt betreffen. Bei nahen Angehörigen können die Angaben so gut sein, als hätte man mit dem Patienten selbst gesprochen, auch in Bezug auf Ereignisse in der Vergangenheit.

Trotzdem sollte, wenn es möglich ist, immer eine Befragung der an Einsatzstelle anwesenden Personen erfolgen. Sollten sich Differenzen aus Fremd- und Eigenanamnese ergeben, so ist es nicht Aufgabe des Sanitätsdienstes, an der Einsatzstelle zu recherchieren, wer Recht hat. Stattdessen sollte das Ergebnis klar dokumentiert werden.

3.2.2 SAMPLE

SAMPLE ist ein anerkanntes Schema für eine Notfallanamnese. Es eignet sich sowohl für die Eigen- und Fremdanamnese. Es erlaubt dem Sanitätspersonal, sich schnell einen Überblick über die relevanten Punkte zu verschaffen. SAMPLE kann auch als Hilfsmittel für eine strukturierte Patientenübergabe (*vgl. Kapitel 6.1.2*) eingesetzt werden. Im Rettungsdienst wird das Schema um „R" für Risikofaktoren zum SAMPLER ergänzt. Für den Sanitätsdienst ist das jedoch ohne Bedeutung.

Die Frage nach Arztbesuchen und Krankenhausaufenthalten sollte auf die letzten zwei Jahre beschränkt werden.

SAMPLE-Schema	
Situation	Warum wurden wir alarmiert? Was ist passiert?
Allergien	Sind Allergien bekannt? Wenn ja, gegen was?
Medikamente	Nimmt der Patient Medikamente? Gibt es einen Medikamentenplan? Wird der eingehalten? Wurden jetzt Medikamente genommen?
Patientengeschichte	Gibt es Vorerkrankungen? Wann war der Patient in den letzten 2 Jahren beim Arzt oder im Krankenhaus? Sind solche Beschwerden schon mal aufgetreten?
Letzte	Mahlzeit? Stuhlgang? Regelblutung? Bitte immer zu den Symptomen passend fragen
Ereignis	Was geschah unmittelbar bevor die Beschwerden auftreten? Was hat der Patient als letztes gemacht?

SAMPLE-Schema (Grafik: Besch)

3.2.3 OPQRST-Schema

Das OPQRST-Schema ist ein erweitertes Anamnese-Schema, mit dem insbesondere Schmerzen zielgerichtet beschrieben werden können. OPQRST kann aber auch für andere Beschwerden wie z. B. Luftnot oder Schwindel verwendet werden, die Fragen sind dann entsprechend abzuändern.

Die Erkenntnisse sind in erster Linie für den Rettungsdienst von Bedeutung. Deshalb reicht es aus, das OPQRST-Schema am Ende der erweiterten Untersuchung zu erfragen.

OPQRST-Schema	
Onset (Beginn)	Wann begannen die Beschwerden? Kamen die Beschwerden plötzlich oder allmählich? Was hat der Patient zu der Zeit gemacht?
Palliation Provocation (Linderung Verschlechterung)	Wie können die Beschwerden gelindert werden? Wie werden sie verstärkt? Hilft eine bestimmte Lagerung? Wurden schon Medikamente eingenommen?
Quality (Qualität)	Wie fühlt sich der Schmerz an? Ist er stumpf? Stechend? Brennend? Krampfartig?
Radiation (Ausstrahlung)	Wo sitzt der Schmerz? Strahlt er aus?
Severity (Stärke)	Wie stark sind die Schmerzen auf einer Skala von 0–10
Time (Zeit/zeitlicher Verlauf)	Haben sich die Beschwerden im Laufe der Zeit geändert? Gab es eine Schmerzspitze? Waren die Schmerzen gleichbleibend?

OPQRST-Schema (Grafik: Besch)

3

3.3 Kommunikation

Kommunikation ist ein elementarer Bestandteil der Versorgung von Patienten. Sie sichert die Informationsweitergabe, spielt aber auch in der Informationsgewinnung eine große Rolle.

> Kommunikation ist der allgemeine Austausch von Informationen. Gute Kommunikation schafft gute Einsatzbedingungen und erhöht die Patientensicherheit.

Informationen im Einsatz können dabei ein Gespräch zwischen Menschen, der letzte Arztbrief des Patienten, eine Fehlermeldung eines Gerätes sein. Informationen sind aber auch der Einsatz von Duftmarken bei Hunden. Die menschliche Kommunikation hat drei Anteile: verbal, nonverbal und paraverbal.

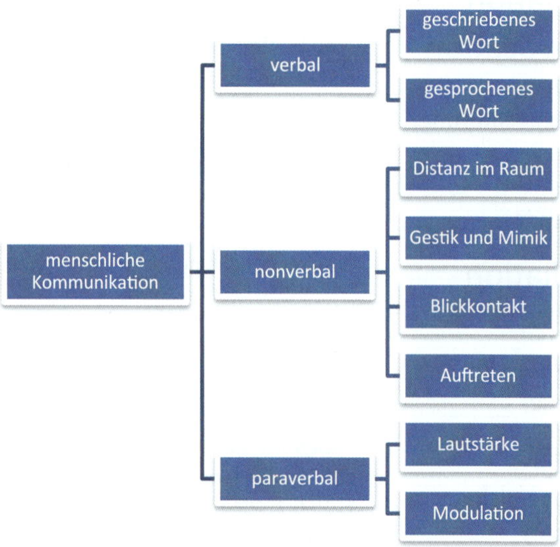

Übersicht Kommunikationsarten (Grafik: Handwerker)

Die menschliche Kommunikation ist ein großes, eigenes Thema, welches hier nicht umfassend vorgestellt werden kann. Es gibt eine Vielzahl von Kommunikationsmodellen, die Anwendung finden. Für den ersten Einstieg empfehlen wir:

- Die vier Seiten einer Botschaft
- Das Eisbergmodell
- Das Sender-Empfänger-Modell

Bei der Kommunikation gibt es verschiedene Einflussfaktoren, die beachtet werden sollten. Zu den Einflussfaktoren gehören:

Umgebungs-situation	Die Umgebungssituation hat großen Einfluss auf die Kommunikation. So kann die Lautstärke die Kommunikation stark beeinflussen.
Kultur	Je nach Kultur ist Kommunikation anders. In südländischen Bereichen stellt die laute Äußerung von Schmerzen oder Unwohlsein ein Element der Kultur da. Dies kann in unseren Regionen auf Missverständnis stoßen.
psychische Verfassung	Je nach psychischer Verfassung kann die Kommunikation verändert sein. Ein Beispiel hierfür wäre ein Patient mit einer Psychose. Dieser könnte aufgrund der Wahnvorstellungen in der Kommunikation eingeschränkt sein.
körperliche Verfassung	Je nach Einschränkung der körperlichen Verfassung kann die nonverbale oder verbale Kommunikation gestört sein.
Ziele des Einzelnen	Je nach Ziel des Einzelnen kann ebenfalls Kommunikation beeinflusst werden. Ein Beispiel hierfür ist die Anamnese. Der Befrager möchte bestimmte Informationen erhalten. Ist er aber auf seine Fragen fixiert, könnte es sein, dass wichtige Informationen des Befragten verloren gehen.

3.3.1 Gesprächsführung

Das wichtigste Element bei der Gesprächsführung ist das Zuhören.

Aktives Zuhören nach Carl Rogers

- Empathische und offene Grundhaltung
- Authentisches und ehrliches Auftreten
- Akzeptanz und positive Beachtung der anderen Person

3

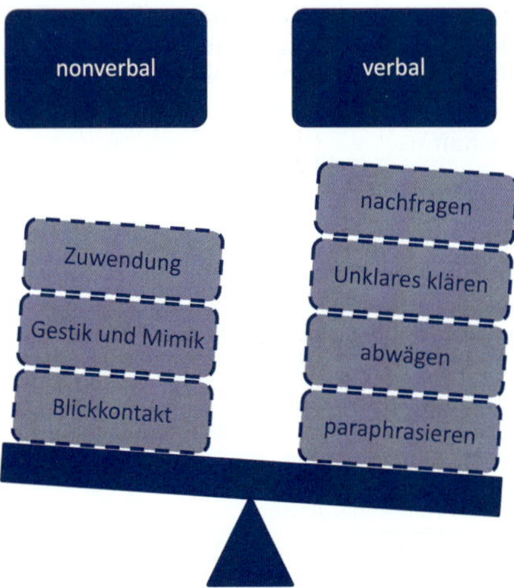

Anteile des aktiven Zuhörens (Grafik: Handwerker)

Grundlagen Patientenkommunikation

Hier haben wir ein paar Regeln zur Patientenkommunikation zusammengestellt.

1. Ziele nicht aus den Augen verlieren, jedoch nicht auf die Ziele fixiert sein.
2. Um ein empathisches Handeln bemühen.
3. Ungewohnte/unerwartete Emotionen respektieren.
4. Flexibilität auch in der Kommunikation.
5. Wahrhaftigkeit wirkt Wunder.
6. (Nach)fragen ist ein Muss!
7. Gespräch aktiv führen! Wer fragt führt!

3.3.2 CRM = Crew Ressource Management

CRM ist ein System, welches aus der Luftfahrt stammt. Es geht darum, eine verbesserte Performance des Teams zu erbringen und Fehler zu vermeiden, die durch menschliches Versagen entstehen. Im Vordergrund stehen die Kommunikation im Team und ein offenes Fehlermanagement. In den letzten Jahren findet CRM immer mehr Anwendung auch in der Medizin. Wir halten eine konsequente Verbreitung und Anwendung auch im Bereich des Sanitätsdienstes für sinnvoll. Leider können wir hier nur auf einige Grundlagen eingehen. CRM befasst sich mit den „Human Factors", diese sind bis zu 70 % für sicherheitsrelevante Zwischenfälle in der Medizin verantwortlich.

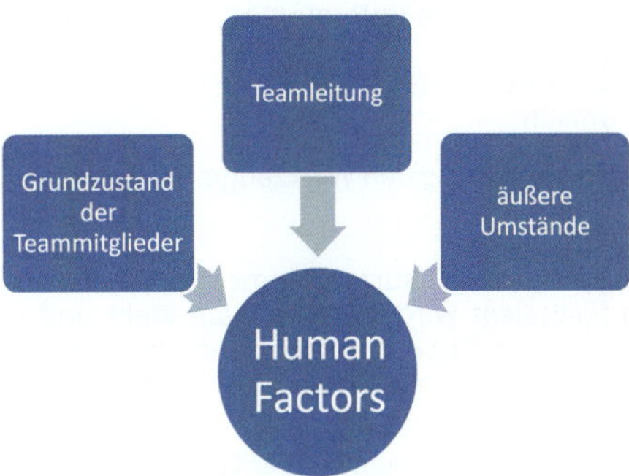

Grundlagen des CRM (Grafik: Handwerker)

Zu Human Factors zählen:

- Situationsbewusstsein,
- Aufgabenmanagement,
- Entscheidungsfindung,
- Teamwork.

Die 15 Grundsätze des CRM:

1. Kenne deine Arbeitsumgebung
2. Antizipiere (erwarte) und plane voraus
3. Hilfe anfordern, lieber früher als später
4. Übernimm die Führungsrolle oder sei ein gutes Teammitglied mit Beharrlichkeit
5. Verteile die Arbeitsbelastung
6. Mobilisiere alle verfügbaren Ressourcen (Personen und Technik)
7. Kommuniziere sicher und effektiv – sag was DICH bewegt

8. Beachte und verwende alle vorhandenen Informationen
9. Verhindere und erkenne Fixierungsfehler
10. Habe Zweifel und überprüfe genau („double check“, nie etwas annehmen)
11. Verwende Merkhilfen und schlage nach
12. Re-evaluiere die Situation immer wieder (wende 10-sec-für-10-min-Prinzip an)
13. Achte auf gute Teamarbeit – andere unterstützen und sich koordinieren
14. Lenke Deine Aufmerksamkeit bewusst
15. Setze Prioritäten dynamisch

Daraus abgeleitet stellen wir die wichtigsten Werkzeuge vor.

10 Sekunden für 10 Minuten

Das 10-sec-für-10-min-Prinzip soll einen kurzen Moment der Aufmerksamkeit schaffen, in dem festgelegt wird, wo das Team steht und in welche Richtung das Team arbeitet. Es wird immer dann angewendet, wenn es chaotisch wird, Probleme auftreten oder eine neue Diagnose gestellt wird.

In diesem Moment werden alle Maßnahmen (außer Thorax-Kompression und Beatmung) unterbrochen. Alle Teammitglieder hören zu und alle wichtigen Informationen werden gesammelt, Ideen gesammelt und Bedenken geäußert. Im Anschluss wird ein Plan erstellt, nach dem weiterverfahren wird.

Fixierungsfehler

Ein Fixierungsfehler ist das „Verrennen“ in einen Gedanken mit gleichzeitigem Ausschluss von Alternativen. Ein Beispiel wäre das Verrennen in eine Verdachtsdiagnose. Schmerzen im Thorax muss der Herzinfarkt sein, es könnte jedoch auch die Lungenembolie sein.

Auch wäre es möglich, dass bei einem Verkehrsunfall mit zwei Verletzten alle Ressourcen sich auf den Patienten zu richten, der zwar am wenigsten verletzt ist, aber am lautesten schreit. Der wirklich schwer, potenziell tödlich verletzte andere Patient hat dabei einfach keine Luft oder kein Bewusstsein mehr zum Schreien.

Closed loop communication

Closed loop communication ist eine Kommunikationsart, in der großer Wert auf die Rückmeldung des Empfängers gelegt wird. Wird eine

Frage oder Aussage (z. B. Medikamente) ausgesprochen, erfolgt eine Rückmeldung des Angesprochenen. Damit wird sichergestellt, dass das Gesagte gehört und das Gehörte auch verstanden ist. Erfolgt die Rückmeldung nicht, wird die Frage/Aussage wiederholt.

Beispiel:

A: Adrenalin i. v. für die Reanimation aufziehen.

B: Ich bereite Adrenalin 1 mg in 10 ml vor.

B: (im weiteren Verlauf) 1 mg Adrenalin in 10 ml.

FORDEC-Schema

Auch das FORDEC-Schema stammt aus der Luftfahrt. Es ist ein Werkzeug zur strukturierten Analyse einer Situation und zum gezielten Einleiten von Maßnahmen. Grundsätzlich ist es ähnlich dem Führungskreislauf aufgebaut. Jedoch liegt ein größerer Fokus auf dem Erfassen der Lage. Ergänzend werden hier ausdrücklich auch die zur Verfügung stehenden Optionen mit Ihren Vor- und Nachteilen mit einbezogen. FORDEC kann sowohl in einer Gruppe als auch von einer einzelnen Person angewandt werden.

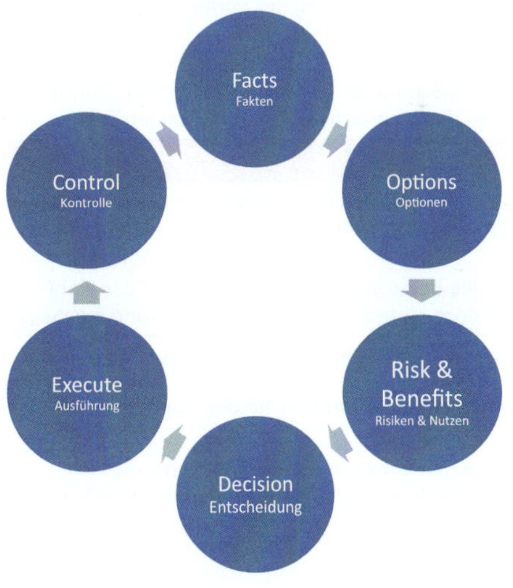

FORDEC-Schema (Grafik: Besch)

3.3.3 Fragetechniken

Hauptinformationsquelle in der Kommunikation mit Patienten, Angehörigen und Dritten sind Antworten auf Fragen.

Hauptformen sind dabei offene und geschlossene Fragen. Beide Verfahren haben Vor- und Nachteile.

Hauptformen	
Offene Fragen:	• breites Spektrum an Antworten • fördern die Beziehung zwischen den Gesprächspartnern • können ausarten und die gewünschten Informationen im Sande verlaufen • Beispiele: – Wer ... – Wie viel/Wie oft ... – Welche ... – Wofür ... – Wie lange ...
Geschlossene Fragen:	• vorgegebene Antworten • reflektierte Frage (Wiederholung des vorher Gesagten des Gegenübers) • Beispiele: – Sie haben die Schmerzen in der Brust seit einer Stunde? – Sie nehmen das Medikament XYZ zwei Mal am Tag?
Weitere Fragen	
Alternativfragen:	• Kombination von mehreren Wahlmöglichkeiten zur Antwort • Überfordert i. d. R. den Zuhörer • Beispiel: – Sollen wir die Beine erhöht lagern oder lieber den Kopf hoch oder doch einfach nur eine flache Lagerung machen?
Suggestivfrage	• Hiermit wird dem Gesprächspartner eine Antwort in den Mund gelegt • Diese Fragenart eignet sich NICHT für den Einsatz • Beispiel: – Patient hat einen hohen Blutdruck. Die Frage, die sich daraus entwickeln könnte: Sie haben doch sicherlich auch Kopfschmerzen?

3.3.4 Erklären von Maßnahmen/Zustimmung des Patienten

Der Patient hat ein Recht darauf zu wissen, was gerade mit ihm geschieht. Deshalb sollten alle Maßnahmen, die ergriffen werden, dem Patienten erklärt werden und das Einverständnis des Patienten eingeholt werden.

Eine Form des Einverständnisses kann dabei die Antwort auf eine Frage sein.

Beispiel:

S: Ich möchte Ihnen den Blutdruck messen, sind Sie damit einverstanden?

P: Ja

Eine andere Form stellt das „konkludente Verhalten" dar. Dabei wird aus dem Verhalten des Patienten ersichtlich, dass er der Maßnahme zustimmt.

Beispiel:

S: Ich möchte Ihnen den Blutdruck messen.

Der Patient hält den Arm hin.

Je weiter in den Persönlichkeitsbereich des Patienten eingegriffen wird, umso wichtiger ist es, sich der Zustimmung des Patienten sicher zu sein. Maßnahmen wie das Entkleiden oder das Anlegen von EKG-Elektroden sollten immer mit einer direkten Nachfrage verbunden sein.

Je kritischer der Patientenzustand ist, umso eher kann es erforderlich sein, die Erklärung auf ein Minimum zu reduzieren. Bei einer stark spritzenden arteriellen Blutung oder einer akuten Luftnot ist davon auszugehen, dass der Patient in die Maßnahmen einwilligt. Lehnt ein Patient eine Maßnahme trotz Erklärung ab, ist dies zu akzeptieren, aber auch entsprechend zu dokumentieren.

Beispiele:

Blutdruckmessung	*Herr XYZ, ich möchte Ihnen den Blutdruck am Arm messen. Kennen Sie dies schon?* *(Ja) Dann lege ich Ihnen die Manschette einmal an. Ist das in Ordnung für Sie?* *(Nein) Erklärung der Maßnahme und Einholen des Einverständnis*

EKG	*Herr XYZ, wir möchten Ihnen ein EKG anlegen, um die Aktivität des Herzens anzusehen. Dafür müsste ich unter Ihr T-Shirt und Elektroden ankleben. Sind Sie damit einverstanden?*
Lagerung	*Wir legen Ihnen die Beine erhöht, um den Kreislauf zu unterstützen. Ist das für Sie in Ordnung?*

3.3.5 Psychosoziale Betreuung

Medizinische Notfälle stellen für die Patienten eine akute seelische Belastung dar. Sich vorzustellen, Kontrolle über die Situation, seinen Körper und vielleicht über seinen Willen zu verlieren, ist für die meisten Menschen erschreckend. Genau dies kann in Notfallsituationen passieren, aus diesem Grund sind die Betreuung und das wertschätzende Verhalten von Helfern enorm wichtig! Auch wenn es für den Helfer eine Bagatelle ist, man kennt die Patienten und ihre Vorgeschichten nicht!

Neben der Versorgung von Verletzungen und Erkrankungen spielt auch die entsprechende Betreuung eine große Rolle. So gelingt es, eine Vertrauensbasis aufzubauen und den Stress für den Patienten zu reduzieren.

Die „4-S-Regel der psychischen Ersten Hilfe" nach Lasogga und Gosch bietet sich als kompaktes Schema an.

Die 4-S-Regel ist dabei eher als ein Baukasten mit Elementen zu sehen, aus dem sich der Sanitäter bedienen kann, als ein starrer Plan mit Maßnahmen. Wichtig ist immer, die konkrete Situation und den Patienten zu berücksichtigen.

Sage, dass du da bist und was geschieht

Erste und wichtigste Maßnahme bei Eintreffen am Patienten ist das Vorstellen mit Name und Funktion. Über das Vorstellen als konkreter Ansprechpartner wird eine Vertrauensbasis aufgebaut. Ziel ist es, dem Patienten zu vermitteln, dass er nicht alleine ist und ihm jetzt geholfen wird. Ob man dabei den Nachnamen oder den Vornamen verwendet, ist in der Situation zu entscheiden, grundsätzlich wirkt das Siezen von Erwachsenen immer professionell. Wichtig ist, dass die Vertrauensperson die ganze Zeit bei dem Patienten bleibt. Ist das nicht durchgehend möglich, sollte das angekündigt werden und ein anderer Ansprechpartner benannt werden.

Der Patient sollte nicht nur über die ihn unmittelbar betreffenden Maßnahmen informiert werden, sondern auch über die Situation als Ganzes (z. B. wenn im Hintergrund der Transport vorbereitet wird). Auch bei Patienten, die augenscheinlich nicht in der Lage sind, mit den Sanitätern zu kommunizieren (z. B. Bewusstlose), sollte auf diese Maßnahmen nicht verzichtet werden. Wie oben beschrieben ist, dieser Aspekt wichtig für den Patienten, an dieser Stelle kann er – wenn auch begrenzt – wieder Kontrolle über die Situation erhalten.

Schirme den Patienten vom Umfeld ab

Die Situation, dass ein Patient in seiner Notlage den Blicken anderer hilflos ausgeliefert ist, belastet extrem. Zumal in der heutigen Zeit immer die Gefahr besteht, dass die Situation im Bild festgehalten und über die sozialen Medien verbreitet wird. Deshalb ist der Patient durch geeignete Maßnahmen vom Umfeld abzuschirmen. Das kann die Untersuchung in einem Fahrzeug oder Nebenraum sein, oder, wenn nicht möglich, der Einsatz von Sichtschutz.

Suche vorsichtig Körperkontakt

Nachgewiesen sorgt Körperkontakt für ein Gefühl der Sicherheit. Berührungen sollten sich auf den Bereich der Hände, Arme und Schulter beschränken, das Einverständnis des Patienten selbstverständlich vorausgesetzt. Zum Körperkontakt zählt auch die Versorgung auf Augenhöhe bei sitzenden oder liegenden Patienten. Eine Decke kann dem Patienten ein Gefühl von Sicherheit verleihen – auch wenn sie als Wärmeerhalt nicht notwendig ist.

Sprich und höre zu

In der aktuellen Krise kann der Patient das Bedürfnis haben, zu kommunizieren. Sei es, dass er weitere Informationen benötigt oder sich – egal zu welchem Thema – mitteilen will. Hier ist es wichtig, den Kommunikationsfluss aufrechtzuerhalten. Jedoch ohne Diskussionen aufkommen zu lassen oder Vorwürfe zu machen.

Betreuung von anderen Beteiligten

Neben dem Patienten selbst müssen ggf. auch andere, unverletzte Personen mitbetreut werden. Beispiele wären hier die Betreuung von Kindern, deren Eltern verletzt oder erkrankt sind, dies gilt auch umgekehrt. Durch das Ansehen von Verletzungen oder Erkrankungen und die oft empfundene Ohnmacht in der Situation können umstehende Personen eine emotionale Belastung erleiden.

Besonders auf Kinder, die unverletzt sind, aber beim Vorfall dabei waren, muss geachtet werden. Je nach Alter verarbeiten die Kinder Erlebnisse unterschiedlich und schlussfolgern manchmal falsche Zusammenhänge. Fallen Personen auf, die besonders viel weinen oder sehr still sind, sollte das Gespräch mit diesen Menschen gesucht werden. Möglicherweise kann es sinnvoll sein, ein Kriseninterventionsteam oder eine ähnliche Einheit zu alarmieren. Gerade der Sanitäter sollte für die Beteiligten ein Auge haben, denn er hat ggf. etwas mehr Zeit, um auf diese zu achten und Veränderungen wahrzunehmen.

Umgang mit Ersthelfern

Ersthelfern sollte immer gedankt werden! Dies hat einen positiven Einfluss auf die Helfenden. Manchmal kann es sinnvoll sein, Ersthelfer – wenn diese für weitere Hilfe bereit sind – in die Versorgung einzubeziehen. Dies kann schon das Abschirmen des Patienten sein. Keinesfalls sollte bei ihnen der Eindruck erweckt werden, dass ihre Hilfe jetzt nicht mehr erwünscht oder benötigt würde, weil ja jetzt „die Profis" vor Ort wären.

Darüber hinaus können Ersthelfer unter Umständen auch Angaben zum Geschehen machen.

3.4 Diagnostik

Die Diagnostik ist die Untersuchung des Patienten, mit und ohne Hilfsmittel, mit dem Ziel, sich einen Überblick über die Erkrankung oder Verletzung zu verschaffen.

Auch wenn einige Ergebnisse zunächst nicht interpretiert werden können, so ist der Patient durch den Sanitäter zeitnah umfassend zu untersuchen.

Für den Rettungsdienst ist es wichtig, auf möglichst früh erhobene, lückenlose Daten zugreifen zu können, um vor Ort eine korrekte Arbeitsdiagnose zu stellen. Bei einigen Notfällen kann es sein, dass der Patient beim Eintreffen des Rettungsdienstes zwar (wieder) beschwerdefrei ist, aber trotzdem noch kritisch erkrankt.

> Messwerte sind nur dann von Bedeutung, wenn sie auch dokumentiert wurden!

Deshalb sollten erhobene Befunde und Messwerte immer laut im Team angesagt werden, laut wiederholt und mit Uhrzeit dokumentiert werden.

3.4.1 Ersteindruck

Schon vor der Untersuchung, mit Betreten der Einsatzstelle, kann der Sanitäter sich einen ersten Eindruck über den Patienten verschaffen.

Zunächst muss ein Check der Umgebung nach dem 4-S-Schema stattfinden.

- Nimmt der Patient die Sanitäter wahr?
- Wie ist die Körperhaltung des Patienten? (Kutschersitz -> Luftnot; Faust auf die Brust -> kardiale Ursache; Schonhaltung von Körperteilen ->Traumatisches Ereignis ...)
- Sind abnormale Atemgeräusche zu hören?
- Ist Blut oder Erbrochenes zu sehen?
- Gibt es bei Unfällen Hinweise auf den Unfallhergang?
- Gibt es Auffälligkeiten an der Einsatzstelle (Gerüche, leere Tablettenpackungen, medizinische Hilfsmittel, leere Getränkeflaschen)

Hierbei ist es wichtig, diese gewonnenen Eindrücke an den Teampartner zu kommunizieren und zu dokumentieren.

4-S-Schema – Erstbeurteilung	
Scene (Übersicht)	Entspricht die Lage an der Einsatzstelle der Einsatzmeldung? Bei Abweichungen – Lagemeldung! Wie viele Verletze gibt es?
Saftey (Sicherheit)	Ist die Einsatzstelle sicher? Gefahren der Einsatzstelle! GAMS-Regel! Schutzausrüstung! Unterstützung!
Situation	Wie ist die Situation entstanden? Bei Trauma: welche Kräfte haben gewirkt? Verformungen an Fahrzeugen?
Support (Unterstützung)	Wird Unterstützung direkt benötigt? (Rettungsdienst, Polizei, weitere Sanitäter)

4-S-Schema (Grafik: Besch)

3.4.2 Inspektion der Atemwege (A)

Die Inspektion der Atemwege ist die erste und gleichzeitig die wichtigste Untersuchung. Nur mit freien Atemwegen kann sichergestellt werden, dass der Körper ausreichend mit Sauerstoff versorgt werden kann.

Die Atemwege können durch Blut, Erbrochenes oder Fremdkörper verlegt sein. Ebenso kann es z. B. im Rahmen einer allergischen Reaktion zu einer Schwellung der Zunge oder des Rachens kommen. Auch kann es passieren, dass die Zunge durch die Erschlaffung der Muskulatur nach hinten sinkt und so die Atemwege verschließt.

Bei Patienten, die mit Brandrauch oder gefährlichen Dämpfen in Kontakt gekommen sind, sollte darauf geachtet werden, ob Rußpartikel, eine übermäßige Rötung oder sonstige Veränderungen im Mund oder in der Nase zu sehen sind.

Ablauf:

- Bewusstseinsklare Patienten öffnen den Mund selbst.
- Bei bewusstlosen Patienten wird der Mund mittels Esmarch-Handgriff geöffnet (*vgl. Kapitel 3.6.1*).
- Inspektion der Atemwege, ggf. unter zuhilfenahme einer Diagnostikleuchte.

Patienten, die klar und verständlich sprechen können, haben keine verlegten Atemwege.

3.4.3 Beurteilung der Atmung (B)

Die Atmung kann man an den Faktoren Atemfrequenz und Atemgeräusch beurteilen.

Atemfrequenz

Dabei wird ausgezählt, wie oft in der Minute sich der Brustkorb hebt.

Eine Atemfrequenz unter 10/min bezeichnet man als Bradypnoe, eine Atemfrequenz über 20/min als Tachypnoe.

Hebt und senkt sich der Brustkorb nicht, liegt ein Atemstillstand vor, dem sofort mit geeigneten Maßnahmen begegnet werden muss. Bei der Auszählung der Atmung soll darauf geachtet werden, ob die Atmung regelmäßig ist oder ein pathologisches Atemmuster zu erkennen ist (*vgl. Kapitel 4.2.1*).

Atemgeräusch

Normale Atmung ist ein Strömungsgeräusch, passend zur Ein- und Ausatmung, ein krankhaftes Atemgeräusch ist immer Folge einer Verletzung oder Erkrankung. Die Geräusche können, je nach vorliegender Erkrankung, als Brummen, Giemen oder Rasseln beschrieben werden. Sie können entweder beim Einatmen oder beim Ausatmen auftreten. Darüber hinaus kann der Patient Husten oder Schmerzen bei der Atmung haben.

Fehlende Atemgeräusche sind Hinweise auf Probleme mit der Atmung.

Das Abhören mit dem Stethoskop erfordert viel Erfahrung und Übung.

Deshalb beschränkt sich die Kontrolle der Atemgeräusche für den Sanitäter nur auf das, was ohne Hilfsmittel wahrzunehmen ist. Ausnahme: Lagekontrolle nach Verwendung des Larynxtubus.

3.4.4 Pulsoxymetrie (B)

Die Pulsoxymetrie (SpO_2) misst den Sauerstoffgehalt im Blut. Hierfür wird ein Clip an Finger, Zeh oder Ohr angebracht. Je nach Gerät wird zwischen Sensoren für Kinder oder Erwachsene unterschieden.

In dem Sensor leuchtet ein rotes Licht mit einer definierten Wellenlänge. Dieses Licht wird von oxygenierten (mit Sauerstoff beladenen) Erythrozyten (roten Blutkörperchen) absorbiert. Das Gerät misst, wie viel von dem Licht absorbiert wird, errechnet die Anzahl der mit Sauerstoff beladenen Blutkörperchen und gibt den Wert in % an. Zusätzlich zeigen die Geräte die Pulsfrequenz an.

Der Normwert für gesunde Erwachsene liegt zwischen 96 und 100 %.

Durchführung:

- Ggf. Clip mit Gerät verbinden
- Gerät einschalten, Selbsttest abwarten
- Clip befestigen
- Wert ablesen

Dieses Verfahren ist anfällig für folgende Fehlerquellen:

- Kunst- oder Tageslicht
- Lackierte Finger- oder Fußnägel
- Zentralisation (verminderte Durchblutung der Peripherie) durch Kälte oder Schock

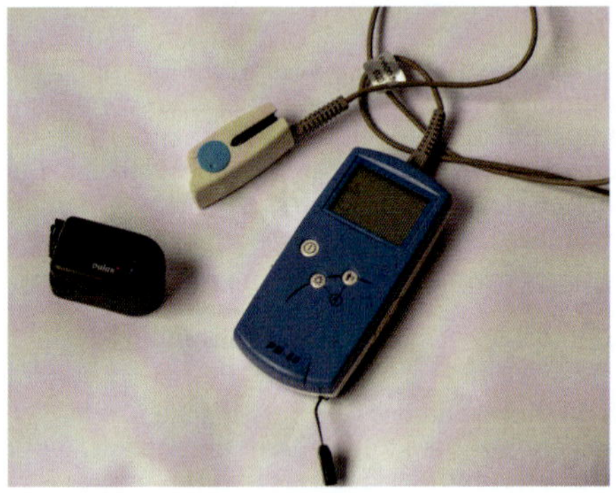

Tragbares Pulsoxymeter (Foto: DRK Bad Marienberg)

Bei Vergiftungen mit Kohlenmonoxid (*vgl. Kapitel 4.8.4*) kann es zu falsch positiven Messergebnissen kommen. Die Messgeräte können nicht unterscheiden, ob die Blutkörperchen mit Sauerstoff oder CO beladen sind.

3.4.5 Pulskontrolle (C)

Mit der Pulskontrolle wird die Frequenz des Herzschlags bestimmt. Somit kann beurteilt werden, ob eine Kreislauftätigkeit vorhanden ist und ob die Extremitäten durchblutet werden. Die früher übliche Beurteilung, über das Vorhandensein eines Pulses Rückschlüsse auf einen Blutdruckwert zu schließen, steht in der Kritik.

Neben dem Auszählen der Herzfrequenz kann man auch die Regelmäßigkeit des Herzschlages sowie die Stärke erfassen und beurteilen.

Standardverfahren im Sanitätsdienst ist die periphere Pulsmessung am Handgelenk, als Hilfsmittel wird eine Uhr mit Sekundenzeiger oder eine Pulsuhr benötigt.

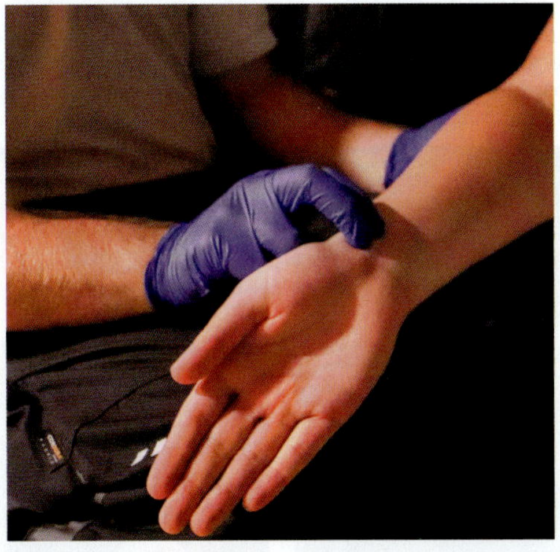

Messen des Pulses am Handgelenk (Foto: DRK Bad Marienberg)

Messen des Pulses am Handgelenk

- Kleidung öffnen oder ablegen,
- wenn vorhanden, Uhren und Schmuck abnehmen,
- Auffinden des Pulses mit drei Fingern,
- Mitzählen des Pulses für 15 Sekunden,
- Ergebnis mit vier multiplizieren,
- bei unregelmäßigem Puls muss eine Minute ausgezählt werden.

Der Puls darf nicht mit dem Daumen getastet werden, sonst wird der eigene Puls mitgetastet!

Wenn der eingesetzte Helfer den Druck zu niedrig wählt, kann es sein, dass der Puls nicht gespürt wird. Ebenso kann der Patientenpuls von zu viel Druck bei der Messung unterdrückt werden. Kann der periphere Puls am Handgelenk nicht getastet werden, kann auch am Fuß gemessen werden. Regelmäßiges Üben kann diesen Skill deutlich verbessern.

An der Halsschlagader findet die zentrale Pulsmessung statt. Sie sollte jedoch nur dann durchgeführt werden, wenn am Handgelenk kein Puls zu tasten ist. Der Patient wird die Messung als unangenehm empfinden und muss deshalb, wenn er nicht bewusstlos ist, aufgeklärt werden. Die Messung am Hals kann Kreislaufprobleme hervorrufen und ist deshalb auf das absolute Minimum zu reduzieren.

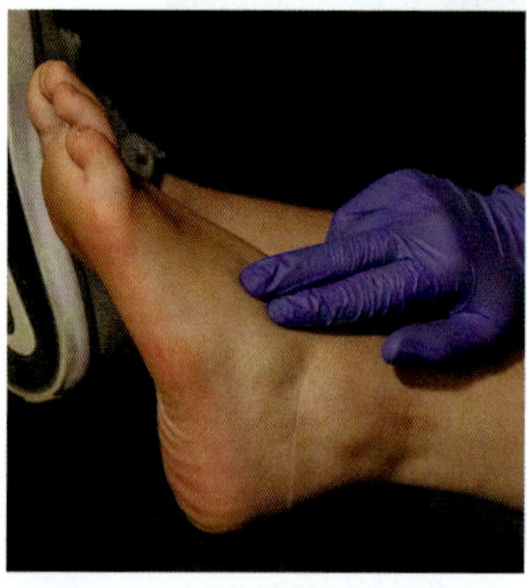

Messen des Pulses am Fuß (Foto: DRK Bad Marienberg)

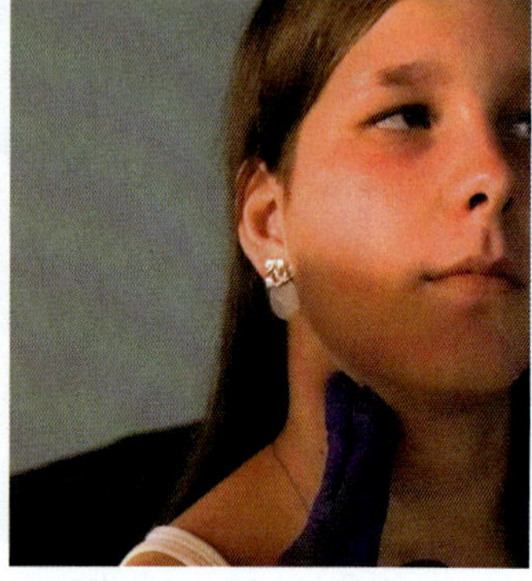

Messen des Pulses am Hals (Foto: DRK Bad Marienberg)

Keinesfalls darf die Pulsmessung zu stark oder auf beiden Seiten des Halses gleichzeitig durchgeführt werden! Es besteht Lebensgefahr!

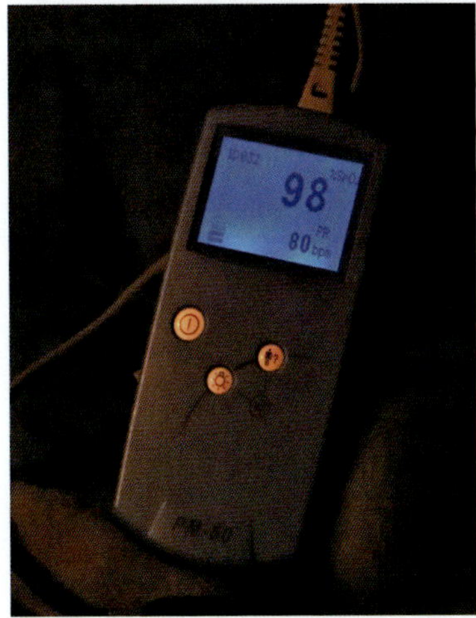

Pulsanzeige am Messgerät für die Sauerstoffsättigung (Foto: DRK Bad Marienberg)

Der Pulswert kann auch mit Hilfe des Messgerätes für die Sauerstoffsättigung angezeigt werden (*vgl. Kapitel 3.4.4*).

3.4.6 Messen der Rekapillarisierungszeit (C)

Bei der Messung der Rekapillarisierungszeit (kurz: Rekap-Zeit) wird die Durchblutung der körperfernen Bereiche geprüft. Je besser die Durchblutung ist, umso schneller füllen sich die kleinsten Blutgefäße (Kapillare) wieder mit Blut. Ist die Zeit verzögert, so liegt entweder ein Problem mit der Kreislaufsituation im Allgemeinen (Schock, Unterkühlung) oder mit der Durchblutung der Extremität vor.

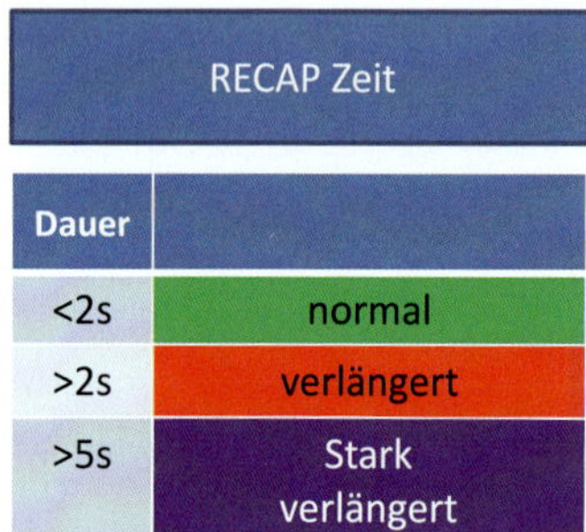

RECAP Zeit	
Dauer	
<2s	normal
>2s	verlängert
>5s	Stark verlängert

Übersicht Rekap-Zeit (Grafik: Besch)

Durchführung

- Helfer drückt mit seinem Daumennagel kurz auf das Nagelbett (Daumen/Großzeh) des Patienten.
- Nagelbett des Patienten wird weiß, Helfer lässt los.
- Sekunden zählen, bis das Nagelbett wieder normal durchblutet ist.

Alternativ kann die Messung auch auf der Stirn des Patienten oder auf der Handfläche im Bereich des Daumengrundgelenks durchgeführt werden.

3.4.7 Blutdruckmessung (C)

Der Blutdruck gibt den Druck an, den das Blut in den Gefäßen durch die Herzkraft aufbauen kann. Er besteht aus dem systolischen (in der Austreibungsphase des Herzen), oberen Wert und dem unteren, diastolischen (in der Erschlaffungsphase des Herzen) Wert.

Da der Blutdruck von der Menge des zur Verfügung stehenden Blutes, der Schlagkraft des Herzens und der Weitstellung der Gefäße abhängig ist, kann sich damit ebenfalls ein Überblick über die Kreislaufsituation des Patienten verschafft werden.

Der Blutdruck wird mit Hilfe der Blutdruckmanschette gemessen, bei der auskultatorischen Messung wird zusätzlich ein Stethoskop benötigt.

Vorbereitung der Messung

- Kleidung ablegen bzw. öffnen,
- richtige Manschettengröße wählen,

- Manschette am Oberarm befestigen,
- Unterkante der Manschette sollte dabei ca. 2–3 cm über der Ellenbeuge liegen,
- Markierung „Arterie“ muss dabei auf der Oberarm-Arterie liegen,
- Verschlussschraube am Manometer schließen,
- Puls des Patienten fühlen (*vgl. Kapitel 3.4.5*),
- Manschette so weit aufpumpen, bis kein Puls mehr zu fühlen ist.

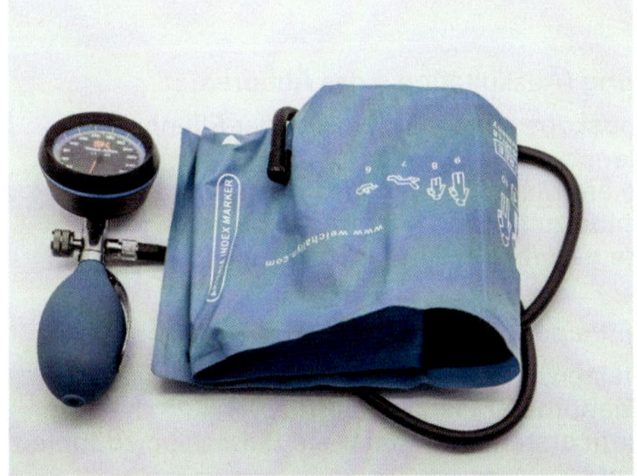

Blutdruckmanschette (Foto: Besch)

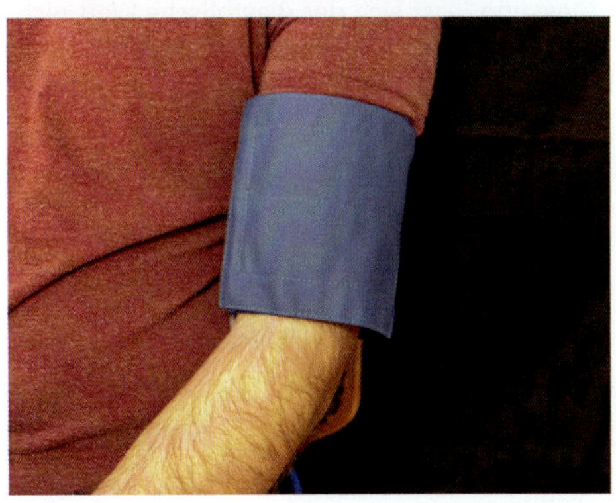

Angelegte Blutdruckmanschette (Foto: DRK Bad Marienberg)

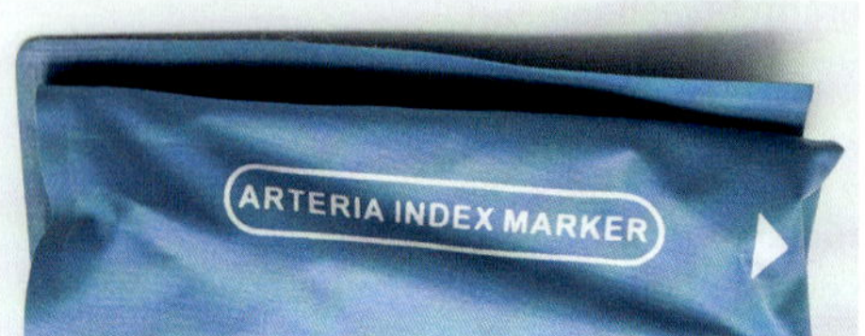

Markierung „Arterie" (Foto: Besch)

Auskultatorische Messung (Auskultation = das Abhören)

- Membran des Stethoskops auf die Innenseite der Ellenbeuge, über die Arterie legen,
- Verschlussschraube am Manometer langsam öffnen,
- ist der erste Herzschlag zu hören – systolischer Wert,
- der Wert, bei dem kein Herzschlag mehr zu hören ist – diastolischer Wert.

Palpatorische Messung (Palpation = das Tasten)

- Puls des Patienten tasten,
- Stellschraube des Manometers langsam öffnen,
- der Wert, bei dem zum ersten Mal wieder ein Pulsschlag zu fühlen ist – systolischer Wert.

Mit der palpatorischen Messung lässt sich der diastolische Wert nicht bestimmen. Sie kommt zum Einsatz, wenn z. B. durch Umgebungslärm die Auskultation nicht möglich ist.

Tipps:

- Keine elektronischen Blutdruckmessgeräte verwenden! Diese sind oft zu ungenau.
- Die Blutdruckmanschette muss für den Arm geeignet sein. Zu große oder zu kleine Manschetten können die Messwerte massiv verfälschen.
- Bei Patienten mit Lähmungen, Verletzungen an den Armen, Dialyseshunt -> am gesunden Arm messen.
- Bei Patienten nach Brustdrüsenentfernung -> am anderen Arm messen.

3.4.8 Beurteilung des Bewusstseins (D)

Das Bewusstsein des Patienten wird mittels des WASB-Schemas beurteilt. Folgende Befunde sind möglich:

- **W**ach → der Patient ist wach und orientiert.
- **A**nsprechbar → der Patient reagiert nur auf (laute) Ansprache, er kann dem Geschehen um ihn herum nicht folgen (Somnolenz).
- **S**chmerzreiz → der Patient reagiert nur auf Schmerzreize (Sopor).
- **B**ewusstlos → der Patient reagiert überhaupt nicht mehr (Koma).

Das Setzen von Schmerzreizen stellt juristisch streng genommen bereits den Tatbestand der Körperverletzung dar. Techniken wie Zwicken oder Reiben auf dem Brustbein sind nicht mehr zeitgemäß. Um den Bewusstseinsgrad des Patienten einordnen zu können, ist jedoch ein Stimulus nötig. Hierzu hat es sich bewährt, mit einem Finger an der Nagelwurzel Druck auszuüben.

Der Bewusstseinsstatus des Patienten gibt die weiteren Maßnahmen vor.

- Wache Patienten benötigen, neben der erforderlichen Versorgung, keine weiteren Maßnahmen.
- Patienten, welche nur auf Ansprache reagieren, müssen engmaschig überwacht werden.
- Patienten, die nur auf Schmerzreize reagieren, müssen in die Seitenlage (*vgl. Kapitel 3.5.2*) gebracht werden.
- Bei bewusstlosen Patienten muss ein Herz-Kreislauf-Stillstand ausgeschlossen werden. Für diese Patienten muss Reanimationsbereitschaft hergestellt werden.

Bei allen Patienten, die nicht wach und orientiert sind, ist Fachpersonal oder der Rettungsdienst hinzuzuziehen und die Vitalparameter sind engmaschig zu überprüfen!

3.4.9 Pupillenkontrolle (D)

Die Augen sind über mehrere Nerven mit dem Gehirn verbunden. Deshalb ist die Pupillenreaktion ein Mittel, um den neurologischen Status des Patienten zu erfassen.

Vor der Untersuchung der Pupillen muss zunächst erfragt werden, ob der Patient eine Vorerkrankung am Auge (auch Glasauge) hat.

3

Untersuchungsschema Auge

Anamnese
(Vorerkrankungen, Prothesen)

Inspektion
(Pupillenweite, beidseits gleich, Herdblick?)

Prüfung mit Licht
(Zusammenziehen der Pupillen)

Untersuchungsschema Augen (Grafik: Besch)

Zunächst erfolgt die Beurteilung ohne Lichtquelle. Beide Pupillen müssen gleichgroß sein.

- Sind beide Pupillen sehr eng oder sehr weit, kann das ein Hinweis auf eine Vergiftung oder eine sonstige Einwirkung auf das zentrale Nervensystem (*vgl. Kapitel 4.4*) sein.
- Eine Pupillendifferenz (eine Pupille weiter als die andere) weist auf eine Verletzung des Gehirns hin.
- Wandert der Blick zur Seite (Herdblick), weist dies auch auf eine Verletzung des Gehirns hin.

Patienten mit auffälligen Pupillen sind immer als kritisch einzustufen.

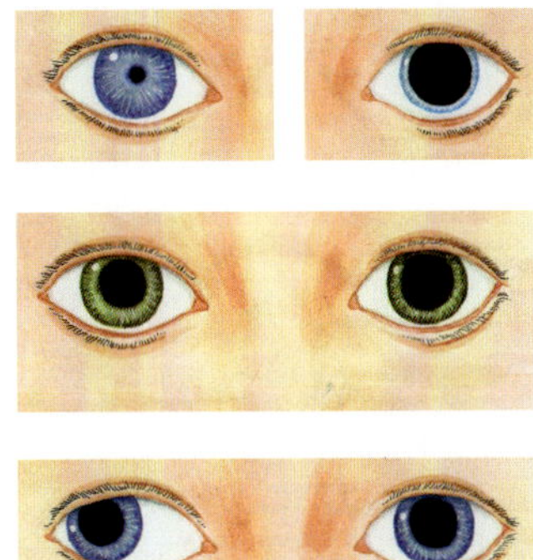

Verschiedene Formen der Pupillen (Grafik: Drossel)

Anschließend werden die Pupillen mit Licht beurteilt.

Zur Prüfung der Pupillen dürfen nur spezielle Pupillenleuchten verwendet werden. Ansonsten droht die Gefahr bleibender Augenschäden!

Pupillenprüfung mit Licht

- Patienten ein Ziel in der Ferne fixieren lassen.
- Alternativ: Patient die Nase des Helfers fixieren lassen.
- Von der Seite mit der Pupillenleuchte ins Auge leuchten.
- Reaktion des beleuchteten und des unbeleuchteten Auges beobachten.
- Test am anderen Auge wiederholen.
- Beide Pupillen müssen sich innerhalb von einer Sekunde zusammenziehen.

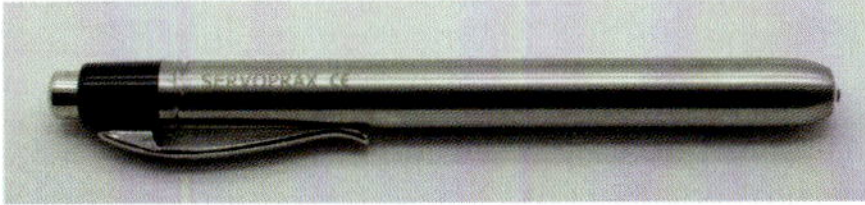

Pupillenleuchte (Foto: Besch)

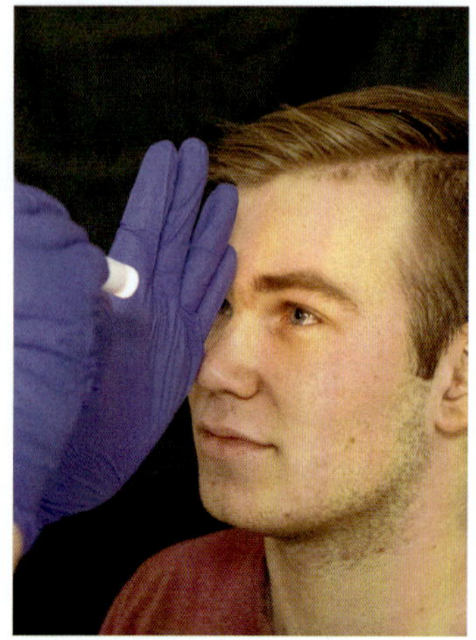

Prüfung Pupillen (Foto: DRK Bad Marienberg)

Wichtig ist es, bei allen Patienten mit Verdacht auf Verletzungen oder Erkrankungen des Gehirns frühzeitig und engmaschig die Pupillen zu prüfen und die Ergebnisse zu dokumentieren. Innerhalb weniger Minuten kann sich z. B. ein Herdblick wieder zurückentwickeln oder sich eine deutliche Verschlechterung abzeichnen.

3.4.10 Blutzucker-Test (D)

Mittels des Blutzucker-Tests kann der Blutzuckergehalt bestimmt werden. Ein zu niedriger Blutzucker kann sich in Form von neurologischem Defizit (*vgl. Kapitel 4.4.6*) bis hin zur Bewusstlosigkeit darbieten. Deshalb soll bei jedem Patient, insbesondere wenn der Patient neurologisch auffällig ist, sich eine Wesensveränderung (z. B. Reizbarkeit) zeigt oder aus unklarer Ursache heraus bewusstlos ist, ein BZ-Test durchgeführt werden.

Der Blutzucker wird in mg/dl angegeben. Bei Werten unter 60 mg/dl liegt ein Unterzucker (Hypoglykämie) vor. Bei Glukosewerten über 140 mg/dl spricht man von einer Hyperglykämie.

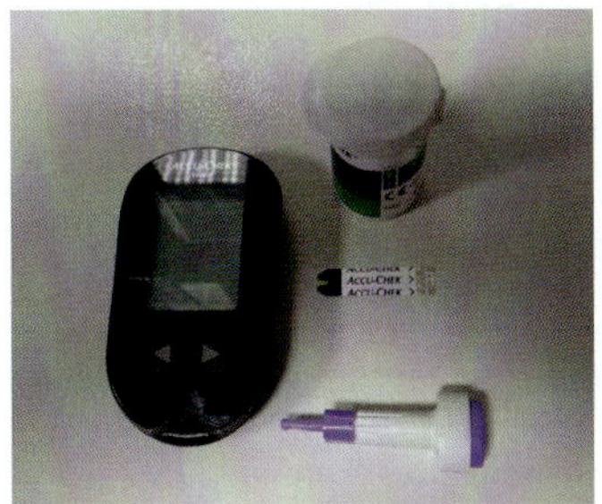

Blutzuckermessgerät mit Teststreifen und Sicherheitslanzette (Foto: Besch)

Es gibt regionale Unterschiede ob die BZ-Messung in mg/dl oder mmol/l gemessen wird. Es ist deshalb wichtig, bei einem Messwert auch die Maßeinheit mit anzugeben.

Für die Umrechnung ergeben sich folgende Faustformeln zur besseren Umrechnung:

mg/dl*0,06 = mmol/l
mmol/l*18 = mg/dl

mg/dl	mmol/l
30	1,7
60	3,3
90	5
120	6,7

Blut für die Messung kann dabei entweder aus der Fingerbeere, dem Ohrläppchen oder dem Mandrin der Venenverweilkanüle nach Legen eines Zugangs entnommen werden.

Die Punktion muss immer mit einer Sicherheitslanzette erfolgen. Ein Stechen mit einer normalen Kanüle ist nicht zulässig, es besteht Verletzungsgefahr für den Patienten und den Helfer!

3

Blutentnahme aus der Fingerbeere oder Ohrläppchen:

- Entnahmestelle mit Desinfektionsmittel behandeln,
- wichtig: Einwirkzeit beachten, Desinfektionsmittel ganz abtrocknen lassen,
- Gerät bereitlegen, Teststreifen einführen,
- am Finger möglichst seitlich stechen,
- Bluttropfen mit geringem Druck ausstreichen,
- Teststreifen an den Tropfen halten, der wird dann eingezogen,
- Punktionsstelle mit Tupfer komprimieren (lassen) und mit Pflaster versorgen.

Blutentnahme aus dem Mandrin der Venenverweilkanüle:

- Gerät bereitlegen, Teststreifen einführen,
- hinteren Deckel des Mandrin öffnen und wieder schließen,
- wenn kein Tropfen sichtbar: mit Luft gefüllte Einwegspritze aufsetzen, zart den Kolben zusammendrücken,
- Tropfen in den Teststreifen einsaugen lassen.

In der Regel startet die Messung automatisch und zeigt nach wenigen Sekunden den Messwert an.

Der ermittelte Wert ist laut im Team zu kommunizieren und zu dokumentieren.

Sicherheitslanzetten und Mandrin sind nach der Nutzung sicher zu entsorgen!

Wichtig:

- Einheit des Messgerätes beachten. Es gibt Messgeräte, die in mg/dl messen oder in mmol/l.
- Temperatur beachten. Einige Messgeräte arbeiten nicht bei zu kalter Umgebungstemperatur.
- Wird ein bestimmter Messwert über- oder unterschritten, zeigt das Gerät nur noch Hi oder Low an, ist der genaue Wert in der Bedienungsanleitung zu finden.

Manche Blutzuckermessgeräte benötigen eine regelmäßige Kontrollmessung mit einer speziellen Flüssigkeit. Ob diese Messung wöchentlich oder monatlich oder vor dem Einsatz durchgeführt wird, muss individuell festgelegt werden, bitte auch hier die Herstelleranweisungen beachten.

3.4.11 Temperaturmessung (E)

Mit der Messung der Körpertemperatur kann festgestellt werden, ob der Körper unterkühlt (< 36 °C) oder fiebrig (ab 38,0 °C) ist.

Die Messung im Mund, in der Achsel oder im Ohr ist dabei am geläufigsten. Die genauste Messung ist dabei die im Ohr. Aus hygienischen Gründen sind Einwegschutzkappen und -hüllen zu verwenden. Zusätzlich gibt es noch Geräte, die dieTemperatur auf der Stirn messen.

Übersicht Körpertemperatur

Körpertemperatur		Definition
>42 °C		Tod
40 °C -	42 °C	Sehr hohes Fieber
39 °C -	40 °C	Hohes Fieber
38 °C -	39 °C	Fieber
37 °C -	38 °C	Erhöhte Temperatur
36 °C -	37 °C	Normale Temperatur
34 °C -	36 °C	Leichte Unterkühlung
30 °C -	34 °C	Mittlere Unterkühlung
28 °C -	30 °C	Schwere Unterkühlung
<28 °C		Tod / Scheintod

Übersicht Abweichungen Körpertemperatur (Grafik: Besch)

Im Sanitätsdienst sollte ausschließlich die Messung im Ohr durchgeführt werden. Die Messung ist schnell (< 1 sec.), einfach durchzuführen und der Messort i. d. R. gut zu erreichen. Ohrenschmalz und das Tragen von Hörgeräten erschweren jedoch die Messung.

Wichtig:

- Ohr nach hinten ziehen, das erleichtert die Messung.
- Messspitze ganz in den Gehörgang einführen.
- Startknopf drücken, Thermometer im Ohr lassen bis zum Signalton.

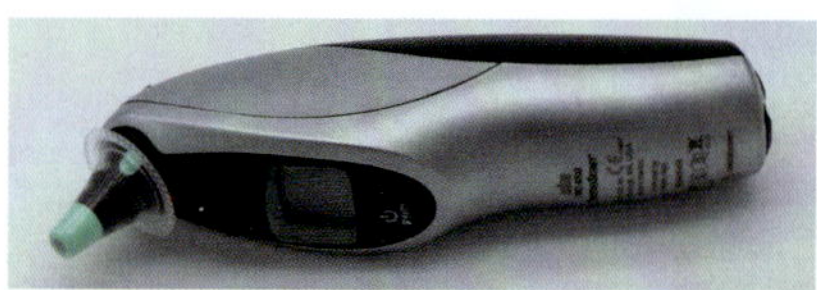

Ohrthermometer mit Einweghülle (Foto: Besch)

3.4.12 Kapnometrie (B)

Die Kapnometrie bestimmt den Kohlendioxid-Wert (CO_2) in der Ausatemluft eines Patienten. Geräte, die einen Zahlenwert liefern, messen die Kapnometrie, Geräte, die eine Messkurve anzeigen, messen Kapnografie. Die Richtwerte liegen bei 35–45 mm Hg. Für die Messung gibt es zwei unterschiedliche Verfahren.

Hauptstromverfahren:

Beim Hauptstromverfahren wird die Messung im Beatmungsschlauch durchgeführt. In den meisten Fällen wird dafür eine Küvette angebracht mit zwei Sensoren, einem Sender und einem Empfänger. Über infrarotes Licht werden die CO_2-Bestandteile gemessen.

Nebenstromverfahren:

Beim Nebenstromverfahren wird ständig etwas Ausatemluft in einen Nebenschlauch eingezogen und zur Messstelle gebracht.

Zusätzlich gibt es noch Messgeräte, welche das Vorhandensein von CO_2 mit einem Farbumschlag anzeigen.

Häufig sind im Sanitätsdienst Einwegmessgeräte vorzufinden. Diese verfügen über ein Papier, das auf Kohlendioxid reagiert. Je nach Konzentration ändert sich die Farbe des Papiers.

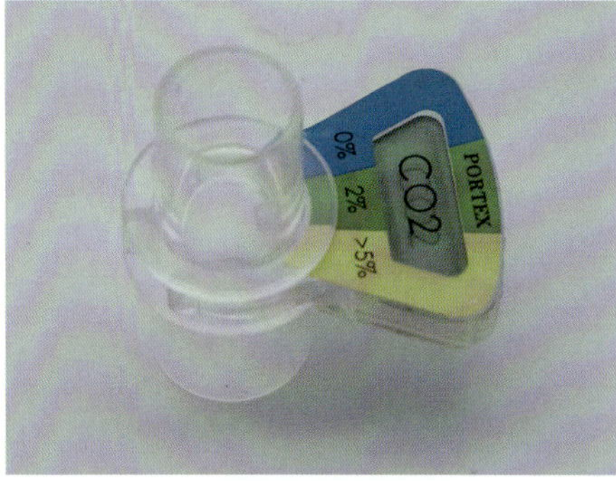

Kapnocheck (Foto: Besch)

3.4.13 AED/EKG (C)

Mit Hilfe eines Elektrokardiogrammes (EKG) werden die am Herz herrschenden elektrischen Aktivitäten sichtbar gemacht. Die genaue Interpretation ist sehr komplex, an dieser Stelle soll deshalb nur auf die richtige Positionierung der Elektroden eingegangen werden. Trotzdem macht es Sinn, durch den Sanitätsdienst zeitnah ein EKG abzuleiten, um den Verlauf dokumentieren zu können.

Für ein Standard-EKG werden vier Elektroden benötigt:

- Rechter Arm – R – rot → rechter Arm
- Linker Arm – L – gelb → linker Arm
- Linkes Bein – F – grün → linkes Bein
- Erde – N – schwarz → rechtes Bein

Zusätzlich kann mit sechs Elektroden auf der Brustwand das Herz noch genauer untersucht werden. Diese Art der Ableitung klebt der Sanitäter aber nur auf Anweisung.

Im Sanitätsdienst empfiehlt es sich, die Elektroden möglichst auf den Körperstamm zu kleben. Bei stark behaarten Patienten ist die Stelle – nach Einverständnis des Patienten – zu rasieren. Es ist darauf zu achten, dass die Elektroden richtig geklebt werden. Die rote und die gelbe Elektrode sollten möglichst über Knochen geklebt werden, um Störfaktoren zu begrenzen.

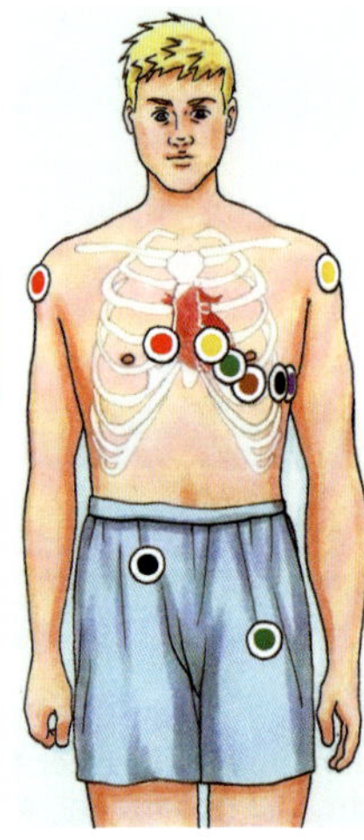

Positionierung EKG-Elektroden am Patienten (Grafik: Drossel)

Eine Sonderform des EKG ist der automatische, externe Defibrillator (AED). Dieses Gerät erkennt Kammerflimmern/ventrikuläre Tachykardie und löst dann einen elektrischen Schock aus. Bei diesen Geräten kommen nur zwei große Elektroden (Patches) zum Einsatz. Eine Elektrode wird rechts neben das Brustbein, unterhalb des Schlüsselbeines geklebt, die andere unter die Seite des Brustkorbes, auf einer Linie mit der Achsel.

AED verfügen über eine automatische Anleitung für die Helfer, die durch alle Schritte, einschließlich der Reanimation leitet. Trotzdem sind eine Einweisung gem. MPG (*vgl. Kapitel 1.4*) und regelmäßiges Training unerlässlich.

Werden bei einem Patienten gleichzeitig die Extremitätenableitungen und die Defibrillationspatches geklebt, so ist darauf zu achten, dass die Kabel nicht unter den Patches geklebt werden.

Bei Patienten mit Herzschrittmacher dürfen die Defibrillationspatches nicht auf das Implantat geklebt werden.

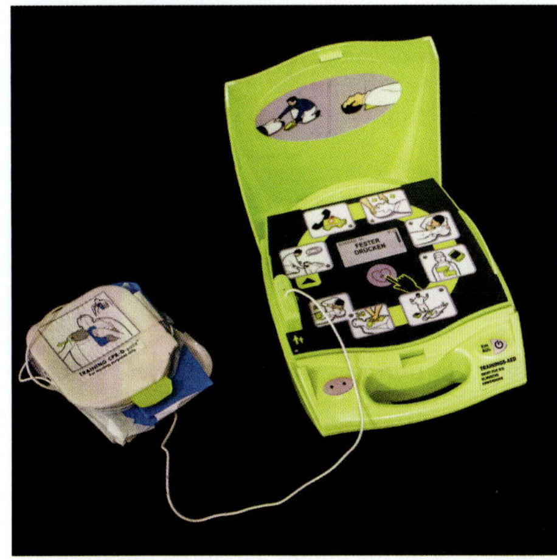

AED (Foto: DRK Bad Marienberg)

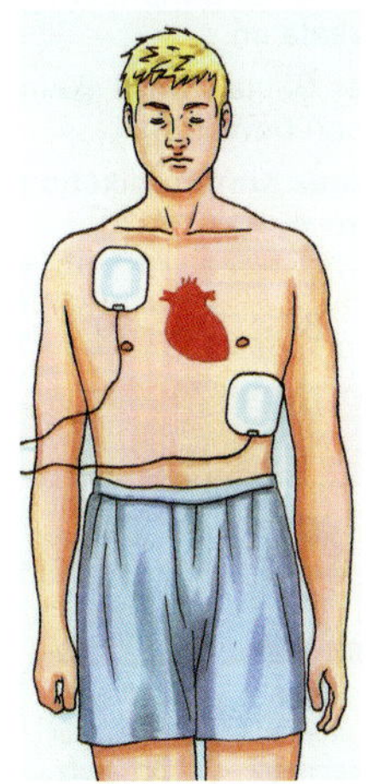

Positionierung Defibrillationspatches (Grafik: Drossel)

3

3.4.14 DMS-Kontrolle (E)

Die DMS-Kontrolle umfasst die Bereiche „Durchblutung", „Motorik" und „Sensibilität". Sie wird bei Verletzungen der Extremitäten und vor und nach der Immobilisierung durchgeführt.

Durchblutung

- Prüfung der Rekapillarisierungszeit oder des Pulses.

Motorik

- Patienten auffordern, seine Finger bzw. Zehen zu bewegen.

Sensibilität

- Zunächst einen Reiz (Kälte, Berührung) an die unverletzte Extremität des Patienten setzen.
- Dann Reiz an betroffener Extremität wiederholen, Patient beide Reize vergleichen lassen.

3.4.15 Beurteilung von Schmerzen (E)

Die Wahrnehmung von Schmerzen ist bei jedem Patienten unterschiedlich. Um vergleichbare Werte, gerade auch im Verlauf einer Behandlung, zu erhalten, bietet sich der Einsatz einer Schmerzskala an.

Dabei soll der Patient seine Schmerzen auf einer Skala von 0 (kein Schmerz) bis 10 (schlimmster vorstellbarer Schmerz) bewerten.

Als Hilfsmittel bei Kindern oder bei eingeschränkter Kommunikation hat sich der Einsatz von grafischen Skalen bewährt.

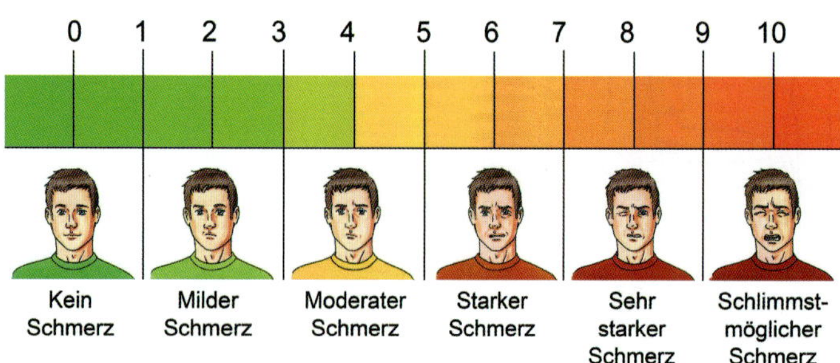

Schmerzskala (Grafik: Drossel)

Darüber hinaus sollte die Qualität des Schmerzes erfragt werden:

- Stumpf oder stechend?
- Genau lokalisierbar?
- Gleichmäßig oder wellenförmig?

3.4.16 FAST-Schema (D)

Das FAST-Schema ist ein Untersuchungsschema, um bei Patienten ein mögliches neurologisches Defizit festzustellen.

Vor Durchführung des FAST-Schemas müssen zunächst andere Ursachen für die Symptome (z. B. Unterzuckerung) ausgeschlossen werden. Vor dem Test muss unbedingt abgeklärt werden, ob es andere körperliche Beeinträchtigungen und Vorerkrankungen gibt, die das Testergebnis verfälschen können.

	Face – Gesicht	Arm	Sprache
Untersuchung	Patienten auffordern, zu lächeln	Patienten beide Arme vorhalten lassen	Patienten einen einfach Satz vorsagen, dieser soll den Satz nachsprechen
Ergebnis	Lächeln nicht symmetrisch? Lächeln nicht möglich?	Patient kann einen oder beide Arme nicht heben Patient hebt die Arme nicht gleichmäßig Patient kann Arme nicht vorhalten, ein Arm sinkt ab	Verwaschene Sprache Kein logischer Satz möglich (Wortsalat) Patient kann nicht sprechen

3

FAST-Schema

Face (Gesicht)	Kann der Patient lächeln bzw. die Zähne zeigen?
Arms (Arme)	Kann der Patient mit geschlossenen Augen beide Arme vorhalten? Sinkt einer der Arme ab?
Speech (Sprache)	Kann der Patient einen Satz verständlich nachsprechen?
Time (Zeit)	Seit wann sind die Symptome aufgetreten? Schnellstmöglicher Transport ins KH.

Vor Testbeginn immer Vorerkrankungen erfragen!

FAST-Schema (Grafik: Besch)

TIME – ZEIT steht für die Auswertung des Tests. Ist eines der oben genannten Symptome erfüllt, ist die Wahrscheinlichkeit sehr hoch, dass ein Schlaganfall vorliegt.

Der Patient ist kritisch und sofort muss ein Notarzt alarmiert werden.

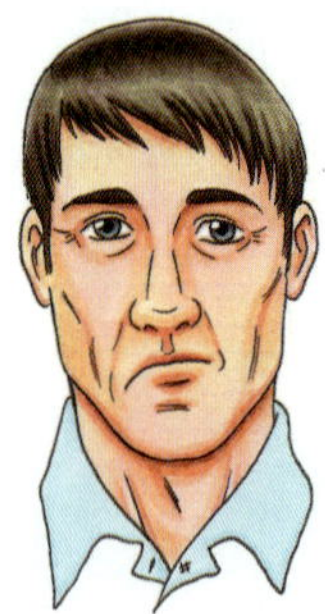

Hängender Mundwinkel (Grafik: Drossel)

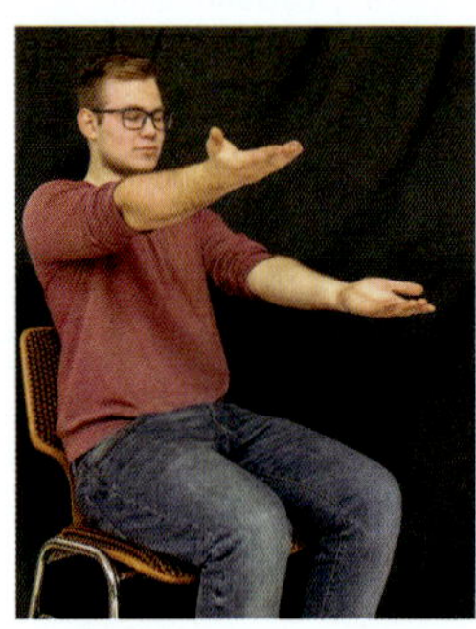

Armvorhalteversuch (Foto: DRK Bad Marienberg)

3.5 Lagerung

Es gibt verschiedene Lagerungsarten, die in der präklinischen Notfallmedizin angewandt werden, je nach Verletzung oder Erkrankung. Die Lagerung hat dabei eine bedeutende Rolle bei der Behandlung des Patienten.

Eine falsche Lagerung kann eine deutliche Verschlimmerung der Beschwerden, bis hin zum Tode nach sich ziehen!

3

3.5.1 Flachlagerung

Der Patient liegt flach, weder Kopf noch Beine werden erhöht gelagert. Diese Lagerung wird z. B. bei einem Notfall mit Wirbelsäulen-Beteiligung genutzt.

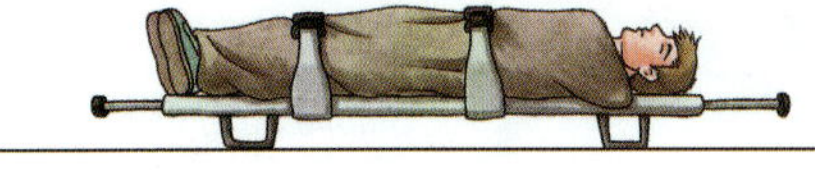

Flachlagerung (Grafik: Drossel)

3.5.2 Stabile Seitenlage

Die stabile Seitenlage ist eine Lagerung für den bewusstlosen Patienten. Sie hat drei Merkmale:

- Der Kopf ist der niedrigste Körperanteil, Erbrochenes kann abfließen.
- Das Umkippen erneut in Rückenlage ist nicht möglich.
- Der Thorax (Brustkorb) kann sich auf der nicht aufliegenden Seite frei bewegen.

Durchführung der stabilen Seitenlage:

- Knie neben dem Patienten, winkle den körpernahen Arm an, indem du ihn neben den Kopf des Patienten legst.
- Die ferne Hand des Betroffenen an die nah gelegene Wange legen und dort festhalten.
- Den fernen Oberschenkel greifen und das Bein anwinkeln.
- Mit Hilfe des Beines den Patienten zu sich auf die Seite ziehen.

- Obenliegendes Bein so lagern, dass kein Zurückfallen mehr möglich ist.
- Die Hand am Mund des Patienten flach lagern, sodass die Atemwege frei bleiben.
- Den Mund öffnen, damit Erbrochenes abfließen kann.

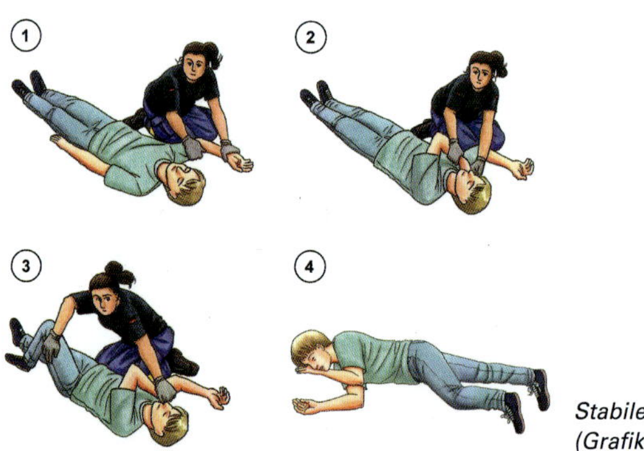

Stabile Seitenlage (Grafik: Drossel)

3.5.3 Schocklage

Die Schocklage wird genutzt bei Patienten, die sich in einem Schock befinden oder Kreislaufprobleme (wie z. B. eine vasovagale Synkope) aufweisen. Hierfür werden die Beine in einem Winkel von 30° erhöht gelagert. Dies führt dazu, dass das Blut in den Beinen vermehrt zum Herz zurückfließt. Kontraindikationen (Gegenanzeigen) für die Schocklage:

- Beteiligung von Kopf z. B. Verletzung, Schlaganfall
- Beteiligung von Brust z. B. Herzinfarkt, Atemnot
- Beteiligung von Bauch z. B. Bauchschmerzen
- Beteiligung von Wirbelsäule z. B. Verkehrsunfall
- Beteiligung von Beinen z. B. Fraktur, Gefäßverschluss
- Beteiligung des Beckens z. B. Beckenfraktur
- Beteiligung des Bewusstseins z. B. Bewusstlosigkeit
- Verringerung der Körpertemperatur

Die Schocklage wird zurzeit lebhaft diskutiert. Aus diesem Grund sollte man sich in den nächsten Jahren Veröffentlichungen zu dem Thema ansehen. Zusätzlich kann es zu regionalen Empfehlungen oder Handlungsanweisungen kommen.

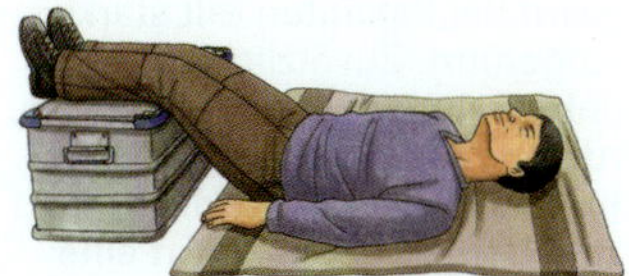

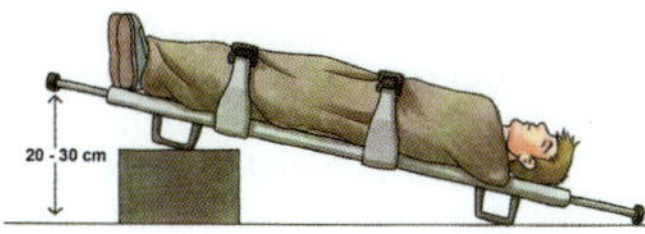

Schocklage (Grafiken: Drossel)

3.5.4 Embryonal-Stellung/Lagerung mit Knierolle

Die Embryonal-Stellung ist eine Lagerung auf der Seite. Dabei sind die Beine sehr stark zum Bauch hin angezogen. Dabei wird die Bauchdecke entlastet. Eine Knierolle kann den gleichen Effekt erzielen, dabei liegt der Patient auf dem Rücken. Durch die Entlastung der Bauchdecke, können Bauchschmerzen verringert werden.

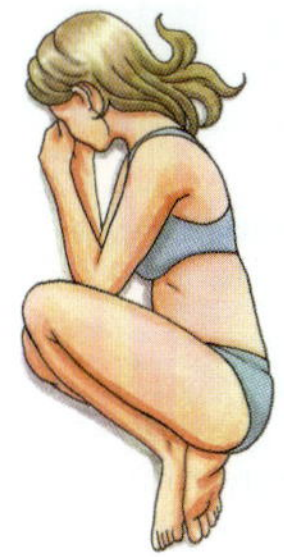

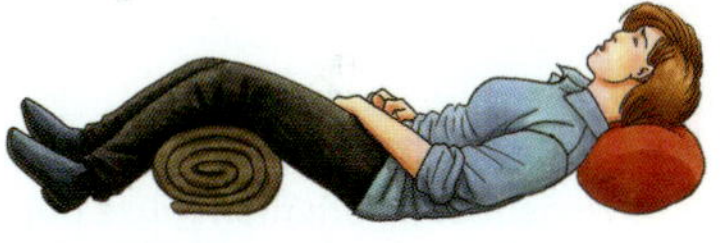

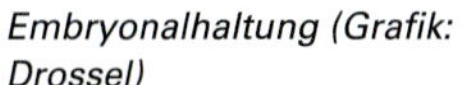

Embryonalhaltung (Grafik: Drossel)

Lagerung mit Knierolle (Grafik: Drossel)

3.5.5 Lagerung mit erhöhtem Oberkörper

Die Oberkörperhochlagerung gibt es in verschiedenen Varianten.

- 30° Oberkörper erhöht lagern wird gerne als Standard-Lagerung genutzt, da sie angenehm für den Patienten ist. Eine weitere Indikation ist das Schädel-Hirn-Trauma (SHT).

- 90° Oberkörper erhöhte Lagerung wird bei Patienten mit starker Hypertonie (hohem Blutdruck) durchgeführt. Zusätzlich können hierbei die Arme und Beine nach unten hängen gelassen werden.
- Atemerleichternde Sitzhaltung wird angewendet bei einer Atemnot. Hierbei werden die Arme nach hinten gelagert. Dadurch wird die Atemhilfsmuskulatur aktiviert und der Patient verspürt eine Atemerleichterung. Eine weitere Variante ist das Aufstützen der Arme auf die Oberschenkel, nah der Knie.

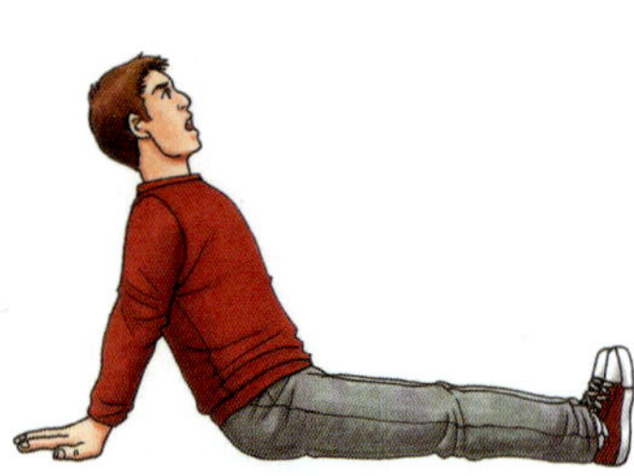

Atemerleichternde Sitzhaltung (Grafik: Drossel)

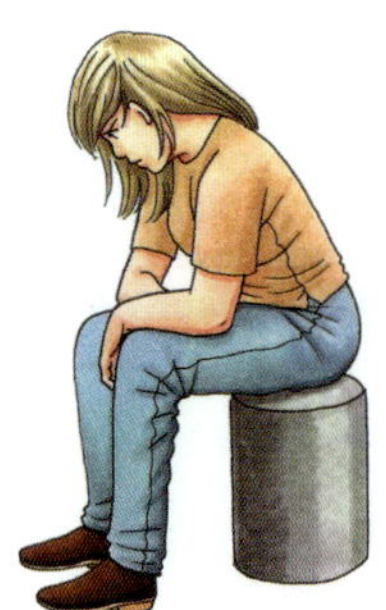

Kutschersitz (Grafik: Drossel)

3.5.6 Helmabnahme

Bei bewusstlosen Patienten muss der Helm immer abgenommen werden, nur so kann der Patient adäquat untersucht und behandelt werden!

> Aufkleber auf dem Helm, die eine Abnahme nur durch einen Arzt gestatten, haben keinerlei juristische Bedeutung.

Bewusstseinsklare Patienten nehmen den Helm selbst ab und sollten darüber informiert werden, dass nur ohne Helm eine umfassende Versorgung möglich ist.

Vor der Abnahme

- ist der bewusstseinsklare Patient über die Maßnahme zu informieren,

- sollten Visiere o. Ä. des Helmes geöffnet werden,
- muss der Kinnriemen des Helmes geöffnet sein,
- muss dem Patienten bei Bedarf die Brille abgenommen werden.

Abnahme des Helmes

- Sanitäter kniet hinter dem Patienten.
- Helm auf beiden Seiten an der Unterkante greifen.
- Helm nach oben abziehen, ggf. etwas auseinanderziehen.
- An der Nase den Helm nach oben kippen, auf die Ohren achten.
- Sobald möglich mit einer Hand den Hinterkopf greifen, um ein Aufschlagen des Kopfes zu vermeiden.
- Helm mit einer Hand komplett abnehmen, dann Kopf mit beiden Händen auf dem Boden ablegen.

Steht ein zweiter Helfer zur Verfügung, so befindet sich dieser an der Seite und stabilisiert die Halswirbelsäule und den Kopf.

Reit-, Ski- oder Feuerwehrhelme werden analog dazu ausgezogen.

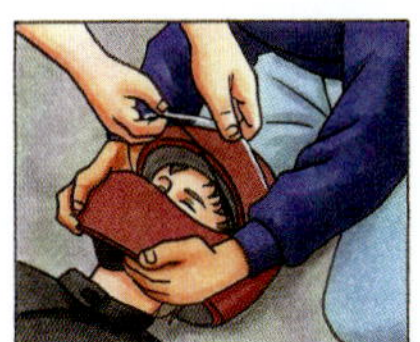
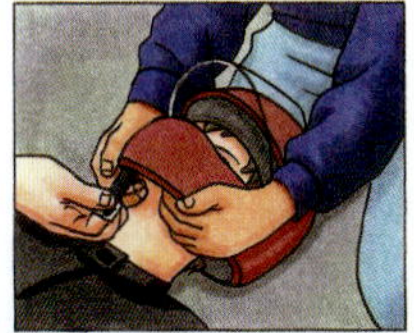
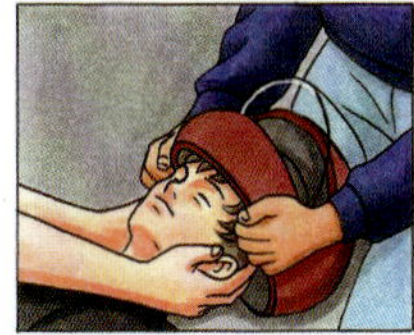
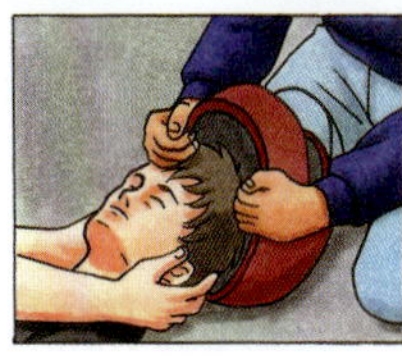
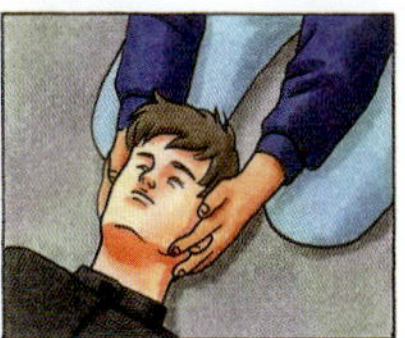

Helmabnahme (Grafik: Drossel)

3.6 Maßnahmen zur Atemwegssicherung (A)

Da die Versorgung des Körpers mit ausreichend Sauerstoff lebensnotwendig ist, muss der Sanitäter sicherstellen, dass die Atemwege frei und nicht durch Blut, Erbrochenes oder sonstige Fremdkörper verlegt sind.

Dazu besteht die Gefahr, dass die Muskulatur der Zunge erschlafft und die Atemwege so verlegt werden. Eine Verlegung lässt sich häufig durch brodelnde oder schnarchende Atemgeräusche erkennen.

Dabei ist zunächst der Mund zu öffnen, dann ist der Atemweg zu kontrollieren, ggf. freizuräumen und abzusaugen und dann zu sichern. Wird diese Reihenfolge nicht eingehalten, kann z. B. Erbrochenes tief in die Atemwege gelangen.

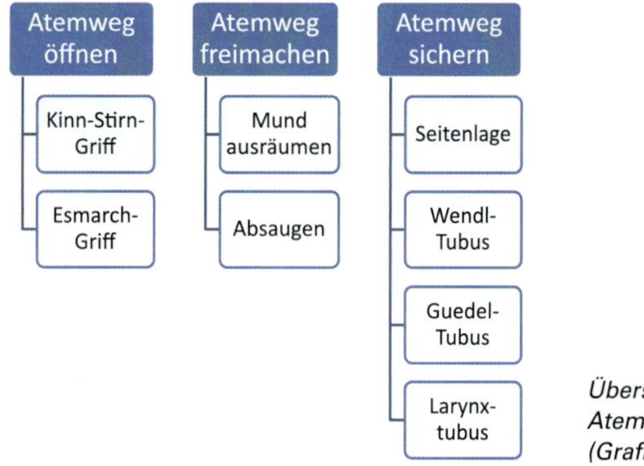

Übersicht Techniken Atemwegssicherung (Grafik: Besch)

3.6.1 Öffnen des Mundes/Überstrecken des Halses/ Kinn-Stirn-Griff/Kontrolle der Atmung

→ Patienten auf den Rücken drehen.
→ Traumapatienten – > achsengerechte Drehung.
→ Eine Hand greift an die Stirn.
→ Die andere an das Kinn, mit den Daumen unter der Unterlippe.
→ Kinn nach unten drücken, Mund wird geöffnet.

→ Mund nach sichtbaren Fremdkörpern oder lockeren Zahnprothesen untersuchen.
→ Lockere Zahnprothesen werden entfernt und gesichert.

Drückt man dann die Stirn gleichzeitig in Richtung Nacken, hebt sich der Zungengrund, die Atemwege werden frei und bleiben es, solange der Kopf in dieser Position bleibt. Jedoch besteht, solange der Mund nicht ausgeräumt ist, die Gefahr, dass ein Fremdkörper in den Rachen oder in die Luftröhre gelangt.

Nun kann der Sanitäter für 10 sec die Atmung prüfen.

- Hebt und senkt sich der Brustkorb?
- Ist ein Atemstoß spürbar?
- Ist ein Atemgeräusch zu hören?

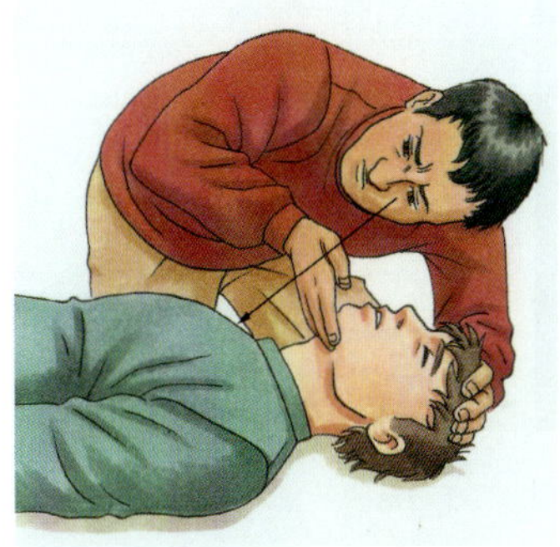

Kinn-Stirn-Griff (Grafik: Drossel)

3.6.2 Esmarch-Handgriff

Eine weitere Technik zum Öffnen des Mundes ist der Esmarch-Handgriff. Dieser bietet den Vorteil, dass zusätzlich zum Öffnen der Atemwege auch die Halswirbelsäule fixiert wird, deshalb ist bei Patienten mit Verdacht auf HWS-Verletzungen der Esmarch-Handgriff zu verwenden.

- Der Sanitäter kniet hinter dem Patienten.
- Beide Daumen liegen zwischen Unterlippe und Kinn.
- Jeweils Zeige-, Mittel- und Ringfinger liegen am Kieferwinkel.
- Die Daumen öffnen den Mund.

- Die Mundhöhle wird inspiziert, ggf. ausgeräumt und abgesaugt.
- Die anderen Finger heben den Kiefer gleichzeitig an.

So wird sichergestellt, dass die erschlaffte und nach hinten gerutschte Zunge wieder angehoben und der Atemweg frei wird. Auch hier ist es unbedingt erforderlich, vorher den Mund auszuräumen.

Um eine Schädigung der Halswirbelsäule zu verhindern, darf der Kopf nicht überstreckt werden. Eine zuvor angelegte Halswirbelstütze ist während der Maßnahme zu lösen.

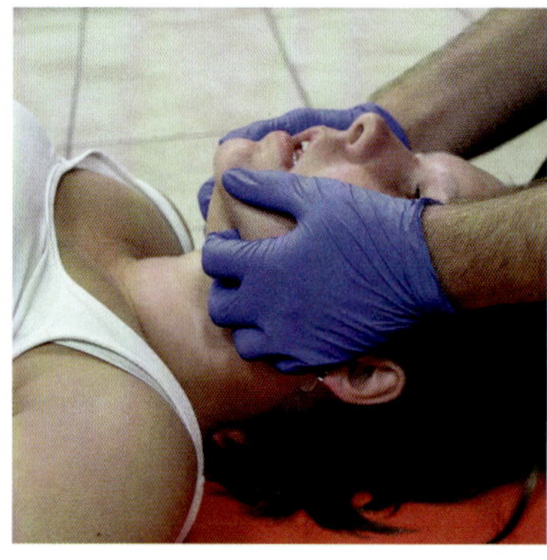

Esmarch-Handgriff (Foto: DRK Bad Marienberg)

3.6.3 Ausräumen des Mundes

Ist im Mund des Patienten Erbrochenes oder ein Fremdkörper zu sehen, muss der Mund ausgeräumt werden.

- Kopf des Patienten um mehr als 90° zur Seite drehen.
- Ist es durch Immobilisierung nicht möglich, den Kopf zu drehen, muss der ganze Patient achsengerecht gedreht werden.
- Mund öffnen, indem ein Helfer mit dem Finger von außen fest zwischen die Zahnreihen greift.
- Finger des Helfers verbleibt dort, um ein Schließen des Kiefers und somit eine Verletzung des Helfers zu verhindern.
- Mit den Fingern der anderen Hand den Mund unter Zuhilfenahme einer Kompresse o. a. ausräumen.

3.6.4 Absaugen

Mit Hilfe einer Absaugpumpe können flüssige und feste Fremdkörper aus dem Rachen abgesaugt werden. Körperöffnungen für das Absaugen sind die Nasenlöcher und der Mund.

Im Sanitätsdienst wird nur im Bereich des Rachens abgesaugt!

Es besteht sonst die Gefahr, weiteres Erbrechen auszulösen.

Absaugpumpen können elektrisch oder mechanisch (Hand- bzw. Fußbetrieb) angetrieben werden.

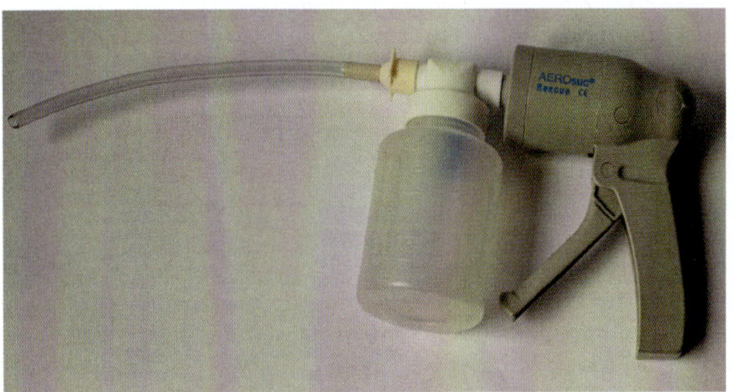

Handabsaugpumpe (Foto: DRK Bad Marienberg)

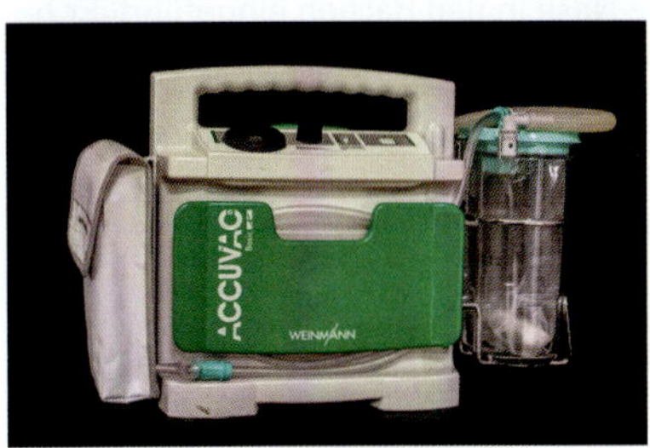

Akku-Absaugpumpe (Foto: DRK Bad Marienberg)

Beim Herstellen der Absaugbereitschaft ist durch den Sanitäter darauf zu achten:

- Ist die Pumpe sofort griffbereit?
- Ist die Pumpe betriebsbereit (Funktionscheck)?
- Ist ein Fingertip (Saugunterbrecher) vorhanden?
- Ist ein ausreichend großer Absaugkatheter (möglichst CH 16 und größer) vorhanden?

Bei Patienten mit Problemen der Atmung und des Bewusstseins muss immer Absaugbereitschaft hergestellt werden!

Vor dem Absaugen wird die Absaugtiefe abgemessen.

- Abstand Ohrläppchen → Nasenspitze – nasale Absaugung
- Abstand Ohrläppchen → Mundwinkel – orale Absaugung

Es gibt Absaugpumpen, welche keinen Katheter verwenden, dort wird der Schlauch direkt entsprechend tief eingeführt.

Grundsätzlich wird wie folgt abgesaugt:

- Absaugkatheter ohne Sog (Fingertip offen) einführen,
- Fingertip schließen, Sog wird hergestellt,
- Katheter langsam rausziehen,
- bei Bedarf Vorgang wiederholen.

Angesaugte Feststoffe werden mit Sog aus dem Mund entfernt und erst außerhalb des Mundes wird der Sog gelöst.

3.6.5 Wendl-Tubus

Der Wendl-Tubus wird durch die Nase in den Rachen eingeführt. Er besteht aus einem Schlauch, an dessen Ende eine Platte angebracht ist, um zu verhindern, dass der Tubus ganz in die Nase eingeführt wird. Der Tubus kommt vor der Stimmritze zum Liegen und bietet keinen Schutz vor Aspiration.

Insbesondere von Patienten mit erhaltenen Schutzreflexen wird der Wendl-Tubus gut toleriert. Er kann auch bei schweren Verletzungen im Kieferbereich eingesetzt werden.

Nicht verwendet werden darf er hingegen bei Verletzungen der Nase oder dem Verdacht auf einen Schädelbasisbruch.

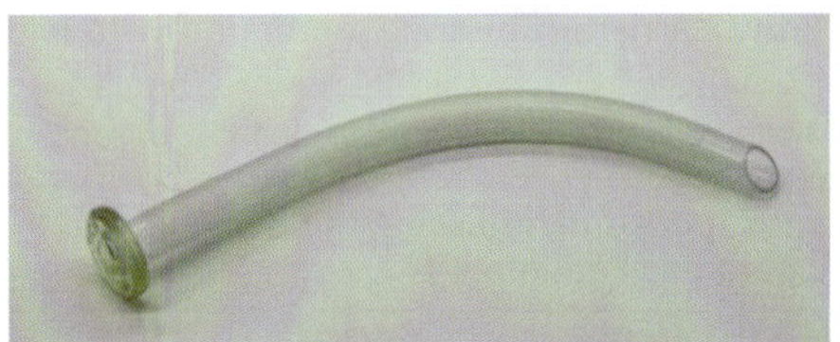

Wendl-Tubus (Foto: Besch)

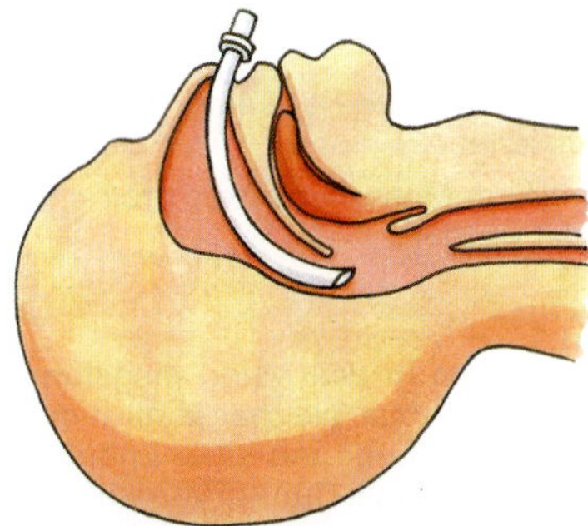

Funktionsweise Wendl-Tubus (Grafik: Drossel)

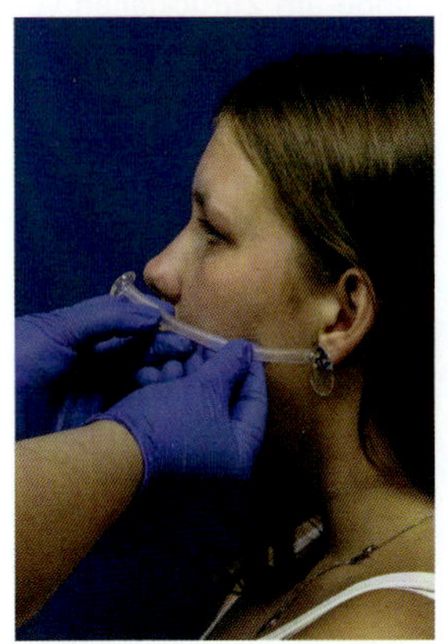

Abmessen Wendl-Tubus (Foto: DRK Bad Marienberg)

Die Größe des Tubus wird in Charriere (Ch) angegeben und wird wie folgt bestimmt:

- Abmessen der Tubuslänge zwischen Nasenspitze des Patienten und dem Ohrläppchen.
- Bei Kindern: Vergleich des Tubusdurchmessers mit dem Durchmesser des kleinen Fingers des Patienten.

Einlegen des Wendl-Tubus

- Tubus mit einem geeigneten Gleitgel gut benetzen
- Kopf in Neutralposition
- Nasenspitze etwas anheben
- Tubus mit einer drehenden Bewegung in die Nase einführen
- Ggf. Tubus mit Pflasterstreifen fixieren

Da das rechte Nasenloch bei den meisten Menschen etwas größer ist, sollte dies auch bevorzugt verwendet werden.

3.6.6 Guedel-Tubus

Der Guedel-Tubus wird durch den Rachen in den Mund eingeführt. Dabei handelt es sich um einen Kunststofftubus, welcher ähnlich dem Buchstaben „C“ geformt und am vorderen Ende mit einer Endplatte versehen ist. Vereinzelt werden noch Modelle aus Gummi vorgehalten. Der Tubus kommt vor der Stimmritze zum Liegen und bietet keinen Schutz vor Aspiration, hindert jedoch die Zunge am Zurückfallen vor die Atemwege.

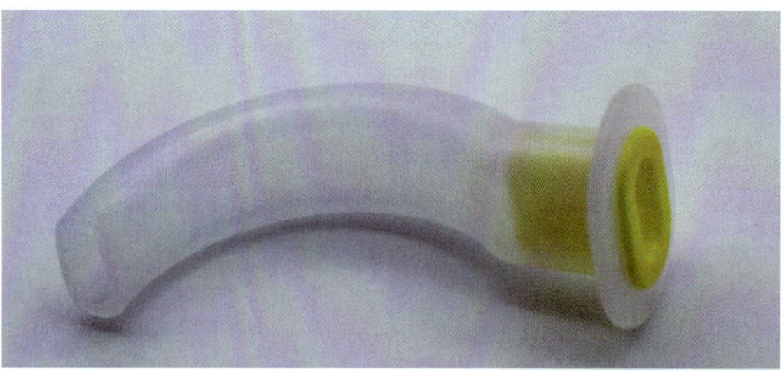

Guedel-Tubus (Foto: Besch)

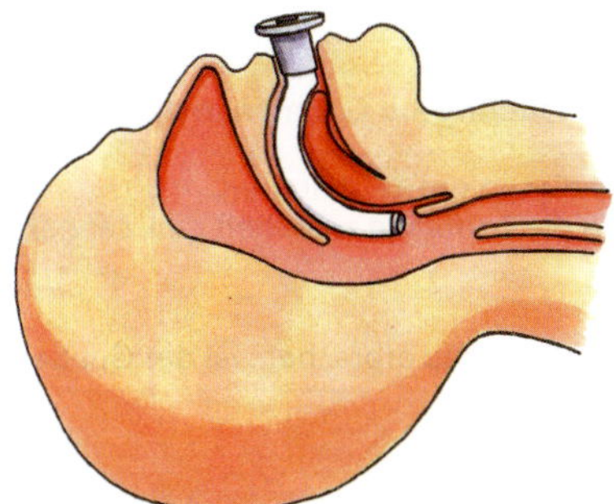

Funktionsweise Guedel-Tubus (Grafik: Drossel)

Bei Patienten mit auch nur gering erhaltenen Schutzreflexen löst der Guedel-Tubus i. d. R. sofort einen Brechreiz aus. Daher ist er nur bei tief bewusstlosen Patienten oder im Rahmen der Herz-Lungen-Wiederbelebung zu verwenden.

Den Tubus gibt es in den Größen 000 – 5, die Größenangabe findet man zusammen mit einem Farbcode auf der Endplatte. Die richtige Tubusgröße wird durch Abmessen zwischen Ohr und Mundwinkel bestimmt.

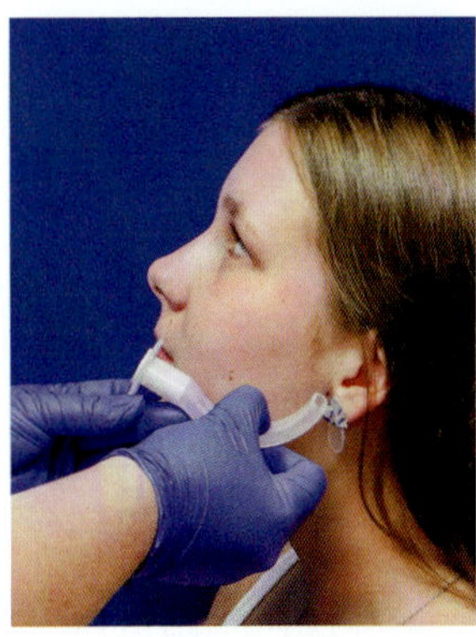

Abmessen Guedel-Tubus (Foto: DRK Bad Marienberg)

Einlegen des Guedel-Tubus

- Mund des Patienten öffnen.
- Tubus „verkehrt“, d. h. mit der Öffnung am Gaumen in den Mund einführen.
- Nach ca. der Hälfte des Tubus diesen um 180° drehen.
- Tubus weiter vorschieben, bis die Endplatte zwischen den Zähnen zu liegen kommt.
- Tubus NICHT fixieren.

Wenn der Patient beginnt zu würgen oder zu erbrechen, ist der Guedel-Tubus sofort zu entfernen.

3.6.7 Larynxtubus

Der Larynxtubus wird durch Mund bis in die Speiseröhre eingeführt. Er besteht aus Kunststoff und ist mit einem oberen und unteren Cuff (Ballon) versehen. Wird der Tubus geblockt, verschließt der untere Cuff die Speiseröhre und der obere Cuff dichtet den Mundraum ab.

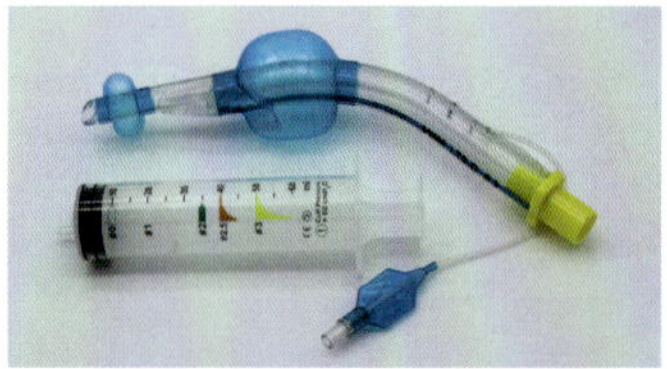

Larynxtubus (Foto: Besch)

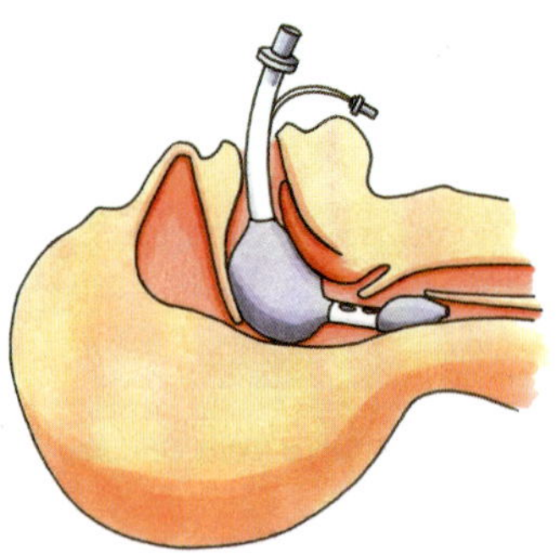

Funktionsweise Larynxtubus (Grafik: Drossel)

Wird nun mit Hilfe des Beatmungsbeutels Luft in den Tubus geblasen, strömt diese zwischen den beiden Cuffs aus und belüftet die Lungen. Der Tubus bietet keinen vollständigen Schutz gegen Aspiration und darf deshalb nur im Rahmen der Reanimation verwendet werden.

Die Variante LTD – S besitzt zusätzlich eine Öffnung, mit der der Rettungsdienst bei dem Patienten mit Hilfe einer Magensonde den Druck im Magen senken kann. Nur diese Variante darf im Sanitätsdienst verwendet werden.

Vorteil am Larynxtubus ist die einfache Handhabung und, dass bei einer Herz-Lungen-Wiederbelebung die Thoraxkompressionen nicht zur Beatmung unterbrochen werden müssen.

Die Konnektoren des Tubus sind farblich nach Größe kodiert. Aus der Körpergröße des Patienten lässt sich die erforderliche Größe ableiten. Auf der Blockerspritze finden sich diese farbigen Markierungen wieder, um die ausreichende Luftmenge sicherzustellen.

Größenbestimmung Larynxtubus

Größe	Farbe	Körpergröße
3	Gelb	<155 cm
4	Rot	155 – 180cm
5	Violett	> 180cm

Tubusgröße (LT) (Grafik: Besch)

Vorbereiten des Larynxtubus

- Verpackung öffnen, Sichtkontrolle
- Cuff mit vorgesehener Luftmenge testen
- Cuff wieder vollständig entleeren
- Blockerspritze erneut mit erforderlicher Luftmenge füllen
- Tubus mit geeignetem Gleitmittel befeuchten
- Ggf. CO_2-Messung bereitlegen
- Fixierung bereitlegen

3

Einführen des Larynxtubus

- Patient in Rückenlage, Helfer am Kopf
- Mund öffnen (Kreuzgriff)
- Tubus am harten Gaumen entlang einführen
- Tubus einführen, bis die Schneidezähne an der mittleren Markierung sind
- Tubus loslassen, Cuff blocken
- Blockerspritze sofort entfernen
- Beatmungsbeutel und CO_2-Messung an Tubus anschließen
- Mit dem Stethoskop über beide Lungenflügel abhören: Atemgeräusch hörbar?
- Kontrolle: Hebt und senkt sich der Brustkorb seitengleich?
- Kontrolle: Zeigt die CO_2-Messung einen positiven Wert an?
- Tubus fixieren

Danach kann der Patient mit dem Beatmungsbeutel beatmet werden.

Bei Patienten mit einer Immobilisierung der Halswirbelsäule ist die Schiene während der Einlage des Tubus zu öffnen.

Kommt es zu Problemen, weil der Tubus undicht ist (Abströmgeräusch), der CO_2-Gehalt in der Ausatemluft nicht steigt oder der Patient zunehmend wacher wird und den Tubus nicht mehr akzeptiert, so ist der Tubus sofort zu entfernen und der Patient wieder mit dem Beatmungsbeutel und Maske zu beatmen.

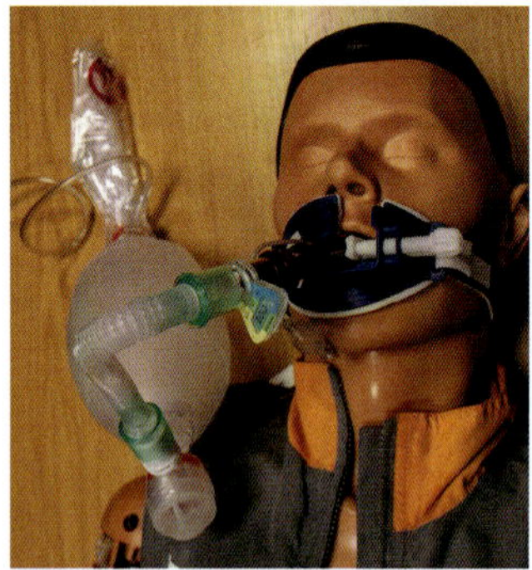

LT komplett fixiert mit CO_2-Messung (Foto: DRK Bad Marienberg)

If in doubt, take it out.
Im Zweifel entferne den Tubus.

3.6.8 Sauerstoffgabe und Beatmung

Sauerstoff wird im Sanitätsdienst sowohl als Inhalation als auch bei der Beatmung verabreicht, um den Sauerstoffgehalt des Blutes anzuheben.

3.6.8.1 Grundregeln im Umgang mit Sauerstoff

Sauerstoff ist ein Gas. Es wird mit hohem Druck (200 oder 300 bar) verdichtet in Metallflaschen vorgehalten. Sauerstoff selbst brennt zwar nicht, ist aber hochgradig brandfördernd.

Beim Umgang mit Sauerstoff müssen folgende Sicherheitsregeln zwingend beachtet werden:

- Beim Umgang mit Sauerstoff sind Rauchen und offenes Feuer strengstens verboten.
- Kein Fett und Öl an den Anschlüssen! Dazu zählen auch Hautcremes! – Explosionsgefahr.
- Sauerstoffflaschen nur gesichert transportieren.

Darüber hinaus gelten folgende Anwendungsregeln:

- Nach Gebrauch Geräte immer komplett drucklos machen.
- Flaschen nie vollständig entleeren, mind. 10 bar Restdruck belassen.
- Besser: bei 50 bar die Flaschen wechseln, somit ist ausreichend Sauerstoff für den nächsten Einsatz vorhanden.

Flascheninhalt und Nutzungsdauer berechnen.

Flascheninhalt/Behandlungszeit

Flascheninhalt = Flaschendruck * Flascheninhalt	Behandlungszeit = Flascheninhalt / Abgabe
Beispiel 1 2 l Flasche, 200 bar Druck 2 * 200 = 400 l Flascheninhalt	Beispiel 1 400 l Flascheninhalt, 6 l/min Abgabe 400/6 = ca. 66 min Behandlungszeit
Beispiel 2 2 l Flasche, 80 bar Druck 2 * 80 = 160 l Flascheninhalt	Beispiel 2 240 l Flascheninhalt, 15 l/min Abgabe 240/15 = 16 min Behandlungszeit

Flascheninhalt und Nutzungsdauer (Grafik: Besch)

3.6.8.2 Sauerstoffgabe mit Brille und Maske

Noch spontan atmende Patienten können Sauerstoff inhalieren. Jedoch müssen die Atemfrequenz und Atemtiefe des Patienten dabei überwacht werden.

Zur Inhalation stehen die Sauerstoffbrille und verschiedene Masken zur Verfügung. Sauerstoffsonden sollten nicht mehr verwendet werden, weil mit ihnen die Sauerstoffkonzentration in der einatmenden Luft nicht ausreichend angehoben werden kann.

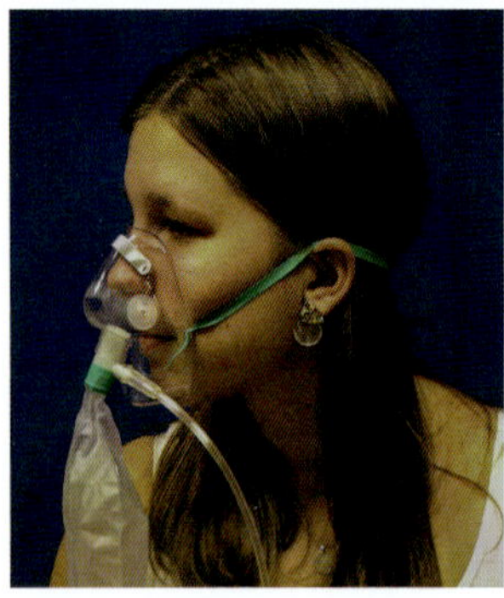

Sauerstoffgabe über Maske (Foto: DRK Bad Marienberg)

Sauerstoffbrillen eigenen sich besonders dann, wenn nur kleine Mengen Sauerstoff verabreicht werden sollen. Bei einer Durchflussrate > 6 l/min wird der Luftstrom als unangenehm empfunden und es besteht die Gefahr, dass die Nasenschleimhaut austrocknet. Die Sauerstoffbrille ist nutzlos, wenn der Patient in erster Linie durch den Mund atmet.

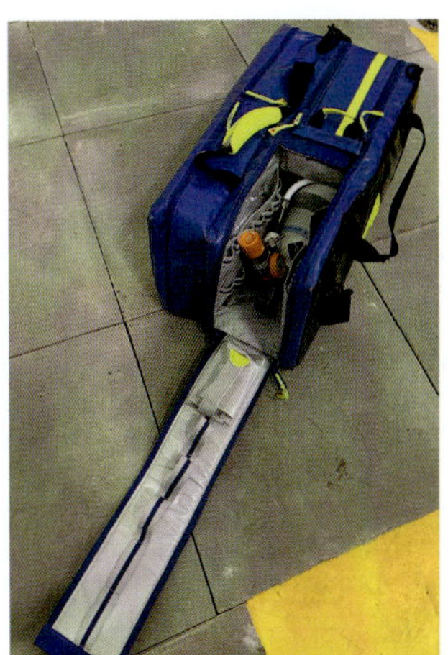

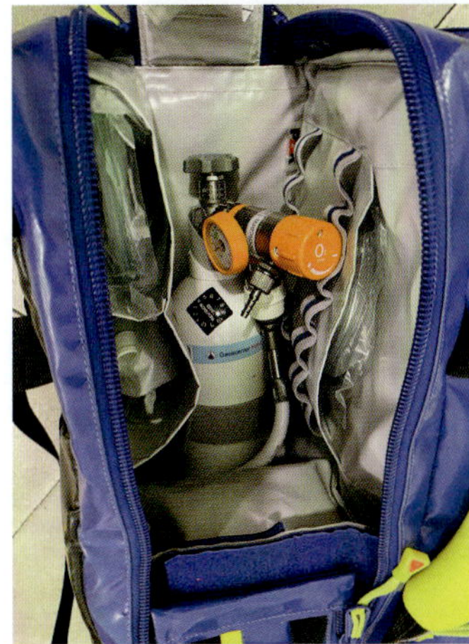

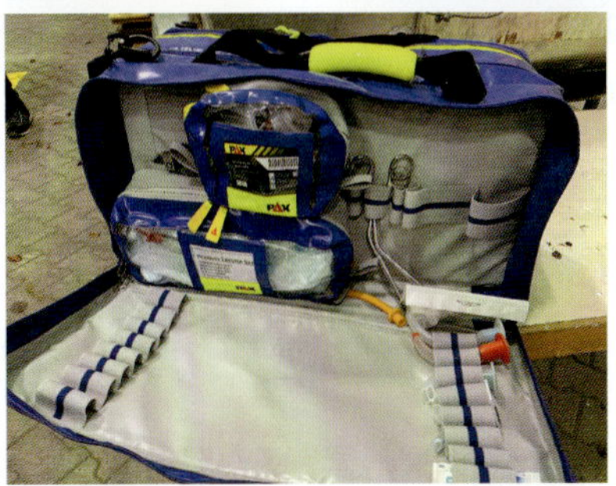

Sauerstoffflasche und Zubehör in einer Tasche (Foto: FW Reinfeld)

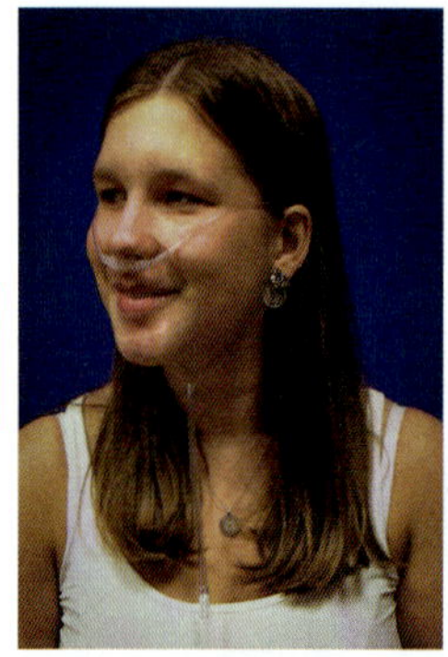

Angelegte Sauerstoffbrille (Foto: DRK Bad Marienberg)

Sauerstoffmasken gibt es mit und ohne Reservoir. Da jedoch Masken ohne Reservoir bei Durchflussmengen über 10 l zu keiner wesentlichen Steigerung der Sauerstoffkonzentration führen, sollten diese nicht verwendet werden.

Sollte der Patient es ablehnen, dass ihm die Maske über den Kopf gezogen und aufs Gesicht gepresst wird, so hat es sich bewährt, den Patienten zunächst sich selbst die Maske vors Gesicht halten zu lassen.

> Sauerstoffmasken müssen immer mit einem Mindestdurchfluss von 6 l/min betrieben werden, um eine Rückatmung von Kohlendioxid zu vermeiden!

Des Weiteren gibt es Sauerstoffmasken mit Verneblerventilen, um Medikamente fein zu zerstäuben, damit diese direkt in die Lunge gelangen können. Der Sanitäter verwendet diese Masken nach Anweisung. Die Bedienhinweise des jeweiligen Herstellers sind zu beachten.

3.6.9 Beatmung mit dem Beatmungsbeutel

> Wenn ein Patient nicht oder nicht ausreichend atmet, muss er beatmet werden.

Wenn der Patient noch selbst atmet und der Sanitäter seine Atemzüge nur in Anzahl und Tiefe unterstützt, handelt es sich um eine assistierte

Beatmung. Wenn bei einem Atemstillstand durch den Sanitäter Anzahl und Tiefe vorgegeben wird, handelt es sich um eine kontrollierte Beatmung.

Mittel der Wahl im Sanitätsdienst ist dabei der Beatmungsbeutel. Beatmungsbeutel und die dazugehörenden Masken gibt es in verschiedenen Größen, für Erwachsene und Kinder. Aus Gründen der Hygiene sollten nur noch Einwegbeatmungsbeutel und Masken verwendet werden.

Um eine ausreichende Dichtigkeit der Maske zu erreichen, ist es unbedingt erforderlich, die geeignete Maske auszuwählen!

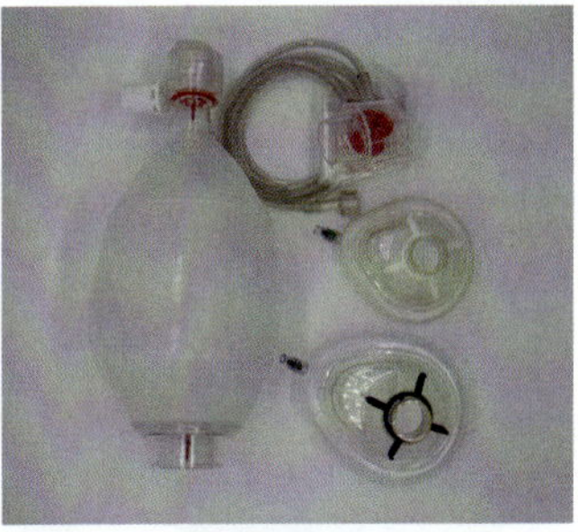

Beatmungsbeutel, Einwegmasken in verschiedenen Größen (Foto: Besch)

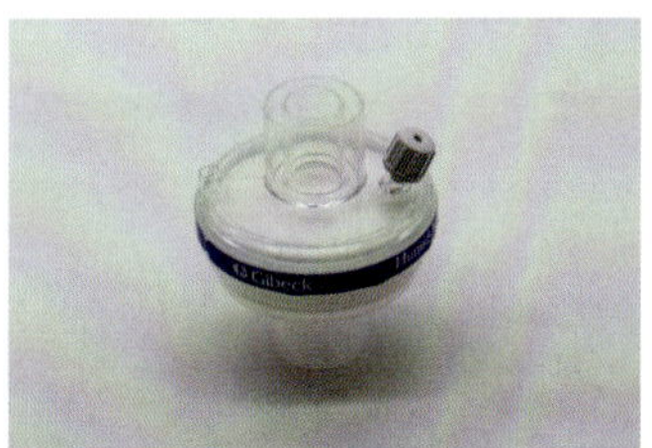

Beatmungsfilter (Foto: Besch)

Vor Nutzung des Beatmungsbeutels

- Beatmungsbeutel auseinanderziehen
- Überdruckventil, wenn möglich auf 20 mbar stellen
- Überdruckventil testen – Patientenventil verschließen – Atemhubventil in Ordung?
- Beatmungsfilter verwenden (auch bei Einwegbeutel)
- Maske aufstecken
- Bei Reanimationen – CO_2-Clip anschließen
- Sauerstoffreservoir – besser Demandventil – anschließen
- Guedel-Tubus und Absaugpumpe richten

3

Durchführung der Beatmung

- Patient liegt auf dem Rücken.
- Sanitäter befindet sich am Kopf.
- Mund mittels Kinn-Nacken-Griff/Esmarch-Griff öffnen.
- Mund inspizieren, ggf. ausräumen/absaugen.
- Kopf des Patienten wird überstreckt, die Maske mittels C-Griff über Kopf und Nase fixieren.

Nun kann durch Zusammendrücken des Beutels Luft in den Patienten gelangen.

Gelingt die Beatmung nicht, sind folgende Punkte zu prüfen:

- Lage des Kopfes überprüfen und anpassen.
- Fehlt Luft im Maskenwulst? Wulst neu befüllen/Maske tauschen.
- Bei Bewusstlosen: Einlage eines Guedel-Tubus.
- Letztes Mittel: doppelter C-Griff.

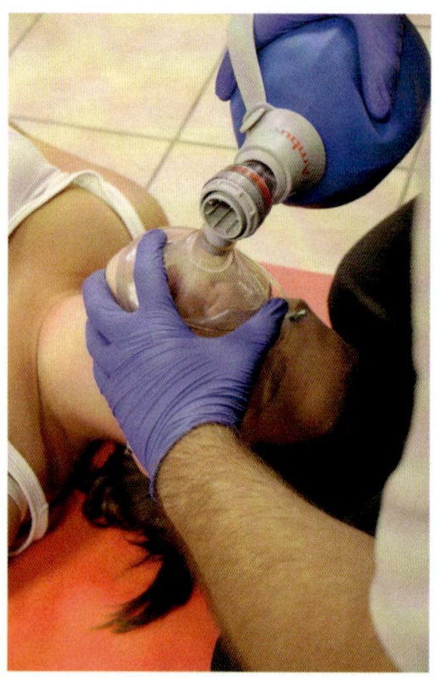

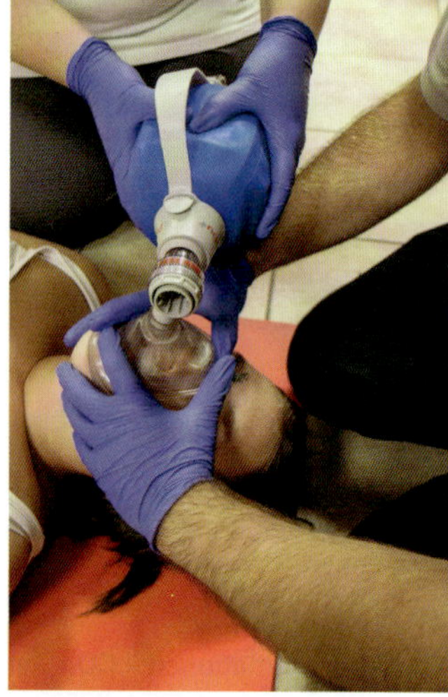

C-Griff und doppelter C-Griff (Fotos: DRK Bad Marienberg)

Eine erfolgreiche Beatmung zeigt sich

- am gleichmäßigen Heben und Senken des Brustkorbes,
- an mit dem Stethoskop hörbaren Atemgeräuschen,
- am Umschlag des CO_2-Clips,
- am Steigen der Sauerstoffsättigung.

Dabei ist es wichtig, auf die richtige Atemfrequenz und das richtige Atemvolumen zu achten. Wird der Patient zu schnell, zu langsam oder mit zu wenig Volumen beatmet, wird nicht ausreichend Luft für den Gasaustausch bereitgestellt. Wird der Patient mit zu viel Volumen beatmet, kann der Magen überblähen und es kann zu Erbrechen führen.

3.6.10 Demandventil

Das Demandventil ist ein Ventil, welches bei Unterdruck öffnet. Der Unterdruck kann durch das Zusammendrücken des Beatmungsbeutels oder die Einatmung des Patienten entstehen. Somit eignet es sich für Inhalation und Beatmung, da hier 100 % Sauerstoff eingeatmet werden.

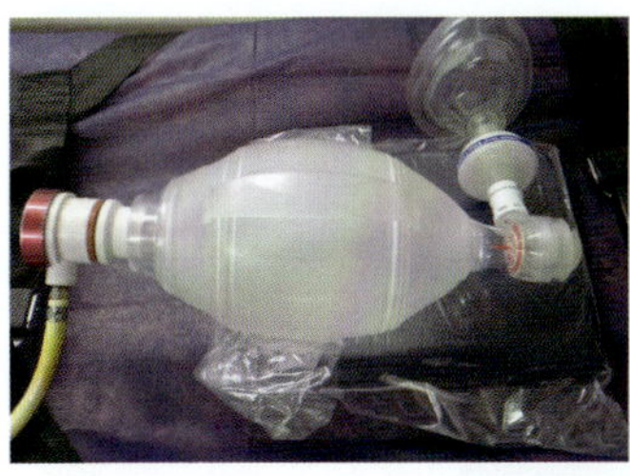

Demandventil am Beatmungsbeutel (Foto: DRK Bad Marienberg)

3.6.11 Atemspende Mund-zu-Mund/Mund-zu-Nase

Wenn der Patient einen Atemstillstand hat und kein Beatmungsbeutel zur Verfügung steht, bleibt als letzte Möglichkeit die Atemspende Mund-zu-Mund/Mund-zu-Nase.

Dabei bläst der Helfer seine eigene Ausatemluft in die Lungen des Patienten. Diese Luft enthält immer noch genug Sauerstoff (ca. 17 %), um den Patient ausreichend damit zu versorgen.

- Dabei sollte bevorzugt die Mund-zu-Mund-Atemspende durchgeführt werden. Helfer kniet neben dem Patienten, überstreckt den Kopf öffnet den Mund.
- Nase mit zwei Fingern verschließen.
- Normal einatmen, Lippen auf die Lippen des Patienten setzen.
- Für eine Sekunde gleichmäßig ausatmen.
- Beobachten, ob sich der Brustkorb des Patienten hebt.
- Während der Ausatmung: Mund vom Patient wegnehmen, beobachten, ob sich der Brustkorb senkt.

Die Atemspende muss gleichmäßig durchgeführt werden! Bei zu hohem Druck oder zu viel Volumen besteht die Gefahr, dass der Patient sich, durch die Überblähung des Magens, übergeben muss!

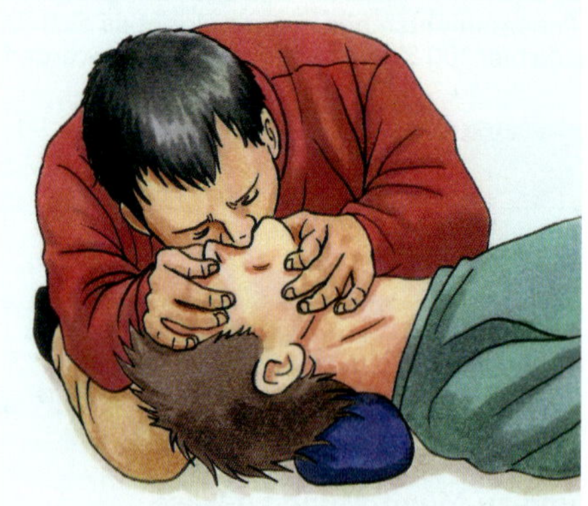

Atemspende Mund-zu-Mund (Grafik: Drossel)

Wenn der Patient Verletzungen im Bereich des Mundes hat, der Mund nicht geöffnet werden kann oder keine ausreichende Abdichtung erzielt werden kann, gibt es die Möglichkeit alternativ die Atemspende Mund/Nase durchzuführen. Dabei verschließt der Sanitäter den Mund und bläst die Luft durch die Nase ein. Die sonstige Vorgehensweise bleibt gleich!

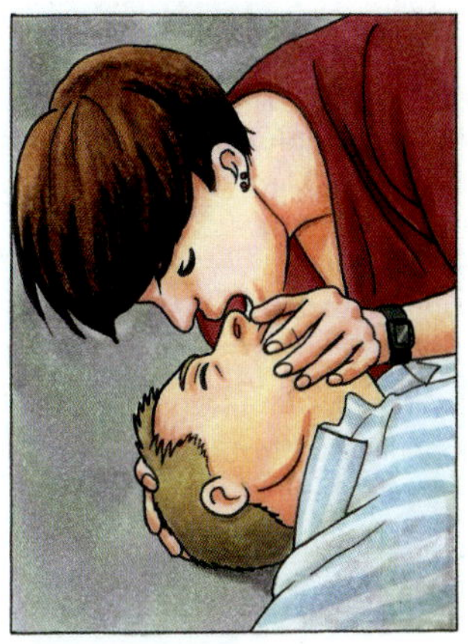

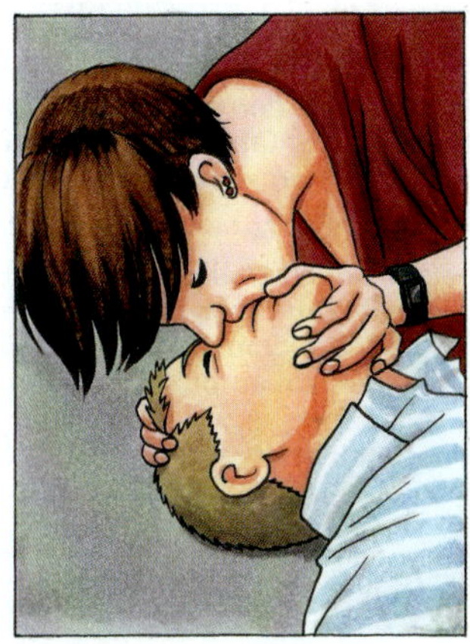

Atemspende Mund-zu-Nase (Grafik: Drossel)

Bei der Atemspende wird immer wieder die Gefahr einer Infektion angeführt. Dieses Risiko ist zwar äußerst gering, aber dennoch vorhanden. Es lässt sich durch den Einsatz von Beatmungshilfen vollständig ausschließen. Ebenfalls lässt sich auftretender Ekel vorbeugen.

Die Atemspende ist bei Vergiftungen mit Kontaktgiften (Alkylphosphate, Zyanide) nur mit Hilfsmitteln erlaubt!

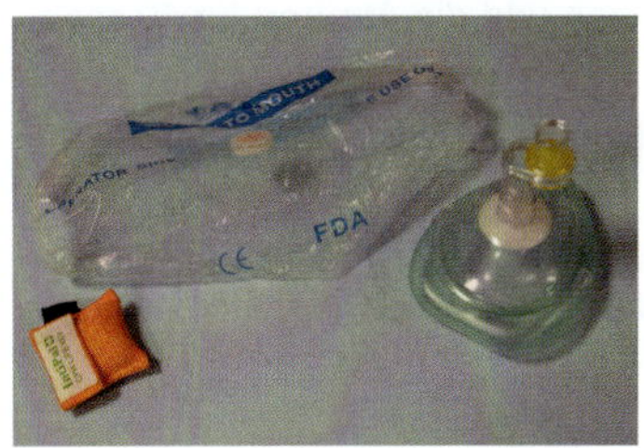

Einweg-Beatmungshilfe (Foto: DRK Bad Marienberg)

3.7 Herz-Lungen-Wiederbelebung – HLW (C)

Die Herz-Lungen-Wiederbelebung, auch Reanimation genannt, ist das Überbrücken der Kreislauffunktion im Falle eines Herz-Kreislauf-Stillstandes (*vgl. Kapitel 4.1.11*). Dabei wird die Pumpfunktion des Herzen durch die Thoraxkompressionen übernommen.

Damit der Patient eine Überlebenschance hat, muss

- der Kreislaufstillstand schnell erkannt werden,
- die Reanimation unverzüglich begonnen werden,
- die Thoraxkompression sorgfältig durchgeführt werden,
- schnell ein automatischer externer Defibrillator (AED) eingesetzt werden,
- schnell erfahrenes Personal (Rettungsdienst) hinzugezogen werden.

Mit jeder Minute Herz-Kreislauf-Stillstand sinken die Erfolgschancen um 10 %!

Das Verhältnis zwischen Thoraxkompressionen und Beatmungen beträgt nach ERC-Richtlinie bei Erwachsenen immer 30:2, unabhängig mit wie vielen Helfern reanimiert wird.

Hinweise zur Kinderreanimation finden sich im Kapitel 4.6.6.

3.7.1 Erkennen eines Herz-Kreislauf-Stillstandes

Zum Erkennen des Herz-Kreislauf-Stillstandes werden zwei Parameter benötigt: die Atmung und das Bewusstsein.

Bei einem Patienten, bei dem der Verdacht eines Herz-Kreislauf-Stillstandes vorliegt, ist zunächst das Bewusstsein zu prüfen! Dazu ist der Patient anzusprechen und dabei anzufassen und zu schütteln. Erfolgt keine Reaktion, ist der Mund zu öffnen und die Atmung für 10 sec zu prüfen (*vgl. Kapitel 3.6.1*).

Ein Patient ohne Bewusstsein und ohne normale Atmung muss wiederbelebt werden!

Häufig wird dabei das Auftreten von Schnappatmung mit normaler Atmung verwechselt. Schnappatmung, die häufig einem Atemstillstand unmittelbar vorausgeht, besteht aus einzelnen, tiefen Atemzügen mit langen Pausen.

Studien haben gezeigt, dass das Prüfen des Pulses an der Halsschlagader auch von erfahrenen Helfern zu lange dauert und häufig zu falschen Ergebnissen führt.

Eine Pulskontrolle vor Beginn der Reanimation ist deshalb nicht durchzuführen.

3.7.2 Thoraxkompressionen

Grundlage der Herz-Lungen-Wiederbelebung sind die Thoraxkompressionen. Durch diese wird das Herz zwischen Brustkorb und Wirbelsäule komprimiert. Der dadurch entstehende Blutdruck reicht aus, um das Gehirn weiter mit Sauerstoff zu versorgen.

- Patient auf eine harte Unterlage legen
- Oberkörper des Patienten freimachen
- Druckpunkt aufsuchen
  - Mitte der Brust (untere Brustbeinhälfte)
- Handballen auf den Druckpunkt legen
- Andere Hand auflegen, Finger verschränken
- Über den Brustkorb des Patienten beugen, Arme bilden eine gerade Linie
- Brustkorb mind. 5 cm, max. 6 cm nach unten drücken
- Brustkorb vollständig entlasten, dabei bleiben die Hände auf dem Druckpunkt
- Druckfrequenz 100/min
- Verhältnis Druck – Entlastung: 1:1

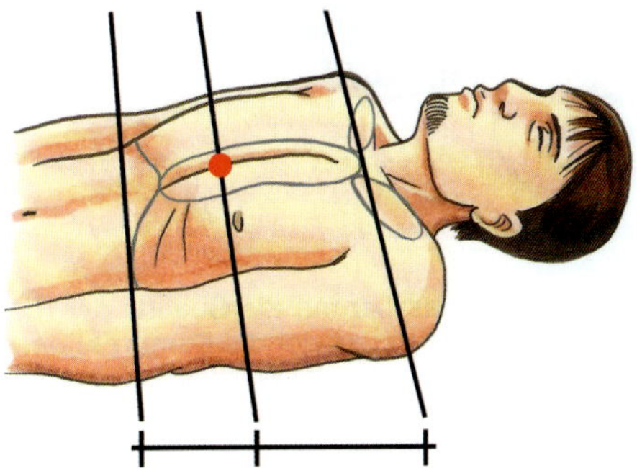

Auffinden Druckpunkt Thoraxkompression (Grafik: Drossel)

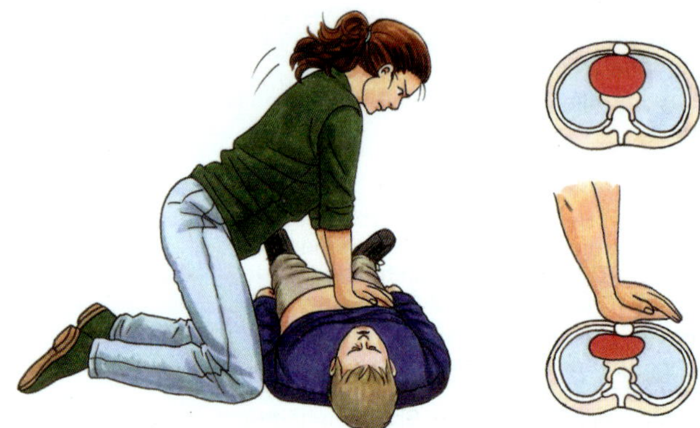

Thoraxkompression (Grafik: Drossel)

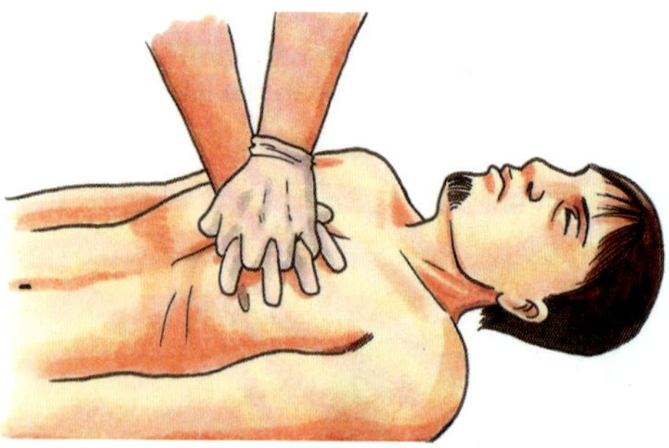

Handhaltung Thoraxkompression (Grafik: Drossel)

Körperliche Erschöpfung wirkt sich messbar auf die Qualität der Thoraxkompressionen aus. Deshalb ist der Helfer, der die Kompressionen durchführt, alle zwei Minuten auszuwechseln. Der Wechsel ist so durchzuführen, dass die No-Flow-Time, die Zeit, in der kein Minimalkreislauf aufgebaut wird, so gering wie nur möglich ist.

3.7.3 Atemwegmanagement während der Reanimation

Im Wechsel mit der Thoraxkompression ist der Patient zu beatmen, um eine ausreichende Versorgung mit Sauerstoff zu gewährleisten. Die Beatmung kann und soll standardmäßig mit einem Beatmungsbeutel (*vgl. Kapitel 3.6*) oder – im Notfall – als Atemspende Mund zu Nase erfolgen.

- Absaugbereitschaft herstellen
- Beatmungsbeutel verwenden
- Guedel-Tubus verwenden
- Sauerstoff mit 15 l/min an den Beatmungsbeutel anschließen
- Nach Möglichkeit Demandventil oder Reservoir verwenden
- Larynxtubus verwenden

Durch die Anwendung des Larynxtubus darf keine Verzögerung bei der Thoraxkompression entstehen!

3.7.4 HLW mit AED

Automatisch externe Defibrillatoren (AED) analysieren, welche Form des Herz-Kreislauf-Stillstandes vorliegt. Wenn ein Herzrhythmus vorliegt, bei dem ein elektrischer Schock indiziert ist, lösen die Geräte diesen automatisch aus.

Um einen möglichst großen Erfolg zu erreichen, muss der AED schnellstmöglich an den Patienten angeschlossen werden (*vgl. Kapitel 3.4.13*). Die Geräte sind so aufgebaut, dass sie dem Anwender Anweisungen geben, wie weiter zu verfahren ist. Dazu zählt je nach Modell auch die Ansage, wann Thoraxkompressionen durchzuführen sind. Die meisten Geräte geben mittels eines Tons die korrekte Frequenz vor.

Während der Analyse und während der Schockabgabe darf der Patient nicht angefasst werden!

Nach einer Defibrillation ist unverzüglich wieder mit der HLW zu beginnen!

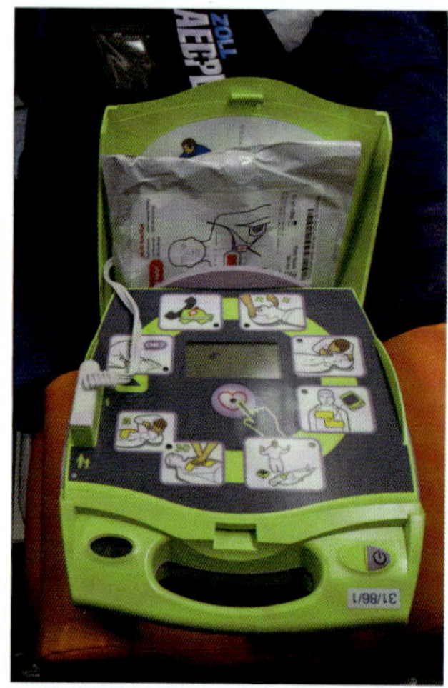

Anweisungen auf einem AED (Foto: Besch)

3.7.5 Beenden der HLW

Die HLW wird fortgeführt, bis der Rettungsdienst eintrifft. Eine regelmäßige Kontrolle von Atmung und Puls wird nicht mehr durchgeführt, die HLW wird nicht unterbrochen.

Wenn der Patient wieder Lebenszeichen (Bewegung, Husten, erkennbare Atembewegungen, Öffnen der Augen) zeigt,

- werden die Thoraxkompressionen unterbrochen,
- wird der Patient bei Bedarf assistiert beatmet,
- wird der Patient nach dem cABCDE-Schema untersucht,
- wird der Wärmeerhalt sichergestellt,
- wird der Patient in der stabilen Seitenlage gelagert,
- wird der Patient bis zum Eintreffen des Rettungsdienstes engmaschig überwacht.

Ein Abbruch der Herz-Lungen-Wiederbelebung durch den Sanitätsdienst ist nicht vorgesehen!

3.8 Wundversorgung (C)

Offene Wunden (*vgl. Kapitel 4.5.1*) müssen abgedeckt werden. Wundverbände erfüllen dabei die Aufgaben:

- Keimfreie Abdeckung (Schutz vor Verschmutzung)
- Blutstillung

Dabei bestehen Wundverbände aus einer Auflage und einer Befestigung.

> Wunden dürfen keinesfalls direkt mit dem Befestigungsmaterial in Berührung kommen!
>
> Wunden nicht mit Papiertaschentüchern abdecken!

3.8.1 Auflage

Als Auflage stehen Kompressen und Verbandtücher zur Verfügung. Kompressen werden verwendet, wenn auf die Wunde Druck ausgeübt werden soll, Verbandtücher dienen der druckfreien Abdeckung.

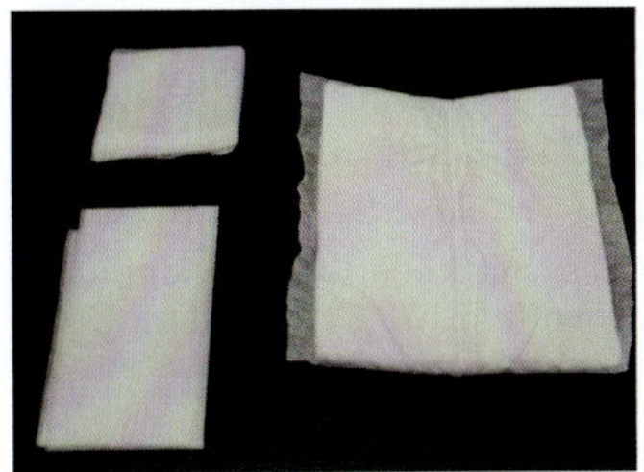

Übersicht Verbandtücher und Kompressen (Foto: Besch)

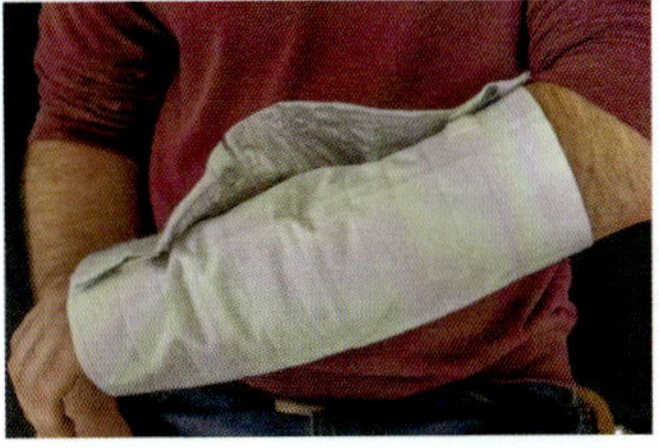

Abgedeckter Arm mit Metalline Verbandtuch (Foto: DRK Bad Marienberg)

Während Kompressen im Sanitätsdienst i. d. R. nur in der Größe 10 × 10 cm vorgehalten werden, gibt es Verbandtücher von 20 × 40 cm bis 80 × 120 cm. Spezielle Saugkompressen können bei stärkeren Blutungen verwendet werden.

Brandwunden dürfen ausschließlich mit speziellen Brandwunden-Verbandtüchern abgedeckt werden. Diese bestehen aus einem speziellen Material, welches nicht mit der Wunde verklebt und z. T. mit Aluminiumfolie bedampft ist.

Die Auflage ist steril und darf deshalb nur am Rand angefasst werden!

Regeln bei der Wundversorgung

- Wunden werden nicht mit den Fingern angefasst.
- Wunden werden nicht mit Wasser gereinigt.
- Fremdkörper werden nicht entfernt.
- Keine Anwendung von Hausmitteln wie Mehl oder Zahnpasta.

3.8.2 Befestigung

Zur Befestigung können Mullbinden, selbsthaftende Binden, Dreiecktücher und Pflasterstreifen verwendet werden.

Mit welcher Fixierung gearbeitet wird, ist grundsätzlich nur durch Verfügbarkeit des Materials und die eigenen Fähigkeiten limitiert.

Pflasterstreifen bieten sich insbesondere an Stellen an, an denen Verbände sich nur schwer realisieren lassen (z. B. Bauch, Rücken). Dabei sollte darauf geachtet werden, dass mind. 2/3 der Klebefläche auf der Haut sind.

3.8.3 Exkurs „Wundschnellverband"

Während Pflaster nur zur Fixierung von Verbandmaterial dient, ist der Wundschnellverband ein ideales Werkzeug, um kleinere Wunden zu versorgen. Er steht in vielen verschiedenen Größen und Formen zu Verfügung.

Soll der Wundschnellverband über einem Gelenk angebracht werden, empfiehlt es sich, den Trägerstoff entsprechend einzuschneiden.

Tipp:
Wenn die Ecken abgerundet werden, hält der Wundschnellverband deutlich länger – gerade an Stellen mit viel Reibung wie z. B. der Ferse.

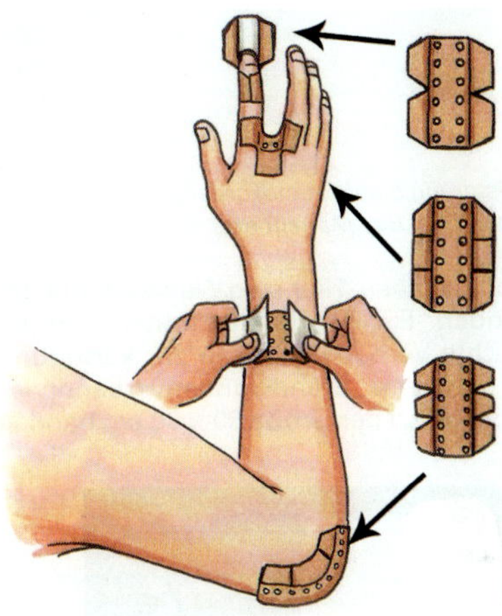

Übersicht Pflaster (Grafik: Drossel)

3.8.4 Exkurs „Verband"

Verbände werden mit Hilfe von Mullbinden und selbsthaftenden Binden befestigt. Einige Verbandtechniken können auch mit Dreiecktüchern durchgeführt werden. Selbsthaftende Binden haben den Vorteil, dass sie sich besonders für Verbände eignen, die über Gelenken verlaufen.

- → Verbände nicht zu stramm anlegen
- → auf Rotfärbung achten
- → DMS unterhalb des Verbandes prüfen

Fremdkörper müssen vor Anlage des Verbandes entsprechend umpolstert werden und dürfen keinesfalls entfernt werden!

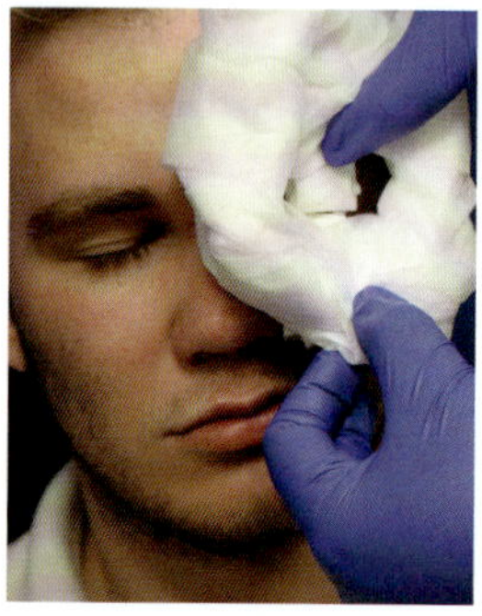

Polsterung eines Fremdkörpers (Foto: DRK Bad Marienberg)

Eine Sonderform bilden Verbandpäckchen. Hier sind Wundauflage und Binde fest miteinander verbunden. Für den Einsatz unter widrigen Bedingungen stehen wasserdichte Verbandpäckchen zur Verfügung, jedoch ist zu beachten, dass es sich beim „Brandwundenverbandpäckchen Bundeswehr", um ein Verbandtuch der Größe 60 × 80 cm handelt.

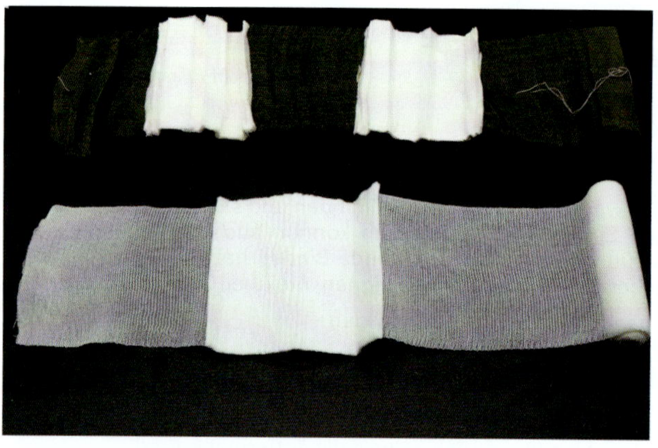

Verbandpäckchen Zivil und Bundeswehr (Fotos: Besch)

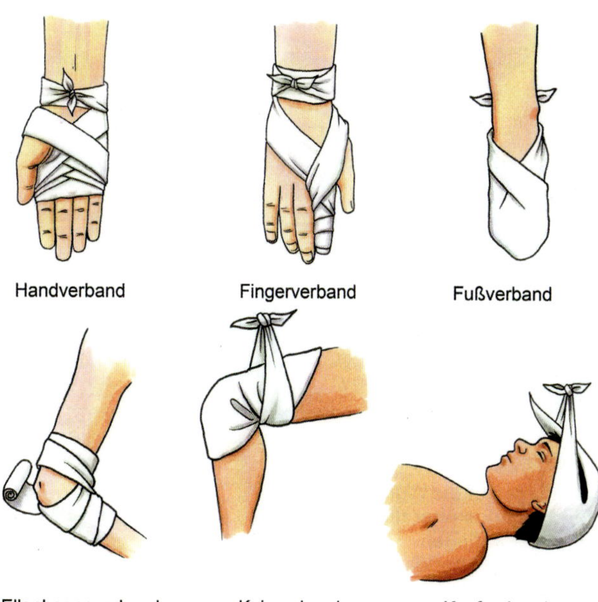

Verbandstechniken (Grafik: Drossel)

3.8.5 Druckverband

Um eine starke Blutung zum Stehen zu bringen, erfordert es einen gewissen Druck. Dieser kann zunächst durch einen Helfer, durch das Drücken von Verbandsmaterial, auf die Wunde erzeugt werden. Zur Versorgung einer solchen Wunde ist jedoch ein Druckverband erforderlich. Hierbei wird auf die Wunde mit einem Polster ein starker Druck ausgeübt, der jedoch unter dem systolischen Blutdruck liegt und somit keine Abbindung darstellt. Somit ist die Blutversorgung der Extremität noch gewährleistet und es müssen keine Schäden befürchtet werden. Für Druckverbände stehen auch spezielle Verbandpäckchen zur Verfügung.

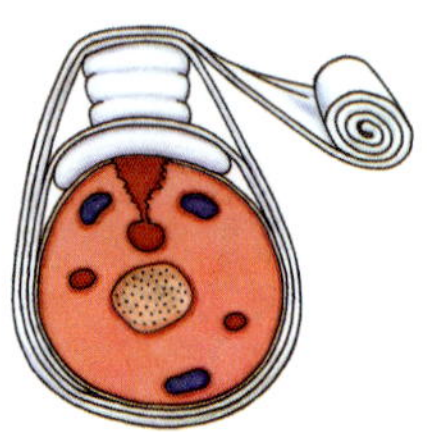

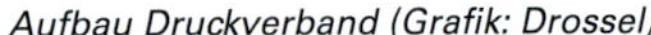

Aufbau Druckverband (Grafik: Drossel)

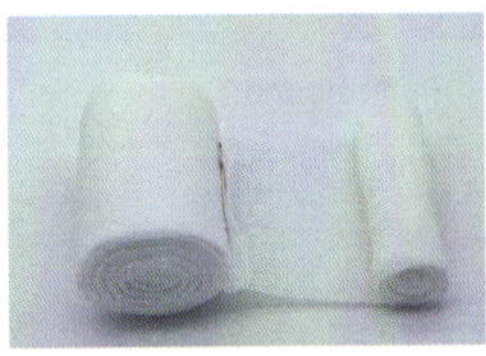

Druckverbandpäckchen (Foto: Besch)

Vorgehensweise Druckverband

- Wundauflage auf die Wunde legen
- 2–3 Bindengänge über die Wundauflage
- Druckpolster auflegen
- Restliche Binde über das Druckpolster
- Binde fixieren

Blutet ein bestehender Verband durch, so wird das Druckpolster auf die Wundauflage gelegt und erneut umwickelt.

Auf jeden Fall ist nach der Anlage des Druckverbandes an der Extremität der Puls zu prüfen, dieser muss zu tasten sein.

Druckverbände werden nicht mehr gelöst, außer es treten Zeichen einer venösen Stauung (Verfärbung, verstärkte Blutung, Schmerzen, Wärmegefühl) auf.

Wenn durch die Anlage des Druckverbandes eine Pulskontrolle nicht möglich ist, kann die Rekap-Zeit überprüft werden.

In diesem Fall ist der Druckverband zu lösen und neu anzulegen.

Das Druckpolster darf nicht saugfähig sein, da so ein Durchbluten nicht bemerkt wird.

Keinesfalls darf ein Druckverband am Hals angelegt werden.

3.8.6 Blutungskontrolle

Oberstes Ziel der eingesetzten Sanitäter muss es sein, eine äußere Blutung schnell zu erkennen und zum Stehen zu bringen. Dabei setzt man auf ein Stufenkonzept.

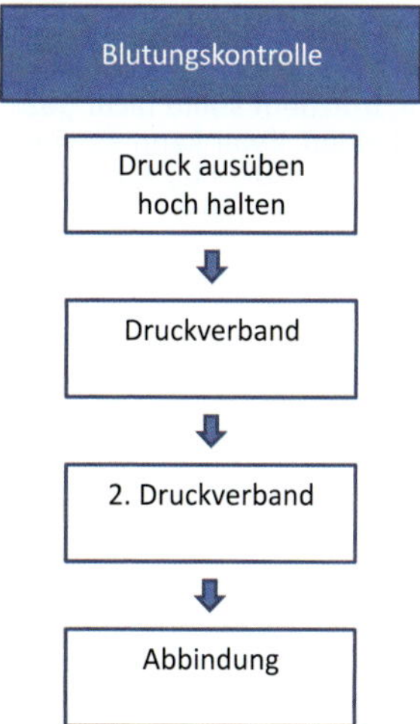

Stufenkonzept zur Blutungskontrolle (Grafik: Besch)

Zunächst wird auf die Wunde Druck ausgeübt und bei Verletzungen an Armen und Beinen diese hochgehalten. Das früher durchgeführte Abdrücken von Arterien ist mit der Einführung von Tourniquets in den Hintergrund geraten.

Führt das nicht zum Erfolg, wird ein Druckverband (*vgl. Kapitel 3.8.5*) angelegt. Führt dieses auch nicht zum Erfolg, kann auf den ersten Druckverband ein zweiter Druckverband angelegt werden.

Bei Wunden, an denen kein Druckverband angelegt werden kann, ist der Druck durch den Helfer zu erhöhen und bis zur endgültigen Versorgung aufrechtzuerhalten.

Steht die Blutung auch dann nicht oder ist auf den ersten Blick zu erkennen, dass

- es sich um eine sehr starke Blutung handelt,
- in Folge der Verletzung (Amputation, Zerfetzung) kein Verband angelegt werden kann,
- die Wunde nicht erreicht werden kann (Einklemmung),
- davon auszugehen ist, dass bei einem MANV (*vgl. Kapitel 7.1*) die Ressourcen sehr begrenzt sind,

so ist die entsprechende Extremität abzubinden.

Die Abbindung stellt eine Ultima Ratio dar, trotzdem sollte nicht gezögert werden, sich rechtzeitig dazu zu entscheiden. Zwar kann es durch die Abbindungen Komplikationen bis hin zum Verlust des Körperteils geben, die Alternative wäre der sichere Tod durch Verbluten.

> Bei Abbindungen gilt: Life for Limb (Leben vor Körperteil)!

→ Abbindungen können mit Hilfe der Blutdruckmanschette, eines Dreiecktuchs oder spezieller Tourniquets angelegt werden. Behelfsmaterial wie Gürtel, Schnüre oder Drähte dürfen nicht verwendet werden!
→ Abbindung muss sich direkt auf der Haut befinden – Kleidung entfernen.
→ Abbindung eine Handbreit über der Wunde anlegen.
→ Beim Anlegen der Abbindung unbedingt die Uhrzeit notieren.
→ Kennzeichnen, dass der Patient eine Abbindung hat.
→ Druck solange erhöhen, bis die Blutung steht und kein Puls mehr an der Extremität zu fühlen ist!
→ Einmal angelegte Abbindung nicht mehr lösen!
→ Abbindungen verursachen große Schmerzen, ebenso kann der Patient in dem Arm nichts mehr spüren – Patienten informieren!

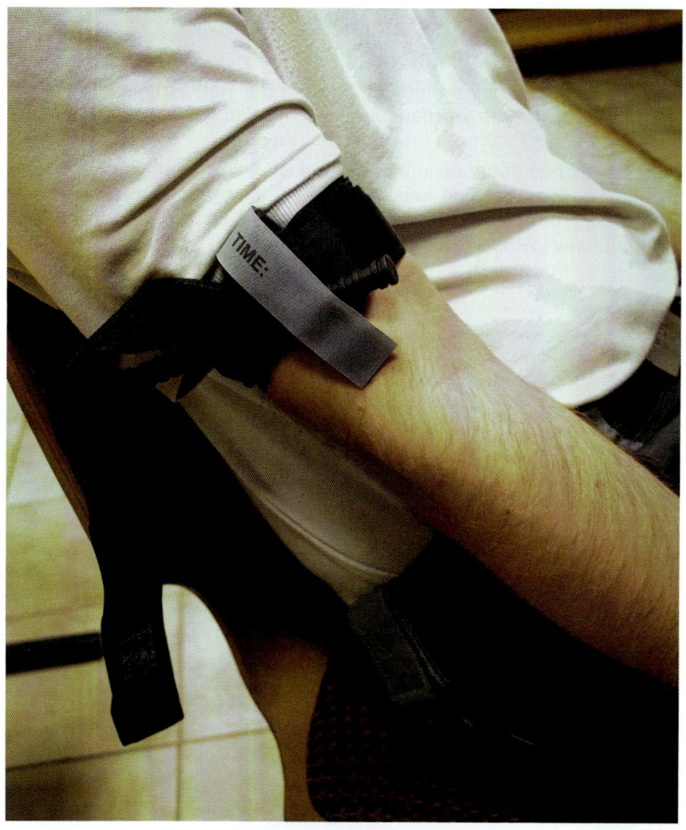

Angelegtes Tourniquet am Arm (Foto: DRK Bad Marienberg)

3

3.9 Immobilisation (A/E)

3.9.1 HWS-Immobilisation

Bei Unfällen, bei denen eine Schädigung der Halswirbelsäule (HWS) nicht ausgeschlossen werden kann (*vgl. Kapitel 4.5.9*), muss die Halswirbelsäule des Patienten immobilisiert werden.

Dabei ist es nicht ausreichend, nur eine HWS-Immobilisationsschiene anzulegen, denn Studien haben erwiesen, dass diese, je nach Modell nur ca. 60 % der Beweglichkeit einschränken. Zusätzlich muss der Kopf manuell fixiert werden.

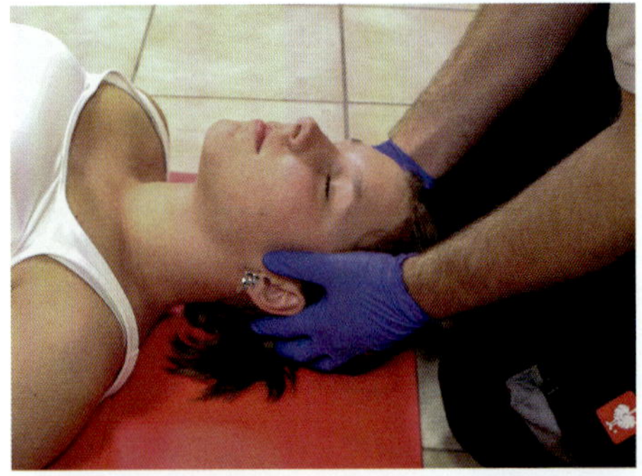

Manuelle Immobilisation der HWS (Foto: DRK Bad Marienberg)

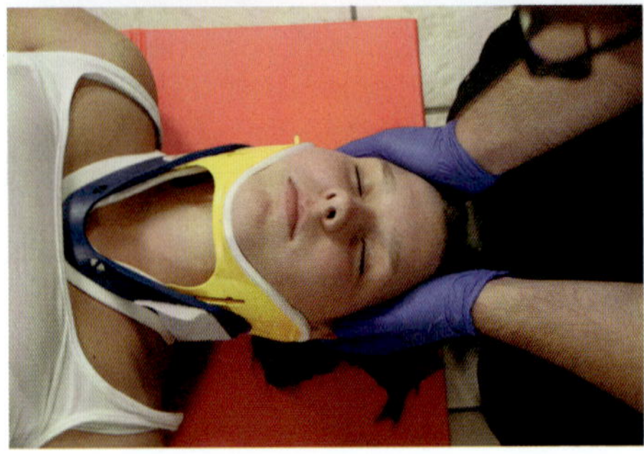

HWS-Immobilisation mit Schiene (Foto: DRK Bad Marienberg)

HWS-Schienen sind Einwegmaterial und nach Gebrauch zu entsorgen. Zum einen aus hygienischen Gründen (der zur Polsterung verwendete Schaumstoff lässt sich nur schlecht reinigen), zum anderen aus technischen Gründe. Die Plastikteile, wie Klettverschlüsse oder Riegel zur Größeneinstellung, sind nur zum Einmalgebrauch ausgelegt und können, öfters verwendet, nicht mehr ordnungsgemäß funktionieren.

Zur Übung können HWS-Schienen mehrfach verwendet werden, müssen jedoch entsprechend gekennzeichnet werden. Um Schäden an der Schiene zu vermeiden, sollten diese nicht gefaltet aufbewahrt werden.

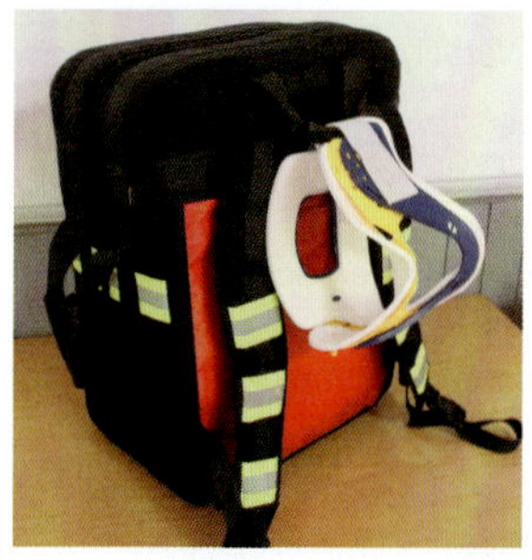

HWS-Schiene falsch am Rucksack (Foto: DRK Bad Marienberg)

HWS-Schienen schränken den Patienten in seiner Bewegungsfreiheit deutlich ein und werden deshalb als „unangenehm" wahrgenommen. Trotzdem muss die Schiene so fest wie möglich sitzen, um eine ausreichende Stabilität zu gewährleisten. Im Zweifel muss die Größe überprüft werden.

Eine nicht ausreichend fest angelegte Schiene hat dieselbe Wirkung wie keine Schiene!

Manuelle Fixierung

- Helfer kniet hinter dem Patienten.
- Helfer fasst mit beiden Händen den Kopf des Patienten und hält ihn in Neutralstellung.
- Benötigt der Helfer seine Hände, um z. B. den Patienten zu untersuchen, kann der Kopf vorübergehend mit den Knien fixiert werden.

Fixierung mit HWS-Immobilisationsschiene:

Es gibt auf dem Markt eine Vielzahl an HWS-Immobilisationssystemen, die sich

- in der Art der Anlage,
- in der Art der Größenberechnung,
- in der Bauart (Einzelgröße oder verstellbar)

unterscheiden. Aus diesem Grund stellen wir hier nur die allgemeine Vorgehensart vor:

- HWS-Schienen immer mit zwei Helfern anlegen, Helfer 1 fixiert den Kopf, Helfer 2 legt an
- Schiene überprüfen und vorbereiten (Verschluss öffnen, vorformen, Kinnauflage o. Ä. vorklappen)
- Größe abmessen
- Größe einstellen
- Kleidung, Schals o. Ä. öffnen oder ausziehen
- Schiene anlegen, dabei auf die Haare und Ohren achten

Stellt sich bei der Anlage heraus, dass die Größe falsch bemessen wurde, so wird die Schiene entfernt, die Größe neu abgemessen, eingestellt und dann wieder angelegt.

Die HWS-Schiene wird nicht am Hals des Patienten in der Größe verändert!

3.9.2 Schienen mit Vakuumschiene

Vakuumschienen werden zur Ruhigstellung der Extremitäten verwendet. Es gibt sie in verschiedenen Größen. Sie sind mit Styroporkugeln gefüllt. Wird die Luft abgesaugt, modelliert die Vakuumschiene sich an den Körper an und wird dabei hart. Die Luft wird dabei entweder mit einer Handpumpe oder mit der elektrischen Absaugpumpe abgesaugt.

Vor und nach der Anlage einer Vakuumschiene muss im betroffenen Körperteil zwingend Durchblutung, Motorik und Sensorik (DMS) geprüft werden!

Die Ergebnisse sind zu dokumentieren!

Anlegen der Vakuumschiene:

- Offene Wunden abdecken bzw. abpolstern,
- Füllung gleichmäßig verteilen,

- Schiene unter dem Körperteil platzieren,
- Schiene anmodellieren, dabei leichten Zug ausüben,
- Gurte schließen,
- Schiene absaugen, dabei Zug aufrechterhalten.

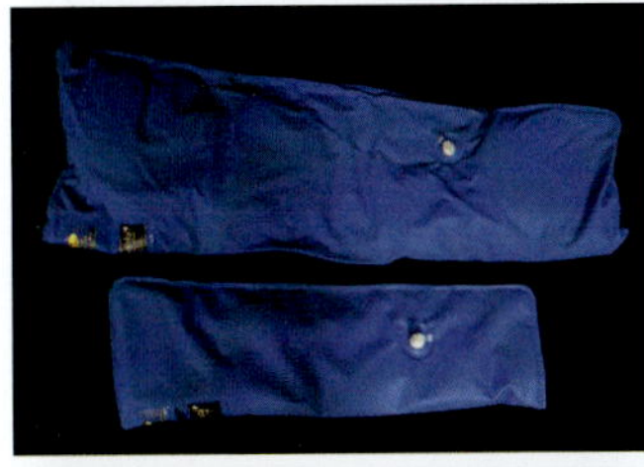

Verschiedene Vakuumschienen (Foto: DRK Bad Marienberg)

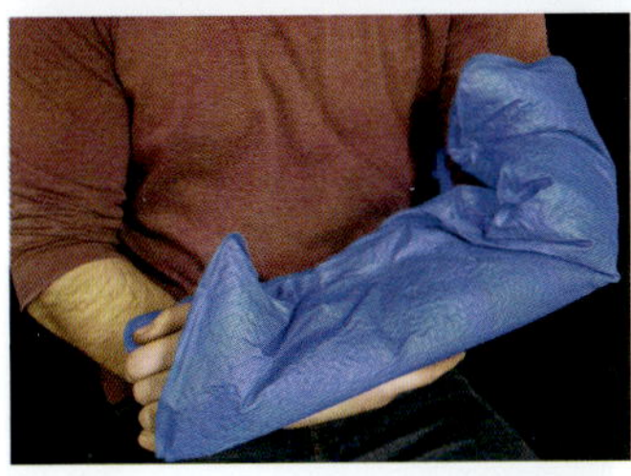

Mit Vakuumschiene versorgter Arm (Foto: DRK Bad Marienberg)

3.9.3 Schienen mit Luftkammerschiene

Luftkammerschienen stabilisieren die Extremität aufgrund der eingeblasenen Luft. Sie wurden jedoch in den letzten Jahren durch andere Schienensysteme verdrängt.

Die Anlage erfolgt analog zur Anlage von Vakuumschienen.

3.9.4 Schienen mit Alu-Polsterschienen

Diese Schienen bestehen aus einem dünnen Aluminiumblech, welches auf beiden Seiten mit einem Schaumstoff beschichtet ist. Aufgrund der Bauart lassen sich diese Schienen gut für die verschiedensten Anwendungen modellieren und bei Bedarf auch zurechtschneiden. Die Schienen werden dann mittels Dreiecktücher oder Binden fixiert.

Großer Vorteil ist die Möglichkeit der einfachen Lagerung und, dass – im Vergleich zu Vakuum- und Luftkammerschienen – keine Hilfsmittel benötigt werden. Zur Stabilisierung ist die Schiene in U-Form zu bringen.

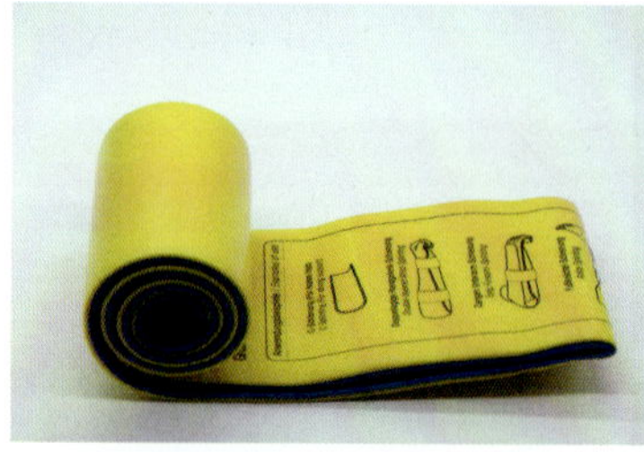

Alu-Polsterschiene (Foto: Besch)

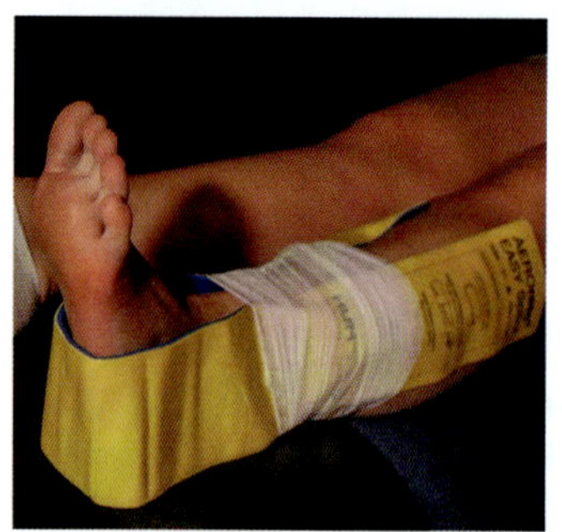

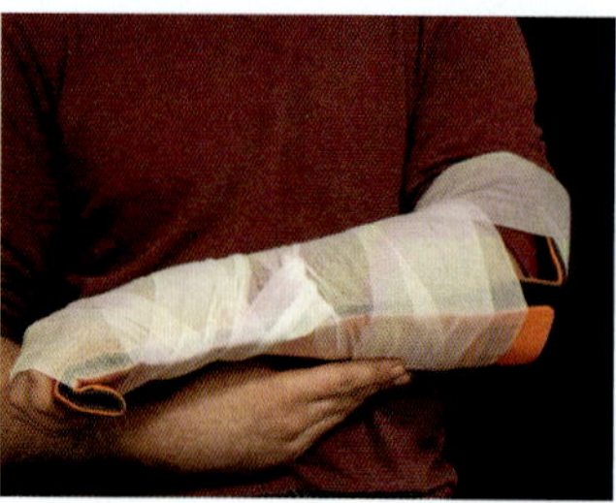

Verschiedene Anwendungen Alu-Polsterschiene (Fotos: DRK Bad Marienberg)

3.9.5 Vakuummatratze

Die Vakuummatratze wird zur Ruhigstellung großer Gelenke (Hüfte, Schulter) bis hin zur Ganzkörperimmobilisation verwendet. Vom Aufbau und Funktion sind sie identisch mit Vakuumschienen (*vgl. Kapitel 3.9.2*). Griffe erleichtern den Transport des Patienten.

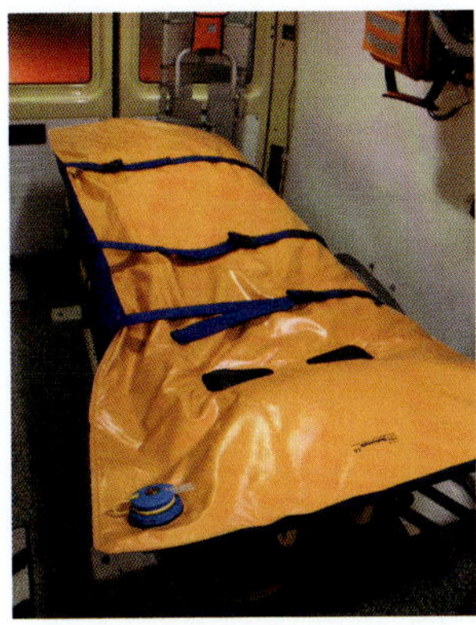

Übersicht Vakuummatratze (Foto: DRK Bad Marienberg)

Bei Vakuummatratzen gibt es verschiedene Bauarten

- mit manuellem oder automatischem Ventil,
- mit Unterteilung in mehrere Kammern,
- mit Haltebändern, die den Patienten auf der Vakuummatratze fixieren und das Anmodelieren erleichtern.

Vorbereiten der Vakuummatratze

- Vakuummatratze auf die richtige Seite legen (Ventil nach unten),
- ggf. Bebänderung öffnen,
- manuelles Ventil öffnen,
- automatisches Ventil schließen,
- Füllung gleichmäßig verteilen, Falten glattstreichen.

Im Umgang mit der Matratze kann es hilfreich sein, schon vor der Lagerung des Patienten etwas Luft abzusaugen.

Durchführen der Immobilisation

- Patient auf Vakuummatratze lagern,
- vorhandene Gurte schließen,
- Vakuummatratze an Patienten anmodellieren,
- absaugen,
- Ventil schließen.

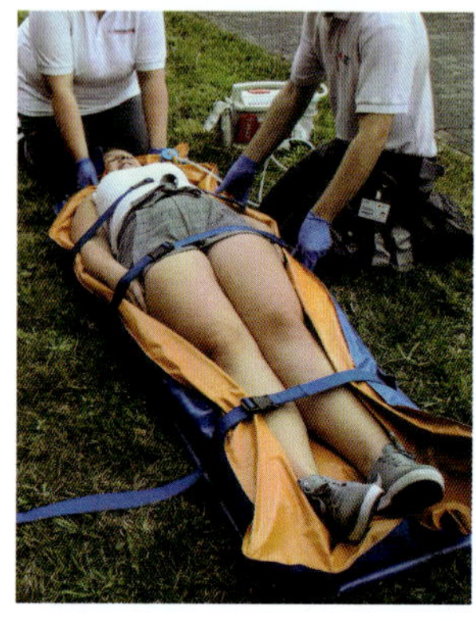

Anmodellieren der Matratze (Foto: DRK Bad Marienberg)

3.9.6 Immobilisation mit Dreiecktüchern

Mit Hilfe von Dreiecktüchern lassen sich insbesondere die Arme schnell und einfach ruhigstellen.

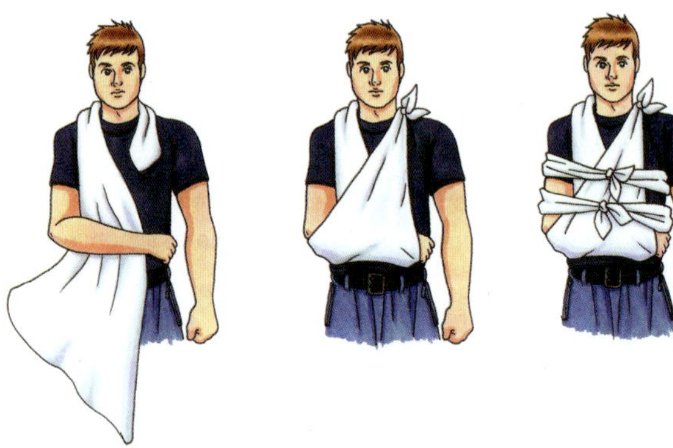

Ruhiggestellter Arm mit Dreiecktüchern (Grafik: Drossel)

3.9.7 Immobilisation auf dem Spineboard

Grundsätzliche Hinweise zum Umgang mit dem Spineboard finden sich im Kapitel 5.6.

Auf einem Spineboard lässt sich mit Hilfe eines speziellen Gurtsystems (Spinne) und einer Kopffixierung (Headblocks) der Patient vollständig immobilisieren.

Das Gurtsystem zur Immobilisation darf nicht mit den normalen Fixiergurten verwechselt werden.

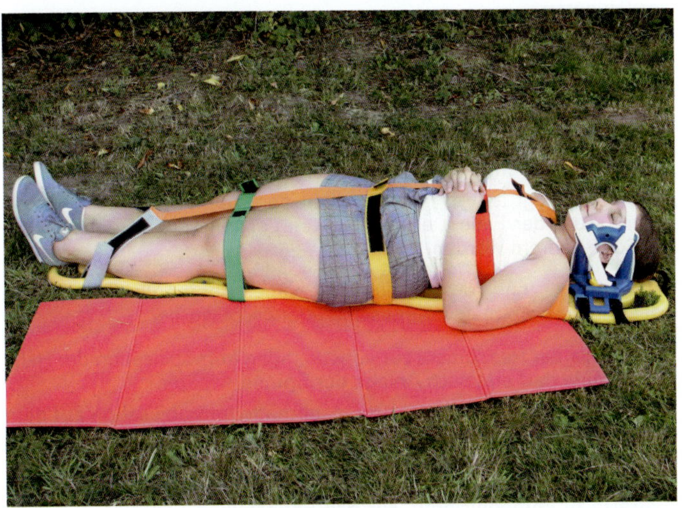

Patient mittels Spinne auf dem Spineboard fixiert (Foto: DRK BMB)

Dazu sind zwei Sanitäter erforderlich, welche auf beide Seiten des Patienten knien. Alle Maßnahmen müssen seitengleich erfolgen, um ausreichend und gleichmäßig Spannung auf das System zu bekommen. Die Gurte sind von den Schultern hin zu den Füßen anzulegen.

Die Gurtsysteme bestehen – unabhängig vom Hersteller – aus einem Y-förmigen Schultergurt und vier umlaufenden Gurten.

Positionierung der Gurte

- Schultergurte
- Erster Gurt – unter der Schulter über den Brustkorb, schräg nach oben
- Zweiter Gurt – Becken
- Dritter Gurt – oberhalb der Knie
- Vierter Gurt – Knöchel

Der Schulter- und der Brustgurt sorgen dabei für die nötige Fixierung des Patienten.

In der Praxis hat es sich bewährt, erst die Gurte anzulegen und am Spineboard zu befestigen und dann in einem zweiten Durchgang fest anzuziehen.

Beim Anlegen der Schultergurte muss der Patient aufgefordert werden einzuatmen, um eine subjektive Luftnot durch das Engegefühl im Brustkorb zu vermeiden.

Richtig angelegt ist der Patient so auf dem Spineboard vollkommen fixiert. Muss der Patient erbrechen, kann er mit dem Spineboard auf die Seite gedreht werden.

Da die Lagerung in der stabilen Seitenlage nicht möglich ist, muss der Patient besonders engmaschig überwacht werden.

Die Anlage der Headblocks zur vollständigen Immobilisation der Halswirbelsäule darf erst nach Anlage der Spinne erfolgen!

Im Moment (Ende 2019) steht die dauerhafte Immobilisation auf dem Spineboard in der Kritik. Studien haben gezeigt, dass es bei längerer Liegedauer (> 30 min) zu Schädigungen des Patienten kommen KANN. Daraus wird die Empfehlung abgeleitet, den Patienten mit der Vakuummatratze zu immobilisieren. Für den Sanitätsdienst ist diese Erkenntnis erstmal zweitrangig, weil i. d. R. es nicht zu so langen Liegezeiten kommt. Trotzdem sollte der Zeitpunkt der Umlagerung dokumentiert und in einer Übergabe erwähnt werden.

3.10 Assistenz und Vorbereitung von weiteren Maßnahmen

3.10.1 Intravenösen Zugang einrichten/Assistenz bei intravenösem Zugang

Beim intravenösem Zugang (i. v.) wird ein Kunststoffkatheter in die Vene eingeführt, um dann darüber Infusionslösungen und Medikamente verabreichen zu können.

Materialliste i. v. Zugang

- Stauband
- Venenverweilkanüle, Größe nach Ansage
- Desinfektionsmittel und Tupfer
- Abwurfbehälter
- Fixierpflaster und Binde

Vorbereitung i. v. Zugang

- Material vorbereiten
- Stauung anlegen
- Ggf. Blutzuckermessung vorbereiten
- Venenverweilkanüle anreichen

Nach erfolgreichem Zugang:

- Fixierung mit Pflaster und Binde
- Anschluss der Infusion
- Durchführen des Blutzuckertests aus dem Mandrin (*vgl. Kapitel 3.4.9*)
- Sichere Entsorgung des Stahlmandrins

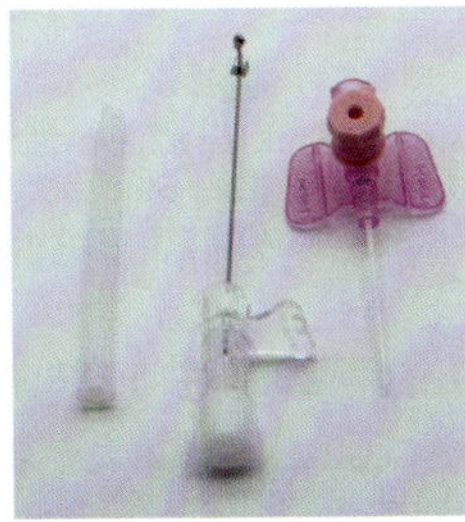

Venenverweilkatheter mit Sicherheitsmandrin (Foto: Besch)

3.10.2 Infusion vorbereiten und anschließen

Materialliste Infusion

- Kontrolle: richtige Infusionslösung, Verfalldatum, Verpackung intakt?
- Infusionsbesteck

Durchführung

- Infusionsbesteck auspacken.
- Dorn mit Tropfkammer zwischen Daumen und Zeigefinger nehmen.
- Verschlussklemme schließen.
- Abdeckung an der Infusion entfernen.
- Dorn des Infusionsbestecks in die Infusion einstecken.
- Tropfkammer 2–3-mal zusammenpressen, der Flüssigkeitsspiegel sollte ca. bei einem Drittel der Tropfkammer stehen.
- Verschluss aufdrehen.
- Wenn am Anschluss ein Tropfen Flüssigkeit austritt, ist die Infusion entlüftet und einsatzbereit.
- Darauf achten, dass die Lösung im Infusionsbesteck blasenfrei ist.
- Anschluss an der Verschlussklemme bis zur Verwendung einhängen.

Wechsel der Infusion

- Rollenklemme schließen.
- Infusionsbesteck aus der alten Infusion herausziehen und in der Hand behalten, darauf achten, nichts zu berühren.
- Infusionsbesteck in die neue Infusion stecken.
- Flüssigkeitsspiegel anpassen.
- Kontrolle des Zuflusses.

3.10.3 Medikamente vorbereiten

Die Verabreichung von Medikamenten ist Aufgabe des Arztes oder anderer, berechtigter Personen wie z. B. Notfallsanitäter. Der Sanitäter jedoch kann die Aufgabe übertragen bekommen, Medikamente vorzubereiten.

Die falsche Verabreichung von Medikamenten kann zu Komplikationen bis hin zum Tod führen!

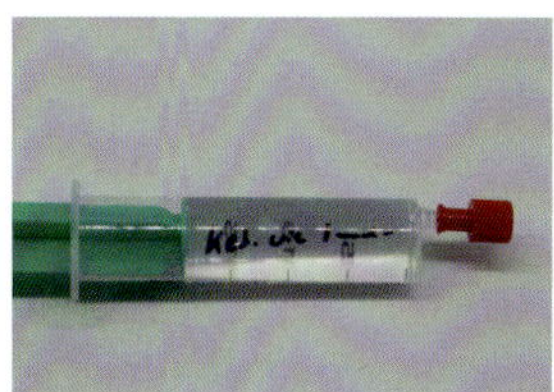

Nicht sicher beschriftete Medikamente stellen eine Patientengefährdung dar (Foto: Besch)

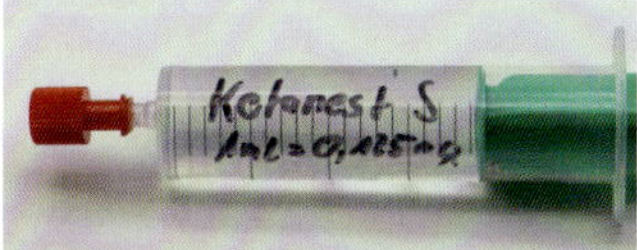

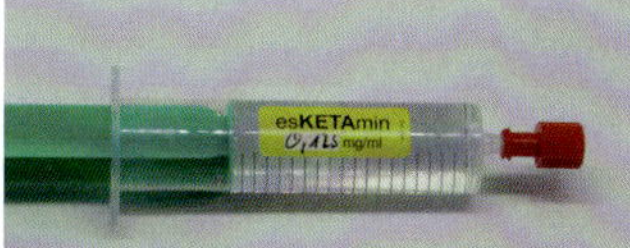

Korrekt beschriftete Spritze (Fotos: Besch)

Demzufolge ist beim Umgang damit eine erhöhte Sorgfalt an den Tag zu legen.

Sicherheitsregeln im Umgang mit Medikamenten

- Anordnungen mit Wirkstoff und Dosierung immer wiederholen.
- Bei der Entnahme immer prüfen: richtiges Medikament? Verfalldatum? Lösung klar?
- Bei Unklarheiten mit Handelsnamen und Wirkstoff: Rückfragen!
- Nach dem Aufziehen Spritze sofort beschriften.
- Nicht beschriftete Spritzen verwerfen.
- Ampullen nicht entsorgen, beim Anreichen mit vorzeigen.
- Auf Injektionsnadeln darf die Schutzkappe nicht mehr aufgesetzt werden.
- Nadeln nach Gebrauch in einem geeigneten Behälter entsorgen.

Es gibt Medikamentenaufkleber für die Beschriftung von Spritzen, diese werden leider nicht überall vorgehalten. Diese Aufkleber haben einen Vorteil im Hinblick auf die Patientensicherheit.

Die für die Medikamente erforderlichen Nadeln, Spritzen und sonstige Hilfsmittel dürfen nicht durch die Verpackung durchgebrochen werden. Die Größe der Spritze sollte sich am Inhalt der Ampulle orientieren.

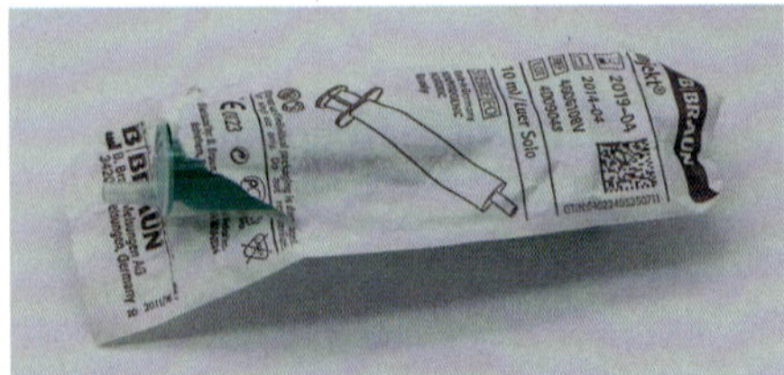

Spritzen und Ähnliches niemals so aus der Verpackung drücken (Foto: Besch)

Umgang mit Brechampullen aus Glas

- Gegen den Ampullenkopf klopfen, um dort befindliche Lösung nach unten zu bringen.
- Wenn vorhanden, den farbigen Punkt am Ampullenkopf nach vorne drehen.
- Ampullenkopf mit einem Tupfer fassen und nach hinten wegbrechen.

Medikamente in Ampullen werden mit einer Kanüle aufgezogen. Die im Rettungsdienst verbreitete Methode, das Medikament ohne Kanüle aus der Ampulle zu entnehmen, stellt eine Unfall- und eine Infektionsgefahr dar und ist deshalb für den Sanitätsdienst nicht geeignet. Wenn das Medikament nicht unmittelbar nach der Vorbereitung verabreicht wird oder nur eine Teilmenge davon, ist die Spritze mit einem Verschlusskonus zu verschließen.

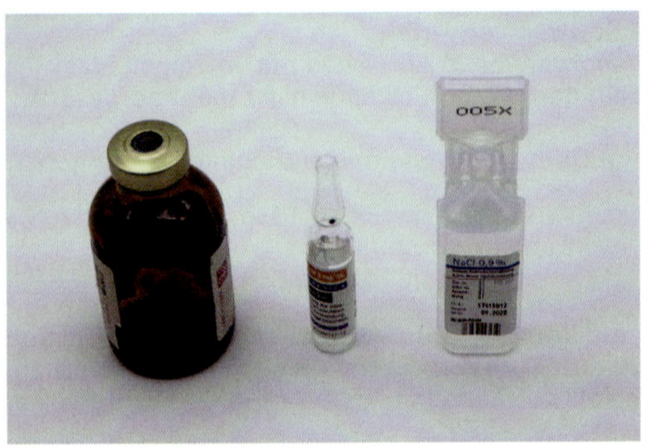

Verschiedene Arten von Ampullen (Foto: Besch)

Medikamente in Durchstechampullen lassen sich unterscheiden in

- Medikamente, bei denen eine Trockensubstanz aufgelöst werden muss,
- Medikamente, die in größeren Mengen vorgehalten werden.

Trockensubstanz

- Prüfen: Richtiges Medikament? Richtiges Lösungsmittel?
- Lösungsmittel aufziehen.
- Neue Kanüle aufsetzen.
- Kappe an der Trockenampulle öffnen.
- Gummistopfen nicht berühren – Hygiene!
- Spritze mit Lösungsmittel in die Trockenampulle stecken, Lösungsmittel einspritzen.
- Ampulle leicht schwenken, damit der Wirkstoff sich auflöst – dabei Spritze in der Ampulle belassen.
- Spritze und Ampulle umdrehen.
- Lösung wieder aufziehen.
- Spritze von der Nadel abziehen, beschriften.

Großampullen

- Nach Möglichkeit Entnahmehilfe verwenden.
- Bei der Verwendung von Einmalkanülen vorher die Menge Luft in die Ampulle drücken, die als Wirkstoff benötigt wird.
- Ist abzusehen, dass öfters von dem Medikament etwas benötigt wird, kann die Kanüle in der Ampulle verbleiben und zwischen den Injektionen mit einem Verschlusskonus verschlossen werden.

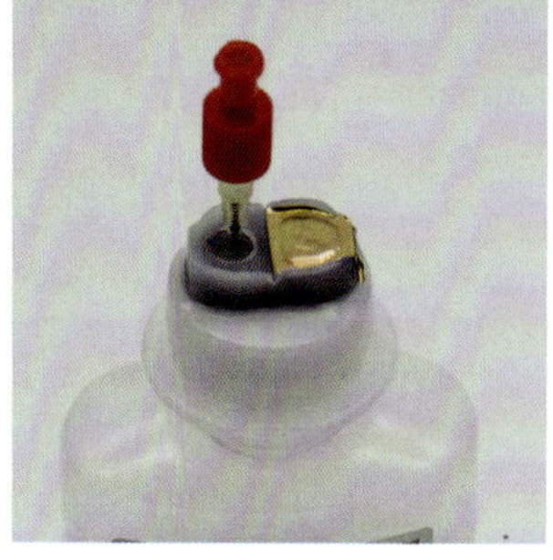

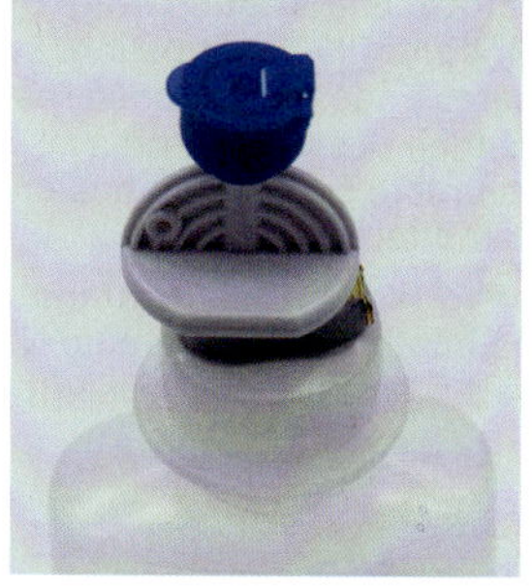

Medikamentenentnahme aus Großampulle (Fotos: Besch)

3.10.4 Intubation vorbereiten und assistieren

Bei der endotrachealen Intubation wird ein Tubus unterhalb des Kehlkopfs in die Luftröhre eingeführt und dort blockiert. Somit sind die Atemwege sicher gegen Aspiration geschützt.

Sie findet Anwendung

3

- bei der Herz-Lungen-Wiederbelebung,
- bei Patienten mit eingeschränktem Bewusstsein und
- im Rahmen der Narkose.

Eine endotracheale Intubation wird durch einen Notarzt, einen Rettungsassistenten oder einen Notfallsanitäter vorgenommen. Der Sanitäter bereitet die Intubation vor und assistiert dabei.

Material Intubation

- Tubus in angesagter Größe,
- Laryngoskop und angesagter Spatel,
- Stethoskop, CO_2-Messung, Bakterienfilter und Beatmungsbeutel bereitlegen,
- Tubusfixierung,
- Gleitmittel,
- Blockerspritze und Führungsstab, sofern kein Komplettset verwendet wird.

Vorbereitung Intubation

- Absaugpumpe bereitmachen (*vgl. Kapitel 3.6.4*).
- Tubus in angesagter Größe bereitlegen, Kontrolle Verpackung und Verfallsdatum.
- Spatel in angesagter Größe und Laryngoskop-Griff zusammensetzen, Kontrolle der Funktion.
- Oberes Ende der Tubus-Verpackung öffnen.
- Dichtheit des Cuffs prüfen.
- Das untere Ende des Tubus und den Führungsstab mit reichlich Gleitmittel benetzen.

Um auf Vorkommnisse während der Intubation reagieren zu können, sollten Endotrachealtuben eine Nummer größer und kleiner sowie ein Tubus als Ersatz in der angesagten Größe bereitgehalten werden!

Assistenz bei der Intubation

- Laryngoskop anreichen,
- Tubus anreichen,
- Druck auf Kehlkopf ausüben, um die Intubation zu erleichtern,
- Tubus blocken,
- Führungsstab entfernen, dabei Tubus festhalten,
- Beatmungsbeutel mit Filter und CO_2-Messung anschließen,
- Stethoskop dem Intubierenden auf die Ohren setzen,
- Bei der Kontrolle:
  - Entweder das Stethoskop von Punkt zu Punkt führen
  - oder bei jedem Punkt einen Atemhub mit dem Beutel geben.
- Tubus fixieren.

Hinweis:

Alle Maßnahmen dürfen nur nach Aufforderung des Intubierenden erfolgen.

Nach der Fixierung wird der Patient entweder weiter mit dem Beatmungsbeutel beatmet oder an das Beatmungsgerät angeschlossen.

3

3.11 Sonstige Maßnahmen

3.11.1 Wärmeerhalt

Der Wärmeerhalt dient der Stabilisierung und Regulierung der Körpertemperatur (*vgl. Kapitel 4.7.4*). Dazu können Rettungsdecken, Einwegdecken aus Papier oder Mehrwegdecken aus Wolle oder Fleece-Material verwendet werden. Bei Mehrwegdecken müssen die Aufbereitung und Desinfektion nach Benutzung sichergestellt werden.

Gehfähige Patienten sollten bei entsprechender Witterung in ein geheiztes Fahrzeug gebracht werden. Patienten, die auf dem Boden liegen, sollten auf eine Trage gelagert werden.

Patienten können mit Hilfe von Halogenstrahlern gewärmt werden, dies funktioniert insbesondere gut bei eingeklemmten Personen.

3.11.2 Hilfestellung beim Erbrechen

Erbrechen kann aus einer Vielzahl von Ursachen herrühren. Für den Patienten besteht die große Gefahr, dass Erbrochenes in die Atemwege gelangt.

Für den Sanitäter gilt es die Situation direkt zu erkennen und sofort zu handeln.

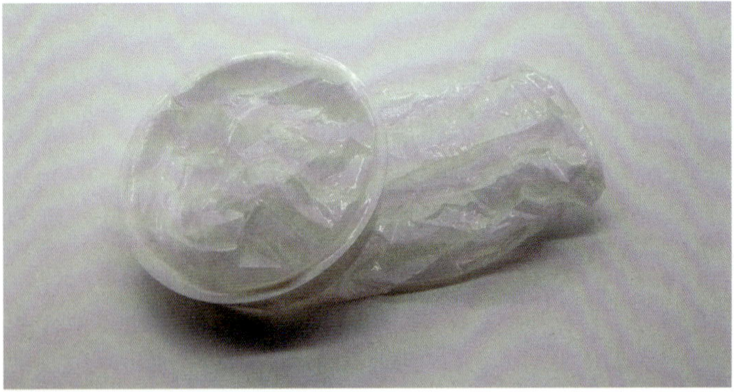

Einwegbrechbeutel (Foto: Besch)

Bewusstseinsklare Patienten

- Patienten ggf. aufrichten.
- Geeignetes Hilfsmittel anbieten (Brechbeutel, Eimer).
- Darauf achten, dass das Erbrochene abläuft.
- Patienten anleiten, gleichmäßig zu weiter zu atmen.
- Lange Haare ggf. zurückhalten.
- Patienten ein Tuch für die Reinigung anbieten.

Bewusstseinseingetrübte Patienten

- Wenn nicht geschehen: Patienten sofort in die Seitenlage drehen,
- Mund öffnen,
- absaugen/ausräumen.

Immobilisierte Patienten

- Spineboard/Vakuummatratze, Schleifkorb auf die Seite drehen,
- Mund öffnen,
- absaugen/ausräumen.

Die ungefähre Menge und das Aussehen des Erbrochenen müssen dokumentiert werden. Eine Aufbewahrung, mit dem Ziel, es später im Krankenhaus vorzuzeigen, ist nur im Ausnahmefall (z. B. unklaren Vergiftungen) erforderlich.

Das Erbrechen ist eine psychische Belastung für den Patienten, bei dem Ekel und Scham eine Rolle spielen.

Um diese Belastung zu verringern:

- Jegliche abwertenden Kommentare sind zu unterlassen.
- Da es auch für den Sanitäter eklig sein kann, heißt es hier Contenance zu halten und Patienten den Ekel nicht merken zu lassen!
- Dem Patienten sollte nach dem Erbrechen die Gelegenheit gegeben werden, sich das Gesicht zu reinigen.
- Verschmutzte Kleidung sollte anschließend, wenn möglich, ausgezogen werden.

Die Vorgehensweise, bei dem einem Patienten beim Erbrechen das T-Shirt über die Nase gezogen wird, damit er nur sich und nicht die Umgebung mit Erbrochenem verunreinigt, ist deshalb abzulehnen!

3.11.3 Eisbehandlung

Bei Prellungen und Verstauchungen (*vgl. Kapitel 4.5.2*), aber auch bei Insektenstichen ist die sofortige und nachhaltige Eisbehandlung erforderlich. Die Eisbehandlung führt zu einer Schmerzlinderung und verhindert bzw. reduziert eine Schwellung.

Offene Wunden und Brandwunden dürfen nicht mit Eis gekühlt werden!

Im Sanitätsdienst bieten sich Einwegkältekompressen als Hilfsmittel zur Kühlung an. Diese werden aktiviert, indem der innenliegende Beutel mit Wasser aufgedrückt wird. Das Wasser reagiert mit dem Salz und es entsteht Kälte.

Gelkompressen, welche im Gefrierschrank eingefroren werden, können nur dann verwendet werden, wenn eine Möglichkeit zum Gefrieren besteht (z. B. in einer Unfallhilfsstelle). Eissprays haben zu wenig tiefgehende Kühlung und zu viele mögliche Nebenwirkungen, um eine sichere Anwendung im Sanitätsdienst zu finden. Steht sonst keine Möglichkeit zur Verfügung, kann auch auf mit kaltem Wasser getränkte Tücher zurückgegriffen werden. Der Kühleffekt ist jedoch bei weitem nicht so ausgeprägt.

Wegen der Gefahr möglicher Erfrierungen muss sich zwischen Haut und Kühlkompresse immer eine Auflage (Kompresse, Dreiecktuch, Handtuch) befinden. Unter Umständen kann die Kühlkompresse auch mit einer Binde fixiert werden.

4 Medizin

Im folgenden Kapitel werden wichtige Krankheitsbilder und deren Versorgungsstrategie beschrieben. Die einzelnen Krankheitsbilder sind nach einem einheitlichen Aufbau konzipiert. Zunächst wird die Krankheitslehre vorgestellt, hier halten wir es bewusst einfach. Anschließend folgen die Versorgungsschritte und Besonderes zu den einzelnen Krankheitsbildern.

4.1 Einsätze Herz-Kreislauf

4.1.1 Anatomie und Physiologie

Herz:

Fangen wir mit dem Organ schlechthin an. Ohne dieses Organ wird Leben ziemlich schwierig, eigentlich unmöglich. Ich spreche vom Herzen, schlägt dieses nicht, wird kein Blut durch den Körper gepumpt, was bedeutet, es erfolgt keine Versorgung der anderen Organe mit Sauerstoff und Nährstoffen, sowie keine Entsorgung der Abfallprodukte. Damit haben wir die Hauptaufgabe bereits besprochen.

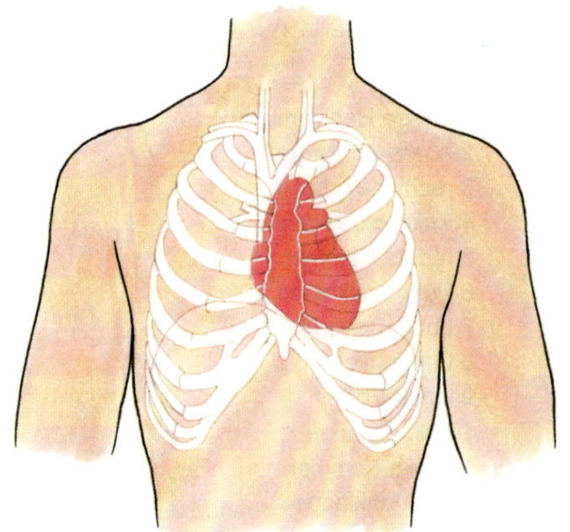

Lage des Herzens im Thorax (Grafik: Drossel)

Das Herz

- liegt im Thorax (Brustkorb),
- hinter dem Sternum (Brustbein),
- und dort zu ca. 1/3 links und 2/3 rechts des Sternums,
- Größe wie die Faust des Patienten,
- Gewicht ca. 300–350 g.

Das Herz ist ein muskulöses Hohlorgan, welches aus spezieller Muskulatur besteht. Das Aussehen wird meistens mit einem abgestumpften Kegel verglichen. Wenn wir uns die Lage genauer ansehen, dann grenzt das Herz an folgende Strukturen:

- Vorne an die Rückseite des Sternums (Schwertfortsatz)
- Seitlich an den rechten und linken Lungenflügel
- Hinten an Ösophagus (Speiseröhre) und Aorta
- Oben an die großen Gefäßstämme
- Unten an das Diaphragma (Zwerchfell)

Das Herz ist in eine rechte und linke Herzhälfte aufgeteilt. Getrennt sind diese beiden durch das Septum (Herzscheidewand). Jede der Herzhälften hat ein Atrium (Vorhof) und einen Ventrikel (Kammer), dies sind Hohlräume, in denen sich das Blut sammelt, um weiter gepumpt zu werden. Zwischen den Atrien und Ventrikeln liegen Klappen, damit Blut nicht in die Atrien zurückläuft. Dies sind sog. Segelklappen. Auch sind die Ventrikel und die weiterführenden Gefäße mit Klappen getrennt, diese heißen Taschenklappen.

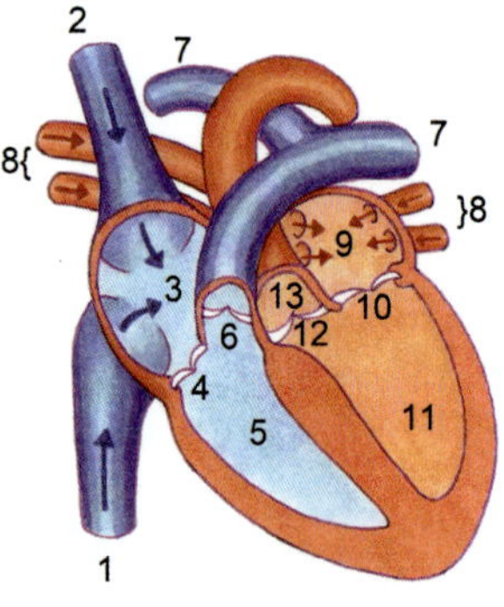

1 untere Hohlvene
2 obere Hohlvene
3 rechter Vorhof
4 Trikuspidalklappe
5 rechte Kammer
6 Pulmonalklappe
7 Lungenarterie
8 Lungenvenen
9 linker Vorhof
10 Mitralklappe
11 linke Kammer
12 Aortenklappe
13 Aorta

Aufbau des Herzens (Grafik: Drossel)

Die Arbeit des Herzens besteht aus verschiedenen Aktionsphasen.

Füllphase	Diastole	Blut strömt aus dem Vorhof in die Kammer, dafür sind die Segelklappen geöffnet.
Anspannungsphase	Systole	Alle Klappen sind geschlossen und die Muskulatur im Ventrikel spannt sich an.
Austreibungsphase	Systole	Die Taschenklappen öffnen sich und das Blut strömt in die Gefäße.
Erschlaffungsphase	Diastole	Alle Klappen sind geschlossen und der Druck im Ventrikel nimmt so lange ab, bis die Füllphase startet.

Um zu verstehen, wie es das Herz schafft, koordiniert zu pumpen, müssen wir uns das Reizbildungs- und Reizleitungssystem anschauen. Dieses System hat verschiedene Eckpunkte, die wichtig sind zu wissen. Wir haben einen Taktgeber, den Sinusknoten. Dieser gibt uns die Herzfrequenz vor. Nach dem Sinusknoten kommt der AV-Knoten. Entweder wird hier der Reiz einfach weitergeleitet oder der AV-Knoten kann zum zweiten Taktgeber werden, wenn der erste ausfällt. Danach kommt das His-Bündel, dann die Tawaraschenkel, danach folgen die Purkinje-Fasern und dann die Muskulatur des Herzens, welche die Kontraktion (das Zusammenziehen) durchführt. Im Folgenden noch einmal eine Übersicht mit den Eckpunkten und deren Eigenfrequenzen, falls der darüber liegende Taktgeber ausfällt.

Struktur	**Eigenfrequenz**
Sinusknoten	60–80/min
AV-Knoten	40–60/min
His-Bündel	20–40/min
Tawaraschenkel	10–30/min
Purkinjefasern	10–30/min

Die Durchblutung des Herzens findet über die Herzkranzgefäße statt. Diese liegen, wie der Name schon sagt, wie ein Kranz um das Herz herum. Bei den Herzkranzgefäßen (Koronarien) gibt es eine Einteilung in Koronararterien und -venen. Was Venen und Arterien sind, wird im weiteren Verlauf des Buches erläutert. Grundsätzlich gibt es zwei Hauptäste der Koronarien, links und rechts. Diese entspringen direkt hinter der Aortenklappe in der Aorta. Die Koronarvenen münden in den rechten Vorhof.

Das Herz besteht aus verschiedenen Wänden. Eine Schicht, die innen liegt, (Endokard), eine Muskelschicht (Myokard) und eine Schicht außen (Epikard). Zusätzlich liegt das Herz noch in einem sog. Herzbeutel (Perikard).

Kreislaufsystem:

Das Herz pumpt das Blut durch die Blutgefäße, um Nährstoffe und Sauerstoff zu den Zellen zu bringen und Abfallstoffe abzutransportieren.

Das Kreislaufsystem ist in zwei Komponenten aufgeteilt. Zum einen gibt es den Körperkreislauf, dieser versorgt den Körper mit Sauerstoff. Zum anderen ist der Lungenkreislauf vorhanden, dieser ist dafür zuständig, das nun „verbrauchte" und sauerstoffarme Blut wieder mit Sauerstoff anzureichern und zum Herzen zurückzuführen.

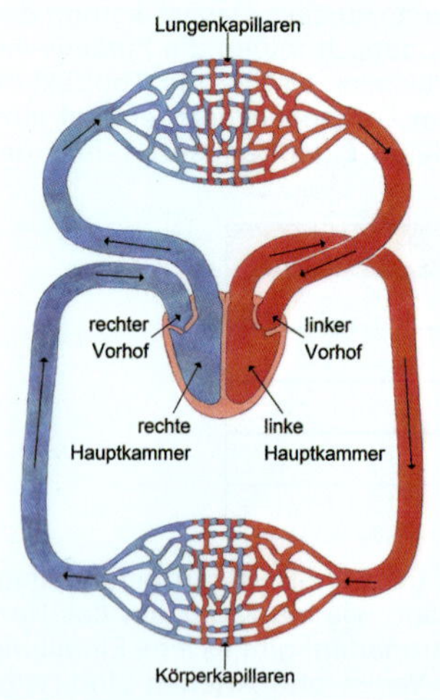

Lungenkreislauf/Körperkreislauf (Grafik: Drossel)

Wir haben in unserem Kreislaufsystem drei verschiedene Arten von Blutgefäßen.

Arterien	Venen	Kapillare
Führen das Blut vom Herzen weg	Führen Blut zum Herzen hin	Sind die Verbindungen zwischen Arterien und Venen
Führen sauerstoffreiches Blut im Körperkreislauf und sauerstoffarmes Blut im Lungenkreislauf	Führen sauerstoffarmes Blut im Körperkreislauf und sauerstoffreiches Blut im Lungenkreislauf	Sind mit Mischblut gefüllt Hier findet der Gasaustausch statt
Haben eine dickere Muskelschicht und können die Windkesselfunktion abbilden	Haben Venenklappen, um das Blut zurück zum Herzen zu führen	
Kleine Arterien heißen Arteriolen	Kleine Venen heißen Venolen	

Der Weg des Blutes durch den Körper verläuft wie folgt:

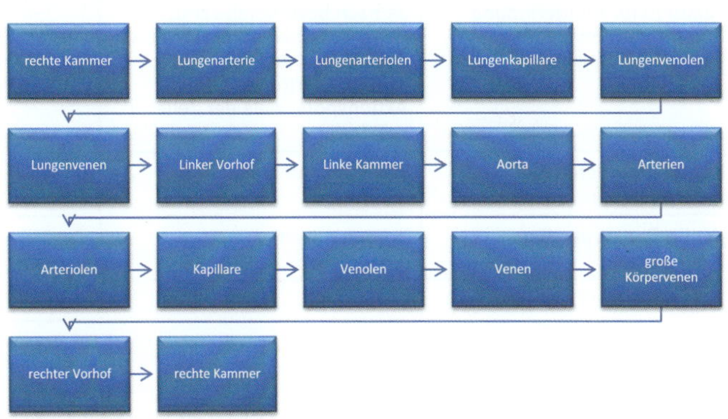

Weg des Bluts (Grafik: Handwerker)

4

Blut ist unser Lebenssaft, der eine Vielzahl von Aufgaben übernimmt.

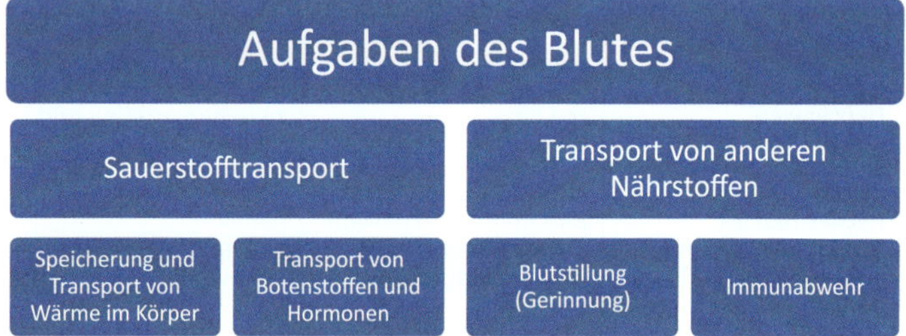

Aufgaben des Blutes (Grafik: Handwerker)

Bestandteil	Aufgabe	Anteil
Wasser	Fließfähigkeit des Blutes steuern	Ca. 55 %
Faktoren für Blutgerinnung und Immunabwehr, Fette, Elektrolyte, Hormone	Je nach Bestandteil verschiedene Aufgaben. Z. B. Hormone, Steuerung von Prozessen im Körper, Elektrolyte für die Aktionspotenziale der Zelle zuständig.	
Rote Blutkörperchen (Erythrozyten)	Transport von Sauerstoff	Ca. 43 %
Weiße Blutkörperchen (Leukozyten)	Immunabwehr	Ca. 2 %
Blutplättchen (Thrombozyten)	Gerinnung	

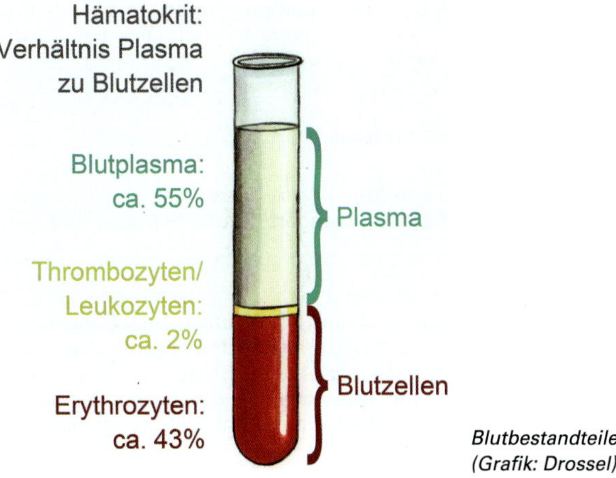

Blutbestandteile (Grafik: Drossel)

4.1.2 Akutes Koronarsyndrom – ACS

Krankheitslehre:

ACS:

Das akute Koronarsyndrom (ACS = acute coronary syndrom) ist ein Sammelbegriff für ein Erkrankungsspektrum, dazu gehören:

- instabile Angina pectoris
- NSTEMI
- STEMI

Der Begriff dient als Arbeitsdiagnose.

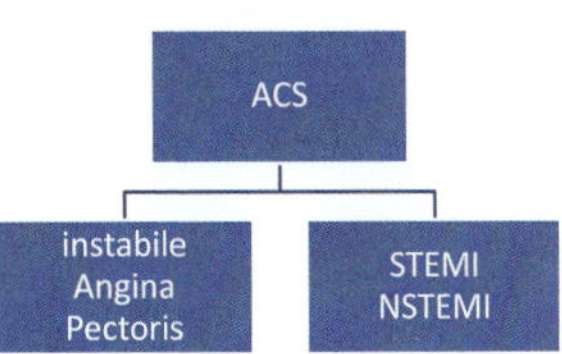

Übersicht Definition ACS (Grafik: Besch)

Möglicherweise verändert sich die Einteilung zwischen STEMI und NSTEMI (s. u.) zu OMI (okklusiver Myokard Infarkt). Dies hat für die Arbeit als Sanitäter jedoch keine Relevanz.

Instabile Angina pectoris

Die instabile Angina pectoris umfasst:

- Jeden erstmaligen Anfall
- Jeden Anfall, der in Ruhe auftritt
- Jeden Anfall, der sich negativ verändert (Dauer, Schwere und Häufigkeit)

Angina pectoris

Durch ein chronisch verengtes Herzkranzgefäß kann in einer Belastungssituation der benötigte Sauerstoffbedarf nicht aufrechterhalten werden. Dadurch entstehen retrosternale (hinter dem Brustbein) Schmerzen, diese können sich in der Qualität unterscheiden. Sie reichen von einem diffusen thorakalen Unwohlsein bis hin zu einem Erstickungsgefühl.

NSTEMI und STEMI

Beides sind Formen des akuten Herzinfarkts (Myokardinfarkts). Hierbei verschließt sich ein Herzkranzgefäß. Das dahinterliegende Gewebe wird nicht mehr mit Sauerstoff versorgt und stirbt ab. Dies bedeutet, dass der Herzmuskel in diesem Bereich seine Arbeit nicht mehr verrichten kann. Dadurch entstehen auch hier retrosternale Schmerzen.

NSTEMI: bedeutet nicht-ST-Hebungs-Myokardinfarkt. Hierbei zeigt sich im EKG nicht die typische ST-Strecken-Hebung.

STEMI: bedeutet ST-Hebungs-Myokardinfarkt. Hierbei zeigen sich im EKG typische Veränderungen vor allem in der ST-Strecke.

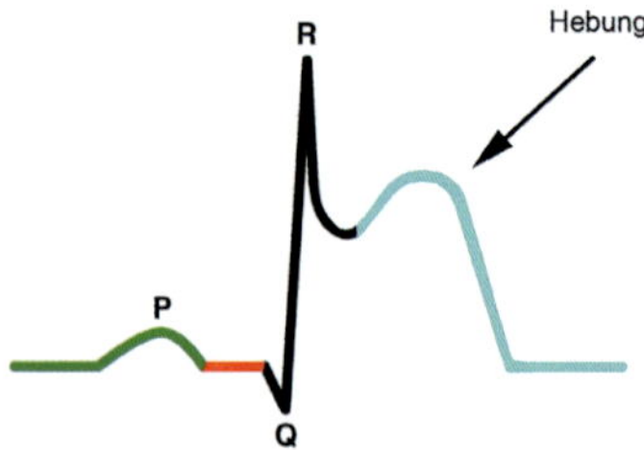

STEMI im EKG (Grafik: Drossel)

Risikofaktoren für einen Myokardinfarkt:

- Alter
- Männlich
- Rauchen
- Ungesunde Ernährung
- Bewegungsmangel
- Stress
- Übergewicht
- Diabetes mellitus
- Bluthochdruck

Symptome:

- Retrosternale Schmerzen
  - Unterschiedlicher Ausdehnung
- Schmerzen ausstrahlend in linken Arm, Oberbauch, Rücken und Kiefer möglich
- Brustenge
- Übelkeit
- Atemnot
- Todesangst

Langjährig Erkrankte an Diabetes mellitus können einen sog. „stummen Infarkt" erleiden. Durch die Schädigung von Nervenenden können Schmerzen vermindert auftreten oder sogar fehlen. Als Symptom kann sich bei diesen Patienten ein neu aufgetretenes Unwohlsein zeigen.

Maßnahmen:

- Einschätzung:
  - Patient mit C-Problem und kritisch
  - Rettungsdienst alarmieren
- Untersuchung und Versorgung nach cABCDE
- Anamnese:
  - SAMPLE + OPQRST
  - Angina pectoris in der Vorgeschichte?
  - Risikofaktoren vorhanden?
  - Myokardinfarkt in der Vergangenheit?
- Sauerstoffgabe nur bei Hypoxie (SpO_2 < 90 %) Zielsättigung bei 95 %

- Lagerung: Oberkörper erhöht (wenn keine Hypotonie)
- Beengende Kleidung öffnen (Krawatte, BH etc.)
- Psychosoziale Betreuung (versuchen, den Patienten zu beruhigen, um weiteren Stress zu vermindern)
- Vitalwerte regelmäßig kontrollieren
- Wenn vorhanden
  - EKG anlegen und ausdrucken
  - i. v. Zugang und Infusion vorbereiten
- Strukturierte Übergabe an den Rettungsdienst
- Hilfe bei weiterer Versorgung durch den Rettungsdienst
- Dokumentation und Aufbereitung der Materialien

4.1.3 Schock

Krankheitslehre:

Der Schock ist ein generalisiertes Missverhältnis zwischen vorhandenem und benötigtem Sauerstoff.

Es gibt unterschiedliche Formen und Arten des Schocks.

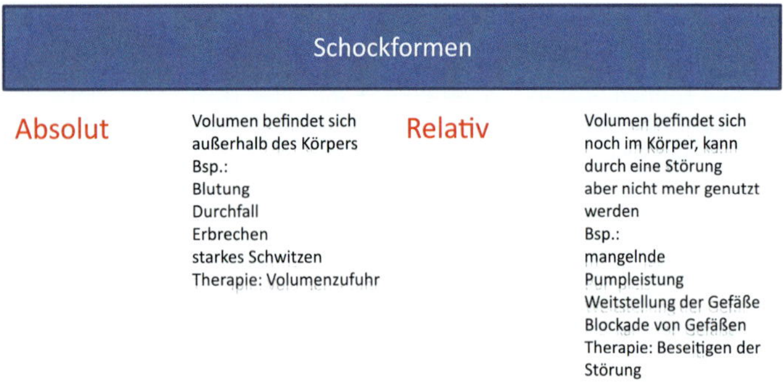

Schockformen (Grafik: Besch)

Lange Zeit wurde der Schock in fünf Arten unterteilt:

Hypovolämischer Schock	Bei dieser Schockform liegt die Ursache bei fehlendem Volumen in den Blutgefäßen. Dies kann Blut oder große Mengen an Schweiß, Durchfall oder Erbrechen sein.
Anaphylaktischer Schock	Schwerste Form der anaphylaktischen Reaktion. Hierbei finden verschiedene Prozesse im Körper statt, die die Gefäße weitstellen und gleichzeitig durchlässig machen.
Spinaler Schock	Der neurogene Schock hat als Ursache z. B. bei einer Verletzung des Gehirns oder Rückenmarks. Hierbei fehlen neuronale Funktionen, um die Gefäße eng zu stellen.
Septischer Schock	Diese Form entsteht durch eine Sepsis o. Ä. Erkrankungen. Durch große Anzahl von Erregern werden verschiedene Mechanismen im Körper in Gang gebracht, die eine Schocksymptomatik hervorrufen.
Kardiogener Schock	Durch einen Schaden am Herzen kann bei dieser Form die Pumpleistung vermindert werden und so eine Schocksymptomatik hervorgerufen werden.

In den letzten Jahren hat sich ein neues System zur Differenzierung etabliert:

Volumenmangel-Schock	Es liegt ein absoluter Mangel an Volumen vor	Große Blutung Starker Durchfall Starkes Schwitzen
Kardiogener Schock	Durch mangelnde Pumpleistung des Herzens kann nicht genug Volumen in den Kreislauf gepumpt werden	Akutes Coronar Symptom Herzinsuffizienz
Distributiver Schock	Es liegt ein relativer Mangel an Volumen vor, weil die Gefäße weit gestellt sind oder Flüssigkeit durch die Wände der Blutgefäße treten kann.	Allergischer Schock Neurogener Schock Septischer Schock
Obstruktiver Schock	Durch eine Blockade vom Herz oder von den großen Gefäßen kann nicht genug Volumen zur Verfügung gestellt werden	Spannungspneumothorax Vena Cava Syndrom Lungenembolie Herzbeuteltamponade

Symptome:

- Kardinalsymptome des Schocks:
  - hohe Herzfrequenz (Tachykardie)
  - erniedrigter Blutdruck (Hypotonie)
- Tachypnoe (schnelle Atmung)
- kalter und klebriger Schweiß
- Durstgefühl
- Blässe (Achtung bei Anaphylaxie)
- Zyanose (Blaufärbung der Haut)
- verlängerte Recap-Zeit

Beim spinalen Schock kann sich die Haut, durch die Weitstellung der Gefäße, trotzdem warm und trocken anfühlen!

Maßnahmen:

- Einschätzung:
  - Diese Patienten haben zunächst ein C-Problem
  - Kritischer Patient
  - Rettungsdienst
- Untersuchung und Versorgung nach cABCDE
- Anamnese
  - SAMPLE und OPQRST
- Geeignete Maßnahmen je nach Schockform ergreifen, z. B. Blutung stillen, Allergen entfernen, Immobilisation
- Lagerung: ggf. Schocklage
- Sauerstoff hochdosiert 15 l/min über eine Sauerstoffmaske
- Wärmeerhalt
- Psychische Betreuung des Patienten
- Vitalwerte regelmäßig kontrollieren
- Wenn vorhanden
  - EKG anlegen und ausdrucken
  - i. v. Zugang und Infusion vorbereiten
- Strukturierte Übergabe an den Rettungsdienst
- Mithilfe bei der Versorgung des Patienten durch den Rettungsdienst
- Dokumentation und Aufbereitung der Materialien

Hinweise zur Durchführung der Schocklage siehe Kapitel 3.5.3.

4.1.4 Synkope

Krankheitslehre:

Eine Synkope ist eine kurze Bewusstlosigkeit aufgrund einer Minderdurchblutung des Gehirns durch eine kurzzeitige, reversible Blutverteilungsstörung. Grund für eine Synkope kann eine Vielzahl von Ursachen sein. In der erweiterten medizinischen Versorgung unterscheidet man verschiedene Arten von Synkopen. Dies ist für den Einsatz als Sanitäter jedoch von keiner großen Bedeutung.

Eine Synkope ist nur ein Symptom, keine Ursache!

Symptome:

- Vor der Synkope: Blässe, Sehstörungen, Schwindel
- Kurzzeitige Bewusstlosigkeit
- Tonusverlust der Muskulatur oder Zucken der Muskulatur (konvulsive Synkope)
- Kein Zungenbiss, kein Einnässen
- Herzfrequenz tachykard oder bradykard
- I. d. R. rasche Erholung

Maßnahmen:

- Einschätzung:
  - C-Problem
  - I. d. R. nicht kritisch
  - Bei fehlender Besserung durch Basismaßnahmen sollte der Rettungsdienst hinzugezogen werden
  - Immer Abklärung durch den Arzt
- Untersuchung und Versorgung nach cABCDE
- Anamnese:
  - SAMPLE und OPQRST
- Je nach Bewusstseinszustand Seitenlage oder Flachlagerung ggf. Schocklage
- Sauerstoffgabe nur bei Hypoxie (dann liegt ein anderes Problem zugrunde)
- Abklärung der Ursache (Blutzuckertest, EKG, Anamnese)
- Psychosoziale Betreuung
- Versorgung von Verletzungen durch den Sturz z. B. SHT (*vgl. Kapitel 4.5.4*)
- Vitalwerte regelmäßig kontrollieren

- Wenn vorhanden und nötig
  - EKG anlegen und ausdrucken
  - i. v. Zugang und Infusion vorbereiten
- Ggf. strukturierte Übergabe an den Rettungsdienst
- Ggf. Hilfe bei weiterer Versorgung durch den Rettungsdienst
- Dokumentation und Aufbereitung des Materials

4.1.5 Akute Herzinsuffizienz

Krankheitslehre:

Eine akute Herzinsuffizienz ist eine Minderleistung des Herzens aus verschiedenen Gründen. Daraus resultieren entweder Stauung in die vor dem Herzen liegenden Gefäße oder ungenügende Auswurfleistung des Herzens.

Gründe, die zum Auslösen einer akuten Herzinsuffizienz führen können u. a. akuter Myokardinfarkt, Lungenembolie, Hochdruckkrise, aber auch Herzklappenfehler sein.

Symptome:

- Atemnot, auch in Ruhe
- Zyanose
- Blasse und möglicherweise feuchte Extremitäten
- Die Herzfrequenz kann rhythmisch oder arrhythmisch und tachykard oder bradykard sein
- Je nach der Seite des Herzens, auf der die Insuffizienz auftritt, können spezifische Symptome auftreten:
  - rechts: gestaute Halsvenen, Ödeme in den Beinen oder der Flanke
  - links: Husten ohne erkennbaren Anlass, Lungenödem

Maßnahmen:

- Einschätzung
  - C-Problem
  - Kritisch
  - Rettungsdienst
- Untersuchung und Versorgung nach cABCDE
- Anamnese:
  - SAMPLE und OPQRST
- Sauerstoffgabe bei SpO_2 < 95 % oder subjektiver Atemnot oder Zyanose

- Lagerung: Oberkörper erhöhte Lagerung; bei Lungenödem und Bluthochdruckkrise Oberkörper erhöht und Extremitäten nach unten
- Ggf. unblutiger Aderlass
- Psychosoziale Betreuung
- Vitalwerte regelmäßig kontrollieren
- Wenn vorhanden
  - EKG anlegen und ausdrucken
  - i. v. Zugang und Infusion vorbereiten
- Strukturierte Übergabe an den Rettungsdienst
- Hilfe bei weiterer Versorgung durch den Rettungsdienst
- Dokumentation und Aufbereitung des Materials

4.1.6 Hypertensiver Notfall

Krankheitslehre:

Der hypertensive Notfall ist die Kombination aus extrem hohem Blutdruck und einem oder mehrerer Begleitsymptome. Auch hier gibt es eine Vielzahl von Ursachen.

Symptome:

- Kopfschmerzen
- Schwindel
- Erbrechen
- Ohrensausen
- Nasenbluten
- Hochroter Kopf
- Hypertonie
- Unspezifische Symptome, die einem anderen Notfallbild ähnlichsehen; z. B. neurologische Ausfälle

Maßnahmen:

- Einschätzung:
  - C-Problem, ggf. B-Problem oder D-Problem
  - Kritisch
  - Rettungsdienst
- Untersuchung und Versorgung nach cABCDE
- Anamnese
  - SAMPLE und OPQRST
- Sauerstoffgabe bei SPO_2 < 95 % oder subjektiver Atemnot oder Zyanose

- Lagerung: Oberkörper erhöht und Extremitäten nach unten; bei Bewusstlosigkeit – Seitenlage
- Ggf. unblutiger Aderlass
- Psychosoziale Betreuung
- Vitalwerte regelmäßig kontrollieren
- Wenn vorhanden
  - EKG anlegen und ausdrucken
  - i. v. Zugang und Infusion vorbereiten
  - Strukturierte Übergabe an den Rettungsdienst

4.1.7 Aortenaneurysma

Krankheitslehre:

Ein Aneurysma ist eine Aussackung eines arteriellen Gefäßes. Durch diese Aussackung kann es zu einem Riss kommen, der zu einer unkontrollierten Blutung in den Körper führen kann. Bei Rissen der Bauchschlagader (Aorta) kann der Blutverlust in kürzester Zeit tödlich sein, Aneurysmen im Kopf führen zu Hirnblutungen. Aorten-Aneurysmen können im thorakalen und im abdominellen Abschnitt der Aorta auftreten.

Symptome:

- Thorakal:
  - Oft Rückenschmerzen
  - Neurologische Ausfälle möglich
  - Blutdruckdifferenz zwischen linkem und rechtem Arm möglich
  - Pulsdefizit (Unterschied zwischen im EKG angezeigter Herzfrequenz und gemessenem peripheren Puls) möglich
- Abdominal:
  - Bauchschmerzen, die in den Rücken, Flanken oder Leisten ausstrahlen können
  - Ggf. Pulsierender „Tumor“ tastbar
  - Eingeschlafene Beine möglich
- Schocksymptomatik möglich

Maßnahmen:

- Einschätzung:
  - C-Problem; D-Problem kann möglich sein
  - Zeitkritischer Patient
  - Rettungsdienst

- Kein Abdrücken der Aorta und keine Manipulation des Bauches!
- Untersuchung und Versorgung nach cABCDE
- Anamnese:
  - SAMPLE und OPQRST
- Lagerung: liegend, Bewegungsverbot!
- Sauerstoffgabe hochdosiert
- Psychosoziale Betreuung
- Vitalwerte regelmäßig kontrollieren
- Wenn vorhanden
  - EKG anlegen und ausdrucken
  - i. v. Zugang und Infusion vorbereiten
- Strukturierte Übergabe an den Rettungsdienst
- Mithilfe bei Versorgung durch den Rettungsdienst
- Dokumentation und Aufbereitung des Materials

4.1.8 Lungenembolie

Krankheitslehre:

Durch verschiedene Ursachen bedingter Verschluss einer Lungenarterie. Durch den Verschluss einer Lungenarterie wird der Druck in der Lunge und nachliegend des Herzens erhöht. Dadurch entsteht eine Erhöhung der Nachlast. Das Herz versucht, stärker zu pumpen, um das Blut entgegen des Drucks weiter zu führen. Durch den Rückstau des Blutes kann sich die Kammer nicht richtig entleeren und die Herzscheidewand wird nach links verschoben. Dies hat weitere kardiovaskuläre Auswirkungen.

Risikofaktoren:

- Umfangreiche Operationen
- Frakturen größerer Knochen (Hüfte, Femur)
- Hüft-TEP
- Lungenerkrankung
- Kontrazeptivaeinnahme, Hormonersatztherapie
- Maligne Tumore
- Schwangerschaft
- Gerinnungsstörungen
- Lange Zeiten der Bewegungseinschränkung (Flugreise)

Symptome:

- Husten
- Atemnot

- Zyanose
- Gestaute Halsvenen
- Schmerzen im Rücken (oft unter dem Schulterblatt)
- Synkope
- Tachypnoe
- Tachykardie
- Zyanose
- Schwindel
- Schweißausbruch

Maßnahmen:

- Einschätzung:
  - C-Problem
  - Kritisch
  - Rettungsdienst
- Untersuchung und Versorgung nach cABCDE
- Anamnese:
  - SAMPLE + OPQRST
  - Abfrage Risikofaktoren (s. o.)
- Lagerung: Oberkörper erhöht
- Sauerstoffgabe hochdosiert 15 l/min über Maske
- Psychosoziale Betreuung
- Vitalwerte regelmäßig kontrollieren
- Wenn vorhanden
  - EKG anlegen und ausdrucken
  - i. v. Zugang und Infusion vorbereiten
- Strukturierte Übergabe an den Rettungsdienst
- Hilfe bei Versorgung durch den Rettungsdienst
- Dokumentation und Aufbereitung des Materials

4.1.9 Venöser Gefäßverschluss

Krankheitslehre:

Verschluss einer Vene durch ein Blutgerinnsel (Thrombus). Betroffen sind in vielen Fällen die Beinvenen. Durch den Verschluss kann in dieser Vene kein Blut zurück zum Herzen fließen und es staut sich zurück in Richtung Kapillare. Eine große Gefahr bei großen Gefäßen ist die Verschleppung des Thrombus. Dies könnte zu einer Lungenembolie führen.

Symptome:

- Schmerzen, Linderung durch Hochlagerung
- Druckgefühl
- Rötung
- Zunehmend warme Haut
- Örtliche Zyanose möglich
- Schwellung

Maßnahmen:

- Einschätzung:
  - C-Problem
  - Kritisch
  - Rettungsdienst
- Untersuchung und Versorgung nach cABCDE
- Anamnese:
  - SAMPLE und OPQRST
- Lagerung: grundsätzlich liegend, die betroffene Extremität erhöht und abgepolstert sowie Bewegungsverbot
- Sauerstoffgabe bei SpO_2 < 95 % oder subjektiver Atemnot oder Zyanose
- Psychosoziale Betreuung
- Vitalwerte regelmäßig kontrollieren
- Wenn vorhanden
  - EKG anlegen
  - i. v. Zugang und Infusion vorbereiten
- Strukturierte Übergabe an den Rettungsdienst
- Hilfe bei weiterer Versorgung durch den Rettungsdienst
- Dokumentation und Aufarbeitung des Materials

4.1.10 Arterieller Gefäßverschluss

Krankheitslehre:

Verschluss einer Arterie. Daraus resultiert ein Gewebeabschnitt, der nicht mit Blut versorgt wird. Bilden sich keine Umgehungskreisläufe aus, droht das Gewebe abzusterben.

Symptome:

- Schmerz, der plötzlich einsetzt
- Fehlen des peripheren Pulses
- Gefühlsstörungen

- Blasse und kühle Haut
- Lähmungserscheinungen

Maßnahmen:

- Einschätzung:
  - C-Problem
  - Kritisch
  - Rettungsdienst
- Untersuchung und Versorgung nach cABCDE
- Anamnese:
  - SAMPLE und OPQRST
- Lagerung: liegend und die betroffene Extremität hängt herab und wird abgepolstert
- Psychosoziale Betreuung
- Vitalwerte regelmäßig kontrollieren
- Wenn vorhanden
  - EKG anlegen und ausdrucken
  - i. v. Zugang und Infusion vorbereiten
- Strukturierte Übergabe an den Rettungsdienst
- Hilfe bei der Versorgung durch den Rettungsdienst
- Dokumentation und Aufbereitung der Materialien

4.1.11 Herz-Kreislauf-Stillstand

Krankheitslehre:

Bei einem Herz-Kreislauf-Stillstand kommt die Blutzirkulation zum Erliegen. Der Grund dafür ist ein Ausfall der Pumpfunktion des Herzens. Es gibt elektrophysiologisch gesehen, vier verschiedene Arten von Herz-Kreislauf-Stillständen und eine ganze Reihe von möglichen Ursachen.

Die ERC, der europäische Rat für Wiederbelebung, definiert als mögliche reversible (behebbare) Ursachen (4 H – HITS):

- Hypoxie
- Hypovolämie
- Hypothermie
- Hypo-Hyperkaliämie
- Herzbeuteltamponade
- Intoxikation
- Thromoboembolie
- Spannungspneumothorax

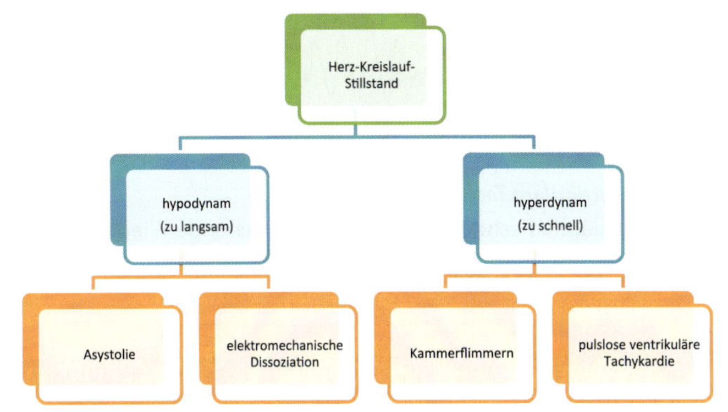

Formen des Herz-Kreislauf-Stillstandes (Grafik: Besch)

Asystolie:

Hierbei erzeugt das Herz keinerlei elektrische Aktivität, sodass auch kein Herzschlag stattfinden kann.

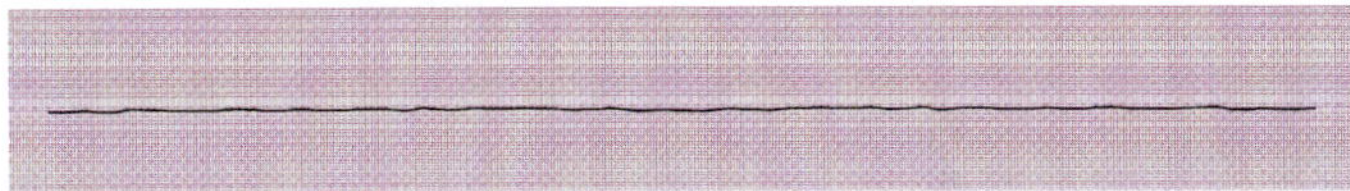

EKG-Bild Asystolie (Grafik: Drossel)

Elektromechanische Dissoziation:

Hierbei handelt es sich um die Entkopplung von elektrischer und mechanischer Aktivität des Herzens. Im EKG ist eine Aktivität zu sehen, jedoch findet kein Auswurf des Herzens statt. Das EKG-Bild kann die Form jedes gesunden EKG-Bildes annehmen.

Kammerflimmern:

Beim Kammerflimmern findet im Herzen keine gerichtete elektrische Aktivität statt. Der Herzmuskel wird so zu einer unkoordinierten Kontraktion gezwungen, da viele Zentren elektrischer Aktivität vorhanden sind, so kann das Herz kein Blut auswerfen.

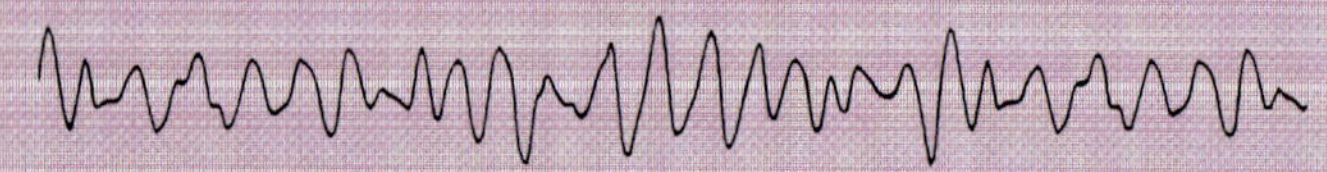

EKG-Bild Kammerflimmern (Grafik: Drossel)

Pulslose ventrikuläre Tachykardie:

Das Herz schlägt so schnell, dass keine ausreichende Wiederbefüllung der Herzkammern möglich ist. Dadurch findet auch kein Auswurf statt. Der Kreislauf kommt zum Erliegen.

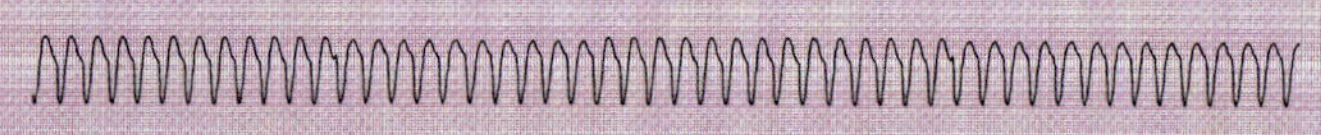

EKG-Bild pulslose ventrikuläre Tachykardie (Grafik: Drossel)

Die Defibrillation hilft nur bei hyperdynamen Herz-Kreislauf-Stillständen.

Eine Vorstellung der Defibrillation ist der Neustart der elektrischen Aktivität des Herzens. Alle Herzzellen werden auf einmal entladen, dadurch soll die unkontrollierte Tätigkeit beendet werden und der Sinusknoten als Taktgeber wieder die Aktivität vorgeben.

Die Durchführung der Herz-Lungen-Wiederbelebung wird im Kapitel 3.7.1 beschrieben.

Symptome:

- Bewusstlosigkeit mit Atemstillstand

Maßnahmen:

- Einschätzung:
  - BCD-Problem
  - Kritisch
  - Rettungsdienst
- Herz-Lungen-Wiederbelebung
- Anlage AED
- Sicherung Atemweg

- Beatmung
- Hilfe bei weiterer Versorgung durch den Rettungsdienst
- Dokumentation und Aufbereitung der Materialien

Aufgrund der ständigen Weiterschreibung der Leitlinien zur Reanimation (i. d. R. alle 5 Jahre) möchten wir darauf hinweisen, dass man sich auf dem Laufenden halten sollte, wie der aktuelle Ablauf ist.

Die Basisreanimation besteht aus 30 Thoraxkompressionen und zwei Beatmungen im Wechsel. Zusätzlich sollte so früh wie möglich ein AED eingesetzt werden. Dieser hat die Möglichkeit, einen Herz-Kreislauf-Stillstand zu unterbrechen, bei dem eine zu schnelle Herzaktion vorliegt.

4

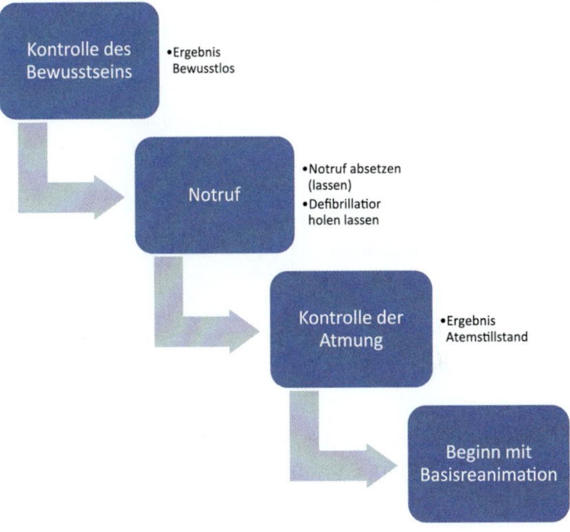

Ablauf Reanimation (Grafik: Handwerker)

4.2 Einsätze Atmung

4.2.1 Anatomie und Physiologie

Die Atmung ist für den Austausch von Gasen zuständig. Am Ende des Atemweges sitzen die Alveolen. Diese sind dazu da, Sauerstoff in die Blutbahn zu bringen und Kohlendioxid aus der Blutbahn heraus zu lassen. In den Atemwegen findet durch den Atemvorgang ein Austausch der Luft statt, sodass immer genügend Sauerstoff in der Lunge ist, um den Bedarf des Körpers abzudecken. Hier wird in innere und äußere Atmung unterteilt.

Innere Atmung: Zellatmung, der Prozess, bei dem an der Zelle Sauerstoff und Kohlendioxid ausgetauscht wird.

Äußere Atmung: Prozess des Gasaustausches an der Alveole sowie der Austausch der Luft in der Lunge.

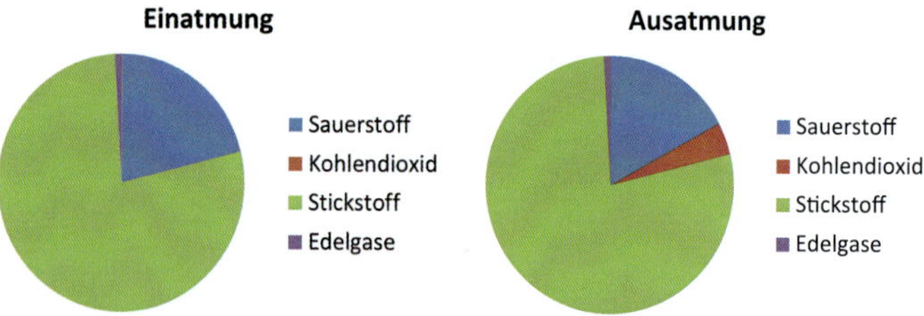

Zusammensetzung Atemluft (Grafik: Handwerker)

Das Diagramm zeigt, dass lediglich 4 % des Sauerstoffes für die Atmung genutzt wird. Da die innere Atmung schon bei einem Sauerstoffgehalt von 14 % ausreichend funktioniert, ist auch die Atemspende Mund-zu-Nase/Mund erfolgreich.

Der Atemweg beginnt an der Nase und endet an den Alveolen. In der folgenden Grafik sind die Etappen des Atemweges aufgeführt.

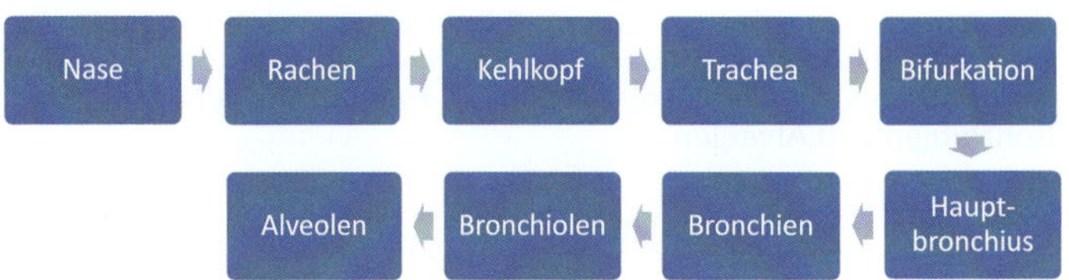

Übersicht der Etappen des Luftwegs (Grafik: Handwerker)

Die Nase ist dafür zuständig, die Luft zu reinigen und anzuwärmen, ebenso findet hier die erste Immunabwehr statt. Der Kehlkopf (Laryx) ist zum Schutz der Trachea da. Beim Schluckakt verschließt der Kehldeckel (Epiglottis) die Trachea. So kann z. B. kein Speisebrei in die Luftröhre gelangen. Die zweite Aufgabe des Laryx ist die Stimmbildung.

Etappe	Aufgabe und Informationen
Nase	Anwärmen, anfeuchten grob reinigen
Rachen	Weiterleiten der Luft
Kehlkopf (Laryx)	Schutz der Luftröhre z. B. vor Speisebrei Stimmbildung
Luftröhre (Trachea)	Weiterleitung der Luft Trachea ist 10–12 cm lang
Bifurkation	Teilung der Bronchien in zwei Hauptstämme; linker und rechter Hauptbronchus für jeweils linken und rechten Lungenflügel Linker Hauptbronchus ist steiler als der rechte, da er auf der linken Seite des Herzens liegt
Hauptbronchien bis Bronchiolen	Weiterleitung der Luft Transport von Fremdstoffen Richtung Rachen
Alveolen	Hier findet der Gasaustausch statt

Die Atemwege werden in obere und untere Atemwege eingeteilt. Die oberen umfassen Nase (Mund) und Rachen. Zu den unteren Atemwegen gehören Laryx, Trachea, Bifurkation, Hauptbronchien, Bronchien, Bronchiolen und Alveolen.

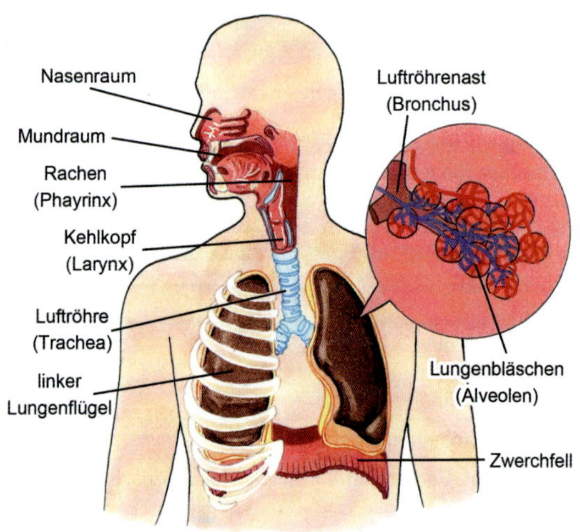

Übersicht Atemwege (Grafik: Drossel)

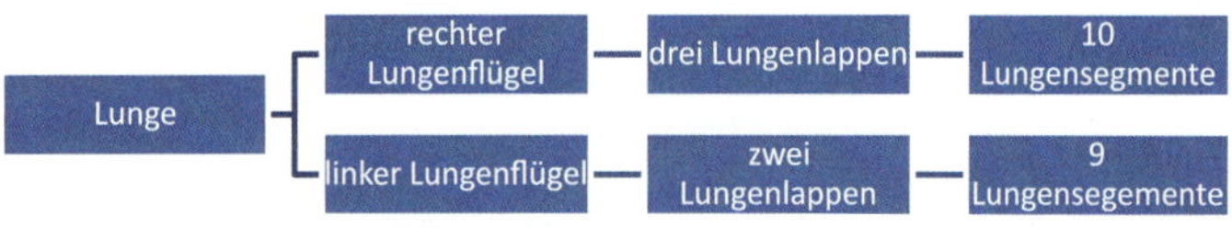

Aufbau der Lunge (Grafik: Handwerker)

Die Atemsteuerung funktioniert über Rezeptoren, die verschiedene Stoffe im Blut messen. Passen die Signale zusammen, dann wird die Einatmung (Inspiration) eingeleitet. Daraus folgt eine Vergrößerung des Thoraxvolumens durch die Atemmuskulatur. Dadurch dehnt sich die Lunge aus und ein Unterdruck entsteht. Hierzu muss noch erwähnt werden, dass das Lungenfell und Rippenfell durch den Pleuraspalt miteinander verbunden sind. Dies ist ein Spalt mit einem Unterduck und einer sehr kleinen Menge an Flüssigkeit, diese ist dazu da, dass ein Gleiten statt einer Reibung stattfindet. Der Hauptatemmuskel ist das Zwerchfell, dieses senkt sich bei der Inspiration nach unten, dadurch wird ebenfalls das Thoraxvolumen vergrößert.

Die Exspiration (Ausatmung) findet hingegen passiv statt. Die Muskulaturen entspannen sich und das Thoraxvolumen wird kleiner. Die Ausatmung kann durch Einsatz von Muskulatur verstärkt werden.

Bezeichnung	Volumen in l	Beschreibung
Atemzugvolumen	0,4–0,5	Das Volumen, welches bei Aus- und Einatmung pro Atemzug ausgetauscht wird.
Atemminuten-volumen oder Atemzeitvolumen	8–10	Atemfrequenz x Atemzugvolumen = Atemzeitvolumen
Totraumvolumen	Ca. 0,15	Das Volumen, welches nicht am Gasaustausch beteiligt ist. Das Totraumvolumen wird größer, wenn z. B. ein Tubus oder Beatmungsschlauch am Patienten etabliert wird.

Atemfrequenzen in der Übersicht

Erwachsene	12–15/min
Jugendliche	16–20/min
Kleinkind	25–30/min
Säugling	30–40/min
Neugeborenes	40–45/min

Weitere wichtige Begriffe der Atmung:

Hyperventilation

→ Beschreibt eine zu schnelle Atmung (*vgl. Kapitel 4.2.7*).

Tachypnoe

→ Beschreibt eine Atemfrequenz, die 20 Atemzüge pro Minute überschreitet.

Bradypnoe:

→ Beschreibt eine verlangsamte Atmung unter zehn Atemzüge pro Minute. Dadurch kann nicht genügend Sauerstoff aufgenommen werden.

Apnoe

→ Beschreibt das Aussetzen der Atmung. Es findet kein Gasaustausch mehr statt.

Schnappatmung

→ Beschreibt einzelne schnappende Atemzüge. Sie ist der Apnoe gleichzusetzen. Lediglich das Totraumvolumen wird hierbei bewegt.

Biot-Atmung

→ Die Biot-Atmung zeigt sich bei Schädigungen des Atemzentrums. Sie ist durch gleichmäßige tiefe Atemzüge mit Pausen gekennzeichnet.

Cheyne-Stokes-Atmung

→ Auftreten bei Schädigungen im Gehirn und bei schwerer Herzinsuffizienz. Dieser Atemtyp präsentiert sich mit beginnenden flachen Atemzügen, die immer tiefer werden. Anschließend flachen die Atemzüge ab und daran schließt sich eine Atempause an. Dann beginnt die Atmung erneut mit flachen Atemzügen.

Kussmaul-Atmung

→ Eine metabolische Azidose ist der Grund für das Auftreten der Kussmaul-Atmung. Sie zeigt sich mit geleichmäßig tiefen Atemzügen. Hier kann die Frequenz normal oder erhöht sein.

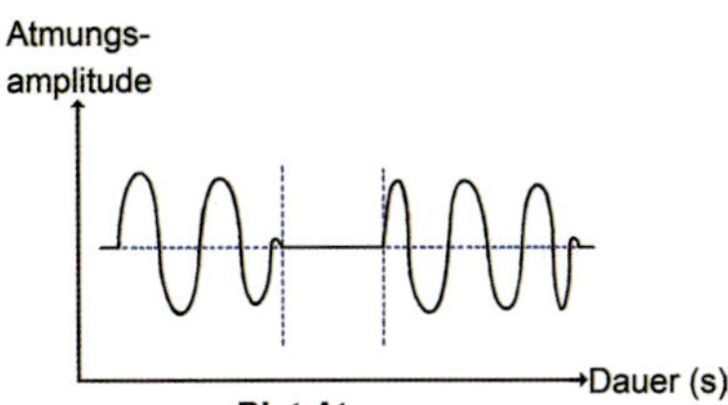

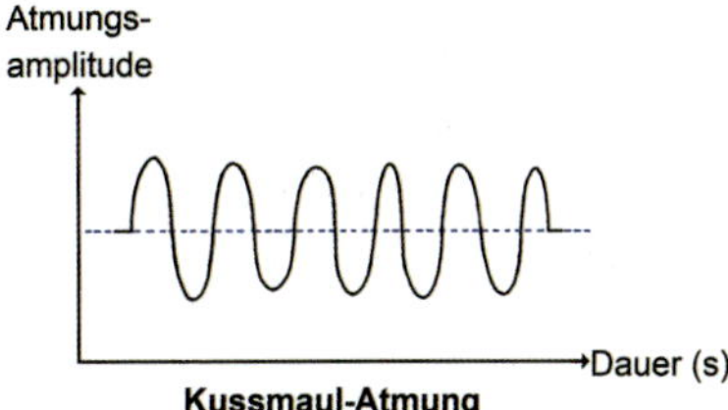

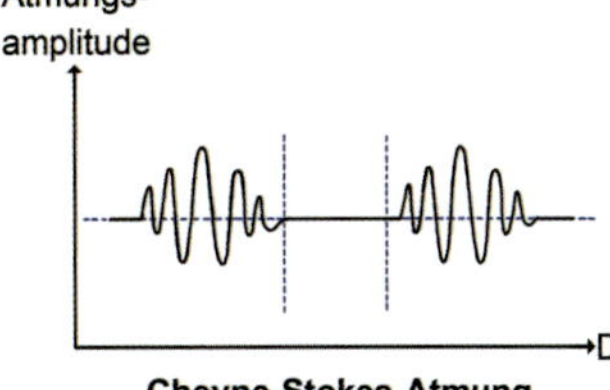

Pathologische Atemformen (Grafik: Drossel)

4.2.2 Der obstruktive Atemweg (COPD/Asthma)

Krankheitslehre:

Obstruktion bedeutet Verengung. In Bezug auf die Lunge bedeutet dies, dass sich die Bronchien verengen und deshalb kein ausreichender Gasaustausch stattfinden kann. Asthma bronchiale und COPD sind zwei typische Krankheitsbilder dafür.

4

Asthma bronchiale:

Beim Asthma bronchiale gibt es eine Einwirkung von Reizstoffen (Noxen) auf die Bronchien, diese reagieren mit einem Entzündungsprozess und einer daraus resultierenden Verengung. Die Asthmatrias nach Virchow (3 S des Asthmas) beschreibt die Prozesse, die im Rahmen eines Asthmaanfalles stattfinden:

- Spasmus (Verkrampfen) der Bronchialmuskulatur
- Schwellung durch Ödem-Bildung (Bildung von Wasseransammlungen im Gewebe)
- Sekretion (Bildung von zu viel Schleim)

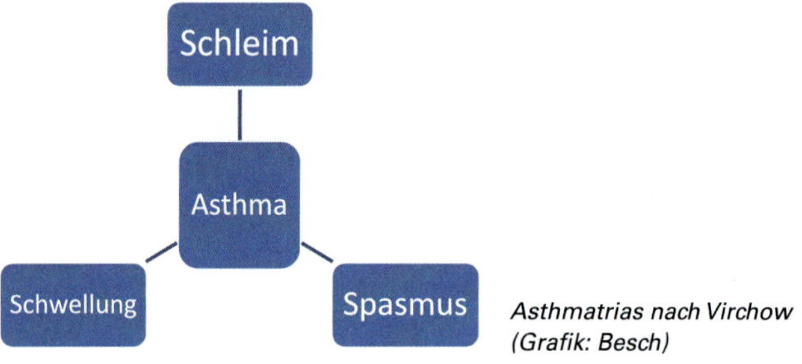

Asthmatrias nach Virchow (Grafik: Besch)

COPD:

Chronic Obstructive Lung Disease, oder übersetzt chronisch obstruktive Lungenerkrankung.

COPD ist ein Sammelbegriff für chronische Erkrankungen der Atemwege, welche mit einer Einschränkung der Belüftung der Lunge einhergehen. Die häufigste Ursache für die Chronifizierung einer Lungenerkrankung ist das Rauchen von Zigaretten. Weitere Ursachen sind Luftverschmutzungen, Beschäftige, die mit anorganischen Stäuben oder toxischen Gasen arbeiten, sowie chronisch wiederkehrende Atemwegsinfekte.

Symptome:

- Atemnot (bei COPD vor allem bei Belastung)
- Exspiratorischer Stridor
- Ausgeprägter Hustenreiz
- Tachykardie

- Zyanose ist möglich
- Engegefühl in der Brust ist möglich

Maßnahmen:

- Einschätzung:
  - B-Problem
  - Kritischer Patient
  - Rettungsdienst
- Untersuchung und Versorgung nach cABCDE
- Anamnese: SAMPLE und OPQRST
- Zum ruhigen Atmen anleiten, Anleitung zur Lippenbremse
- Lagerung: sitzend mit Einsatz der Atemhilfsmuskulatur
- Sauerstoffgabe: siehe unten
- Psychosoziale Betreuung!
- Vitalwerte engmaschig kontrollieren
- Wenn vorhanden
  - EKG anlegen und ausdrucken
  - i. v. Zugang und Infusion vorbereiten
- Strukturierte Übergabe an den Rettungsdienst
- Hilfe bei weiterer Versorgung des Rettungsdienstes
- Dokumentation und Aufbereitung der Materialien

Patienten mit COPD und Asthma, bei denen die Diagnose schon länger bekannt ist, verfügen über eigene Notfallmedikamente. Hier kann der Sanitäter bei der Einnahme unterstützend tätig werden.

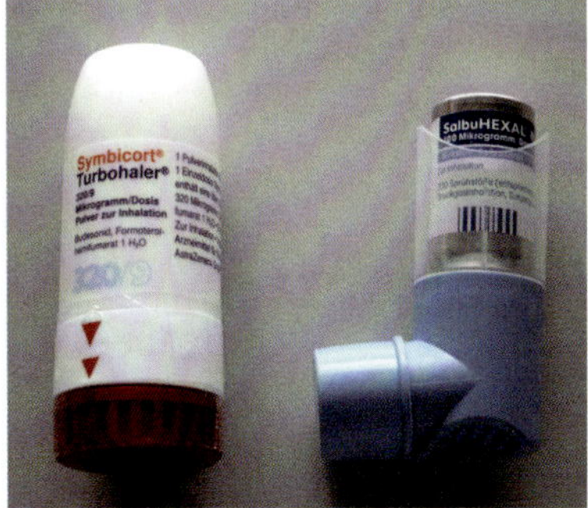

Verschiedene Notfallmedikamente „obstruktiver Atemweg" (Foto: Handwerker)

Der Einsatz von Sauerstoff bei Patienten mit obstruktiven Atemwegserkrankungen wird immer wieder diskutiert. Grundsätzlich sind diese Patienten dauerhaft eine deutlich geringere Sauerstoffsättigung gewöhnt und tolerieren diese auch. Deshalb können Werte bis zu 88 % SpO_2 geduldet werden.

Treten aber subjektive Luftnot, eine Zyanose oder sonstige Beschwerden auf, erhalten auch diese Patienten 6 l/min Sauerstoff über Maske. Der immer wieder beschriebene Effekt, dass dann der Atemantrieb aussetzt und die Patienten aufhören, spontan zu atmen, **KANN** in sehr wenigen Fällen vorkommen. Deshalb sind die Patienten dann kontinuierlich zu überwachen. Sollte es zu einem Aussetzen der Atmung kommen, reicht es i. d. R. aus, die Patienten aktiv zum Atmen anzuregen.

4.2.3 Pneumothorax

Krankheitslehre:

Beim Pneumothorax tritt Luft in den Pleuraspalt ein. Dadurch haften Lungen- und Rippenfell nicht mehr aneinander. Ein vollständiger oder anteiliger Kollaps des Lungenflügels tritt ein. Durch die fehlende Anhaftung von Lungen und Rippenfell kann die Atemtätigkeit an dieser Stelle nicht ausgeübt werden. Die Ursachen können von Traumata über Lungenerkrankungen bis hin zum Spontanpneumothorax, ohne erkennbare Ursache, sein.

Symptome:

- Plötzlich auftretende stechende Schmerzen der betroffenen Thoraxhälfte
- Die Schmerzen können atemabhängig sein
- Atemnot
- Trockener Husten
- Abgeschwächtes oder fehlendes Atemgeräusch auf der betreffenden Seite

Maßnahmen:

- Einschätzung:
  - B-Problem
  - Kritisch
  - Rettungsdienst
- Untersuchung und Versorgung nach cABCDE
- Anamnese: SAMPLE und OPQRST

- Lagerung: sitzend
- Zum ruhigen Atmen anleiten
- Hochdosierte Sauerstoffgabe über Maske
- Psychosoziale Betreuung!
- Vitalwerte regelmäßig kontrollieren
- Wenn vorhanden
  - EKG anlegen und ausdrucken
  - i. v. Zugang und Infusion vorbereiten
- Strukturierte Übergabe an den Rettungsdienst
- Hilfe bei weiterer Versorgung durch den Rettungsdienst
- Dokumentation und Aufbereitung der Materialien

4.2.4 Spannungspneumothorax

Krankheitslehre:

Der Spannungspneumothorax kann eine Komplikation eines Pneumothorax sein oder durch ein Ventil z. B. bei einer Stichverletzung im Thorax auftreten.

Im Pleuraspalt entsteht so viel Druck, dass die Lunge zusammengepresst wird und die Organe im Brustkorb (Herz, große Gefäße) verschoben werden und so die Funktion nicht mehr wahrnehmen können.

Symptome:

Zusätzlich zu den Symptomen des Pneumothorax kommen folgende Symptome hinzu:

- Zunehmende Atemnot
- Tachykardie
- Blutdruckabfall
- Zyanose
- Schock
- Gestaute Halsvenen können ein Zeichen für die Stauung der oberen Hohlvene sein.

Maßnahmen:

- Einschätzung:
  - B-Problem, C-Problem kann folgen
  - Kritisch (zeitkritisch für Entlastungspunktion und Thoraxdrainage)
  - Rettungsdienst
- Untersuchung und Versorgung nach cABCDE

- Anamnese: SAMPLE und OPQRST
- Lagerung: je nach Patientenzustand
- Hochdosierte Sauerstoffgabe über Maske
- Psychosoziale Betreuung!
- Vitalwerte regelmäßig kontrollieren
- Wenn vorhanden
  - EKG anlegen und ausdrucken
  - i. v. Zugang und Infusion vorbereiten
- Strukturierte Übergabe an den Rettungsdienst
- Hilfe bei Versorgung durch den Rettungsdienst
- Dokumentation und Aufbereitung der Materialien

Beim Spannungspneumothorax ist die Entlastungspunktion oder Anlage einer Thoraxdrainage die lebensrettende Maßnahme.

4.2.5 Lungenödem

Krankheitslehre:

Das Lungenödem ist eine Ansammlung von Flüssigkeit in der Lunge. Je nach Lokalisation werden die Lungenödeme unterschieden.

Interstitielles Lungenödem: Hier findet sich die Flüssigkeit im Zwischenzellraum der Lunge.

Intraalveoläres Lungenödem: Hier findet sich die Flüssigkeit innerhalb der Alveolen.

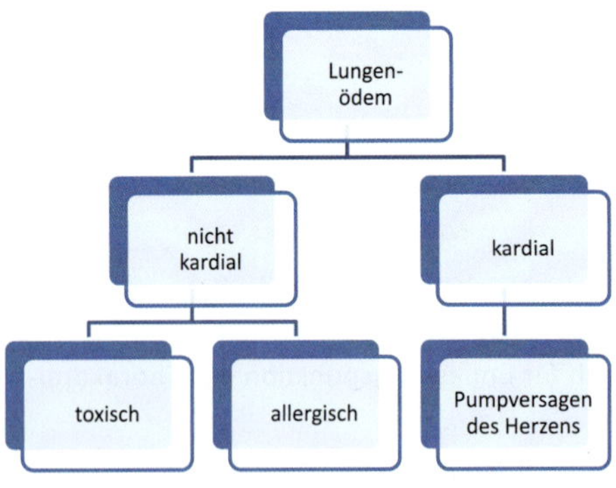

Übersicht Lungenödem (Grafik: Besch)

Die Ursachen liegen entweder kardial oder nicht-kardial. Das nicht-kardiale Lungenödem kann ausgelöst werden durch folgende Ursachen:

- toxische (z. B. Rauchgasinhalation)
- medikamentöse
- infektiöse
- hypoxische (Höhe)

Das grundlegende Problem beim Lungenödem ist die verlängerte Diffusionsstrecke des Sauerstoffs. Dieser hat einen längeren Weg, um in die Kapillare und so zum Hämoglobin zu gelangen.

Symptome:

- Dyspnoe
- Rasselgeräusche
- Zyanose
- Husten

Maßnahmen:

- Einschätzung:
  - B-Problem
  - Kritisch
  - Rettungsdienst
- Untersuchung und Versorgung nach cABCDE
- Anamnese: SAMPLE und OPQRST
- Lagerung: mit dem Oberkörper erhöht (bei stark erhöhtem Blutdruck die Arme und Beine herabhängen lassen – CAVE Patient muss trotzdem sicher sitzen!)
- Hochdosierte Sauerstoffgabe über Maske
- Psychosoziale Betreuung!
- Vitalwerte regelmäßig kontrollieren
- Wenn vorhanden
  - EKG anlegen und ausdrucken
  - i. v. Zugang und Infusion vorbereiten
- Strukturierte Übergabe an den Rettungsdienst
- Hilfe bei weiterer Versorgung des Rettungsdienstes
- Dokumentation und Aufbereitung der Materialien

4.2.6 Bolusgeschehen

Krankheitslehre:

Beim Bolusgeschehen verlegt sich der Atemweg durch einen Fremdkörper, der in die Speiseröhre gelangt. Häufig entsteht dieses Notfallbild bei kleinen Kindern, welche z. B. kleines Spielzeug anatmen, oder ältere Menschen, welche sich an Nahrungsstücken verschlucken (Aspiration), die so in die Trachea gelangen.

Symptome:

- Atemnot
- Husten
- Würgen
- Zyanose
- Krankhaftes Atemgeräusch bei der Einatmung
- Tachykardie
- Bei schweren Verlegungen Atemstillstand und Bewusstseinsstörungen

Maßnahmen:

- Einschätzung:
  - A-Problem
  - Kritisch
  - Rettungsdienst
- Untersuchung und Versorgung nach cABCDE
- Anamnese: SAMPLE und OPQRST
- Freimachen des Atemwegs (siehe folgender Ablauf)
- Psychosoziale Betreuung
- Vitalwerte kontrollieren
- Strukturierte Übergabe an den Rettungsdienst
- Hilfe bei Versorgung des Rettungsdienstes
- Dokumentation und Aufbereitung der Materialien

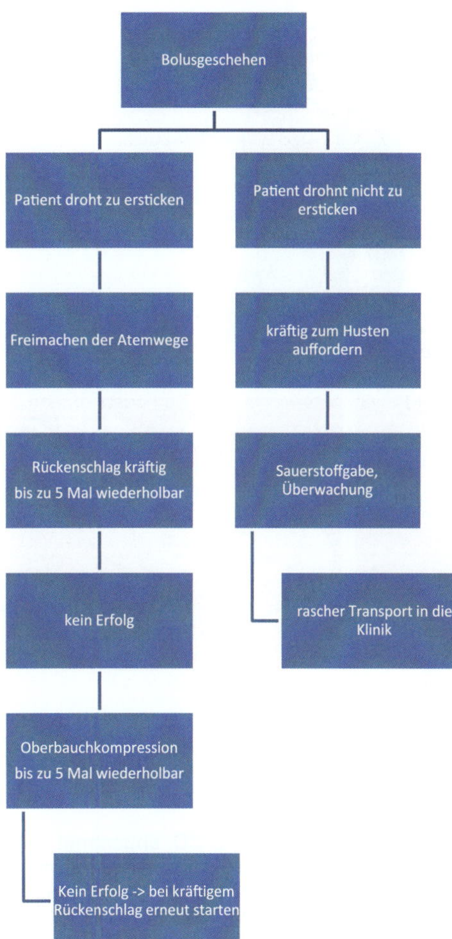

Vorgehensweise Bolusgeschehen (Grafik: Handwerker)

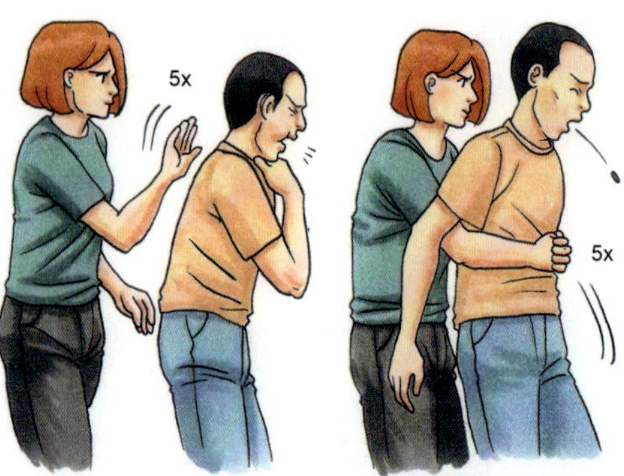

Heimlich-Manöver
(Grafik: Drossel)

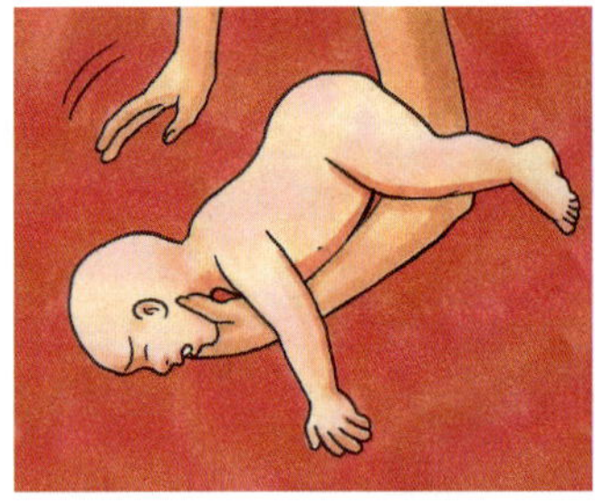

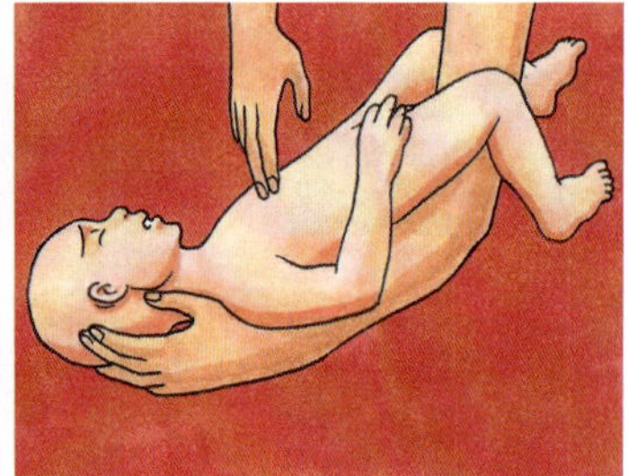

Heimlich bei Kindern (Grafik: Drossel)

4.2.7 Hyperventilation

Krankheitslehre:

Wenn die Atemfrequenz zu hoch ist, wird zu viel CO_2 abgeatmet. Dies führt dazu, dass durch den gestiegenen pH-Wert des Körpers (Alkalose) es zu einem relativen Kalziummangel des Körpers kommt. Ursache für die Hyperventilation ist meist emotionaler Stress (Angst, Freude, Aufregung).

Symptome:

- Pfötchen-Stellung der Hände
- Kribbeln/Taubheit in Händen, Füßen und Lippen
- Muskelkrämpfe
- Karpfenmund
- Synkope

Der Patient nimmt diese Symptome und die subjektive Luftnot wahr, steigert seine Angst und somit wird noch mehr CO_2 abgeatmet. Es entsteht ein Teufelskreis, der durchbrochen werden muss.

Maßnahmen:

- Einschätzung:
  - B-Problem
  - Kann kritisch werden
  - Evtl. Rettungsdienst
- Untersuchung und Versorgung nach cABCDE
- Anamnese: SAMPLE und OPQRST
- Beruhigung des Patienten
- Anleitung zur langsamen, gleichmäßigen Atmung
- Rückatmung mittels Rückatemmaske
- Psychosoziale Betreuung!
- Vitalwerte engmaschig kontrollieren
- Bei fehlender Besserung Rettungsdienst
- Ggf. strukturierte Übergabe an den Rettungsdienst
- Ggf. Hilfe bei weiterer Versorgung durch den Rettungsdienst
- Dokumentation und Aufbereitung der Materialien

Wichtigste Maßnahme ist die Gesprächsführung mit dem Patienten. In der Regel klingen die Symptome rasch wieder von selbst ab. Ist dies nicht der Fall, muss der Rettungsdienst alarmiert werden.

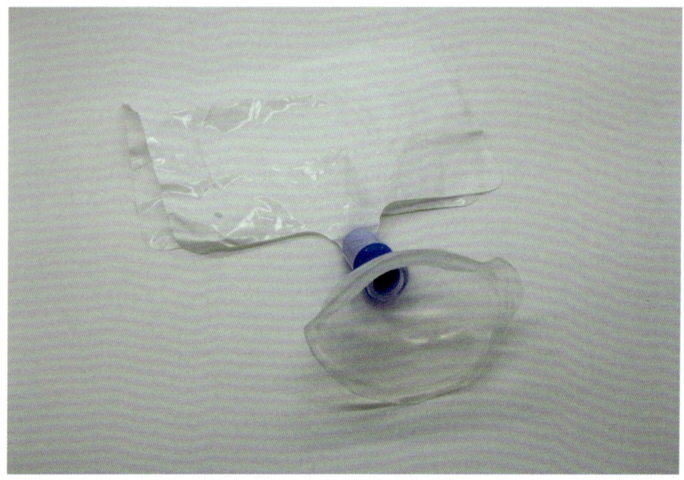

Rückatemmaske (Grafik: Besch)

4.3 Einsätze Verdauungstrakt

4.3.1 Anatomie und Physiologie

Um Aufbau und Funktion des Verdauungstrakts zu verstehen, stellen wir uns vor, ein Gummibärchen zu essen. Zunächst ist das Gummibärchen in der Mundhöhle, dort wird es durch die Zähne zerkleinert, die Zunge schmeckt das Gummibärchen und hilft beim Zerkleinern. Der Speichel beginnt die Kohlenhydrate zu spalten. Vielleicht kennst du es, wenn man lange auf einem Brot kaut, wird es irgendwann süß schmecken.

Dann wandert das zerkleinerte Gummibärchen den Rachen hinunter. Der Rachen ist die Verbindung zwischen Speiseröhre (Ösophagus) und dem Mund. Hier kreuzt auch der Atemweg den Speiseweg. Ebenfalls findet hier das Schlucken statt. Anschließend wandert der Speisebrei die Speiseröhre (Ösophagus) herab, sie ist ein ca. 25 cm langer Schlauch und durch die Muskulatur ist sogar ein Schlucken im Kopfstand möglich. Nun passiert der Speisebrei den Magenpförtner und landet im Magen.

Im Magen befindet sich Salzsäure, diese dient zur Desinfektion und zur Verdauung der Speisen. Zusätzlich finden sich verschiedene andere Verdauungsenzyme im Magen. Durch die Salzsäure liegt der pH-Wert zwischen eins und vier, je nach Füllung. Nach zwei bis sieben Stunden, je nachdem wie fettig die Nahrung war, verlässt der Speisebrei den Magen und wandert in den Dünndarm.

Der Dünndarm ist etwa drei bis fünf Meter lang und resorbiert die Nährstoffe aus dem Nahrungsbrei. Durch kleine Zotten wird die Schleimhaut massiv vergrößert, um optimal Nährstoffe aufzunehmen. Der Dünndarm ist in verschiedene Abschnitte eingeteilt. Zunächst trifft der Speisebrei auf den Zwölffingerdarm (Duodenum), dieser ist ca. 25 cm lang. Hier wird ein Sekret gebildet, welches die Salzsäure im Nahrungsbrei neutralisiert. Anschließend folgen Leerdarm (Jejunum) und der Krummdarm (Ileum). Nach der Passage des Dünndarms wird der Nahrungsbrei weitergeleitet in den Dickdarm. Dieser ist ca. 1,5 m lang. Im Dickdarm wird vor allem das Wasser aus dem Nahrungsbrei entzogen. Ein Teil des Dickdarms ist der Blinddarm mit seinem Wurmfortsatz, dieser entzündet sich gerne. Der Dickdarm besteht aus aufsteigendem, querverlaufendem und absteigendem Colon, sowie dem Rektum und dem Analkanal. Die nicht verwertbaren Stoffe werden als Stuhl ausgeschieden.

Zu den Verdauungsorganen gehören ebenfalls die Leber und die Bauchspeicheldrüse. Die Leber hat neben den Funktionen der Entgiftung, dem Kohlenhydratstoffwechel und der Bildung von Gerinnungsfaktoren auch die Aufgabe, Gallensaft zu produzieren. Dieser wird in der Gallenblase gesammelt und bei fettigem Essen ausgeschieden. Hier gilt, je fettiger, desto mehr Abgabe von Gallensaft.

Die Bauchspeicheldrüse bildet ebenfalls Verdauungssekrete, jedoch ist die Bildung von Hormonen und Zuckervarianten ihre Hauptaufgabe.

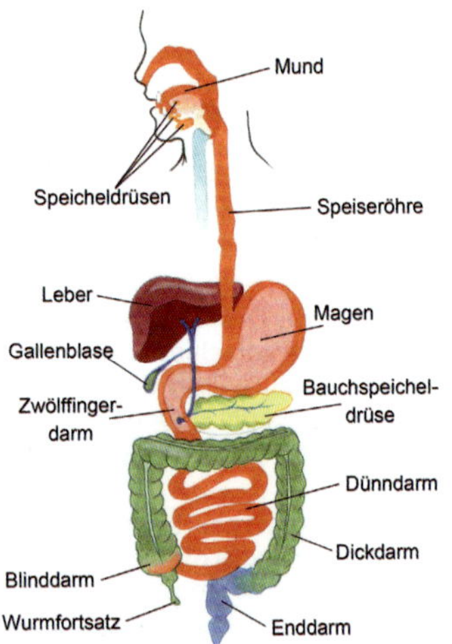

Aufbau Verdauungstrakt (Grafik: Drossel)

4.3.2 Appendizitis

Krankheitslehre:

Die Appendizitis ist eine Entzündung des Wurmfortsatzes. In schweren Fällen kann dieser perforieren.

Symptome:

- Übelkeit
- Erbrechen

- Bauchschmerzen
- Loslassschmerz am McBurney-Punkt
- Fieber ist möglich

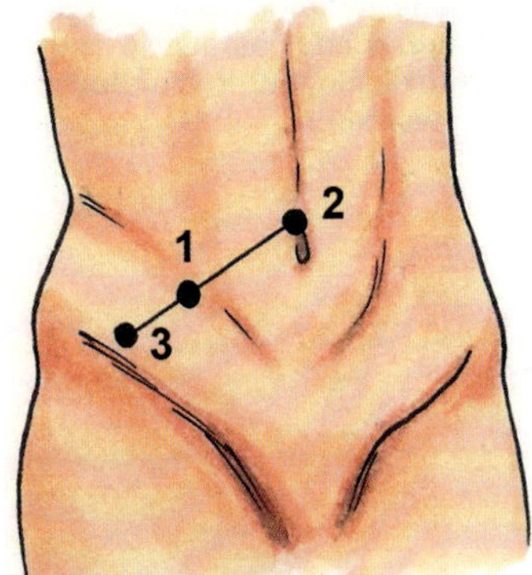

McBurney-Punkt (Grafik: Drossel)

Maßnahmen:

- Einschätzung:
  - E-Problem, bei Perforation C-Problem
  - Kritisch
  - Rettungsdienst
- Untersuchung und Versorgung nach cABCDE
- Anamnese: SAMPLE und OPQRST
- Lagerung: Bauchdeckenentspannte Lagerung
- Überwachung der Vitalwerte
- Ggf. Hilfe beim Erbrechen
- Wenn vorhanden
  - i. v. Zugang und Infusion vorbereiten
- Strukturierte Übergabe an den Rettungsdienst
- Hilfe bei der Versorgung des Rettungsdienstes
- Dokumentation und Aufbereitung des Materials

4.3.3 Ileus

Krankheitslehre:

Der Ileus ist ein Darmverschluss. Dieser kann entweder mechanisch, durch eine Behinderung der Darmpassage (Fremdkörper im Darm, Bezoare, Kotballen, Verlegung, Abklemmung) oder paralytisch durch die Verminderung der Darmtätigkeit (Intoxikationen, Entzündungen, Durchblutungsstörungen) hervorgerufen werden.

Symptome:

- Krampfartige Bauchschmerzen
- Verstopfung
- Aufgetriebener Bauch
- Abnormale Darmgeräusche
- (Stuhl) Erbrechen

Maßnahmen:

- Einschätzung
  - E-Problem
  - Kritisch
  - Rettungsdienst
- Untersuchung und Versorgung nach cABCDE
- Anamnese SAMPLE und OPQRST
- Bauchdeckenentspannende Lagerung
- Vitalwerte regelmäßig kontrollieren
- Psychosoziale Betreuung
- Wenn vorhanden
  - EKG anlegen und ausdrucken
  - i. v. Zugang und Infusion vorbereiten
- Strukturierte Übergabe an den Rettungsdienst
- Hilfe bei Versorgung durch den Rettungsdienst
- Dokumentation und Aufbereitung des Materials

4.3.4 Gastroenteritis

Krankheitslehre:

Die Gastroenteritis ist eine Schleimhautentzündung des Magens und des Dünndarms. Umgangssprachlich wird sie auch „Magen-Darm-Grippe" genannt. Ausgelöst wird diese durch Lebensmittelunverträglichkeiten, Bakterien, Viren oder Giftstoffe. Auch kann eine Gastroenteritis durch verdorbene Speisen und Getränke übertragen werden, dies wird dann als Lebensmittelvergiftung bezeichnet.

Symptome:

- Plötzlicher Beginn
- Bauchschmerzen
- Starkes Erbrechen
- Durchfall oft dünnflüssig
- Meistens hohes Fieber

Maßnahmen:

- Einschätzung
  - Problem
  - Kann kritisch sein
  - Bei bedrohlicher Symptomatik Rettungsdienst
  - Grundsätzlich Arztabklärung empfohlen
- Untersuchung und Versorgung nach cABCDE
- Anamnese:
  - SAMPLE und OPQRST
  - Gab es in den letzten Tagen im Umfeld ähnliche Erkrankungen?
- Lagerung: Bauchdeckenentspannte Lagerung
- Unterstützung bei Erbrechen
- Vitalwerte regelmäßig kontrollieren
- Wenn Problem (ABCDE) festgestellt wird, Rettungsdienst rufen und wenn vorhanden
  - i. v. Zugang und Infusion vorbereiten
- Ggf. strukturierte Übergabe an den Rettungsdienst
- Ggf. Hilfe bei Versorgung durch den Rettungsdienst
- Dokumentation und Aufbereitung der Materialien
- Ausgeprägte Hygienemaßnahmen nach Hygieneplan

Hinweis:

Grundsätzlich liegt bei einer Gastritis nur dann eine Indikation für den Rettungsdienst vor, wenn eine akute Gefährdung (ABC-Problem) vorliegt. Trotzdem sollte der Patient zeitnah einem Arzt vorgestellt werden.

4.4 Neurologie

4.4.1 Anatomie und Physiologie

Das menschliche Nervensystem ist hochkomplex. Hier möchten wir einen kleinen Einblick des Aufbaus und der Funktion des Nervensystems geben.

Die Aufgabe unseres Gehirns ist die Steuerung, Interpretation und Weitergabe von Informationen. Hierfür benötigen wir Neurotransmitter (Botenstoffe). Dafür braucht es große Mengen an Sauerstoff und Zucker.

Aufbau des Nervensystems

Das Nervensystem ist in zentrales und peripheres Nervensystem unterteilt.

Das zentrale Nervensystem (ZNS) besteht aus dem Rückenmark und dem Gehirn. Das periphere Nervensystem besteht aus den Spinal- und Hirnnerven.

Der funktionelle Aufbau des Nervensystems besteht aus willkürlichem und unwillkürlichem Nervensystem, das unwillkürliche ist nochmals in Sympathikus und Parasympathikus unterteilt.

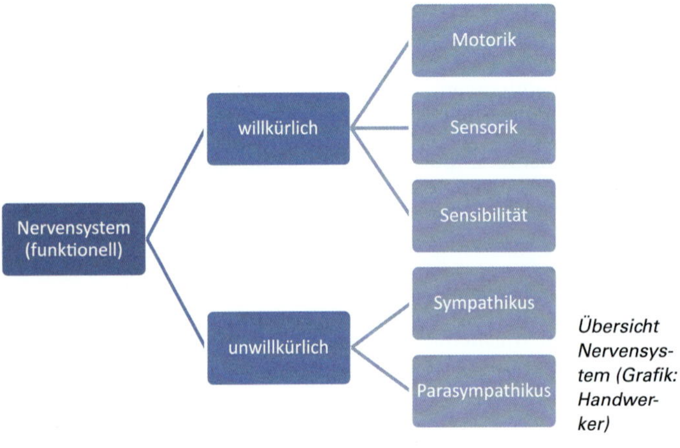

Übersicht Nervensystem (Grafik: Handwerker)

Sympathikus und Parasympathikus möchten wir hier kurz erklären.

Sympathikus	Parasympathikus
Dies ist die unwillkürliche Reaktion auf Stress. Evolutionär, nicht unser Stress auf der Arbeit oder beim Autofahren, sondern der Stress, den uns der Säbelzahntiger machte. Damals gab es zwei Möglichkeiten – kämpfen oder rennen.	Der Parasympathikus ist die Entspannung. Besser bekannt unter Suppenkoma, Fressnarkose oder Gulaschschlaf. Der Parasympathikus wird dann aktiv, wenn wir Zeit haben, uns zu entspannen und Nahrung zu verarbeiten. Er ist der Gegenspieler des Sympathikus.
Wichtige Reaktionen: • Erhöhung der Herzfrequenz • Erhöhung des Blutdrucks • Erhöhung der Atemfrequenz • Erweiterung der Bronchien • Erhöhung der Durchblutung der Muskulatur • Reduktion der Durchblutung der Verdauungsorgane • Erweiterung der Pupillen • Verengung der Blutgefäße der Haut	Wichtige Reaktionen: • Regulierung der Herzfrequenz, des Blutdrucks und der Atemfrequenz auf normal • Verengung der Pupillen • Vermehrte Speichelsekretion

Das Gehirn besteht aus verschiedenen Abschnitten. Der evolutionär älteste ist der Hirnstamm. Hier geht es um die Grundfunktionen des Lebens – Atmung, Kreislauf und Wachheit. Daran grenzt das Kleinhirn, das für die Feinmotorik zuständig ist. Das Großhirn hat viele Aufgaben. Hier sind das Denken und Fühlen angesiedelt, aber auch Verarbeitung von Reizen wie lesen, schreiben, sehen, rechnen, hören, sprechen, Gedächtnis und sozialem Verhalten.

Das Gehirn mündet nach unten in das Rückenmark, dieses ist ein Nervenstrang. Das Rückenmark ist wie das Gehirn von den Hirnhäuten geschützt und von Hirnwasser umgeben.

Je nach Höhe des Rückenmarks gehen verschiedene Nerven ab und steuern wichtige Funktionen.

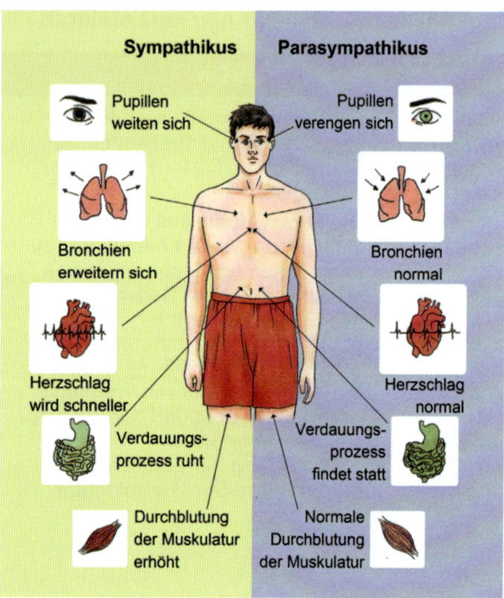

Übersicht Symphatikus – Parasymphatikus (Grafik: Drossel)

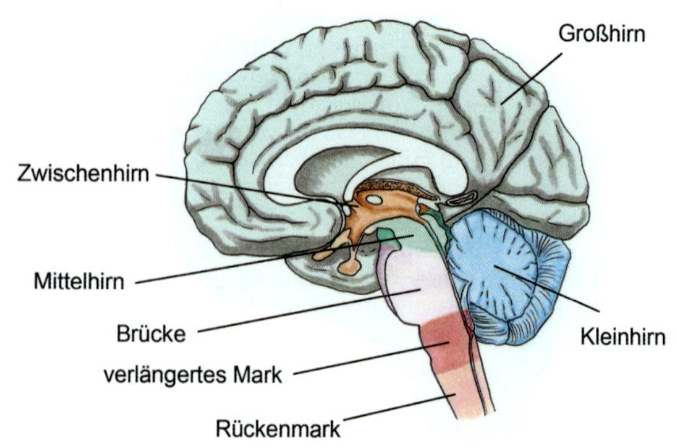

Aufbau Gehirn (Grafik: Drossel)

Beispiel:

Auf der Höhe der Halswirbel drei bis fünf geht die Leitung für den Hauptatemmuskel ab – das Zwerchfell. Wird das Rückenmark oberhalb verletzt, kann es zu einem Atemstillstand kommen.

4.4.2 Der bewusstlose Patient

Krankheitslehre:

Unter Bewusstsein wird die aktive Fähigkeit der Lebensgestaltung verstanden. Gleichzeitig ist man in der Lage, sich dieser Fähigkeit bewusst zu sein und Einfluss darauf zu nehmen.

Störungen des Bewusstseins lassen sich unterteilen in

- Quantitative Störungen -> wie viel Bewusstsein ist vorhanden -> Wachheitsgrad
- Qualitative Störungen -> wie gut ist das vorhandene Bewusstsein -> Angaben zu Ort, Zeit, Person und Bezug zur Realität

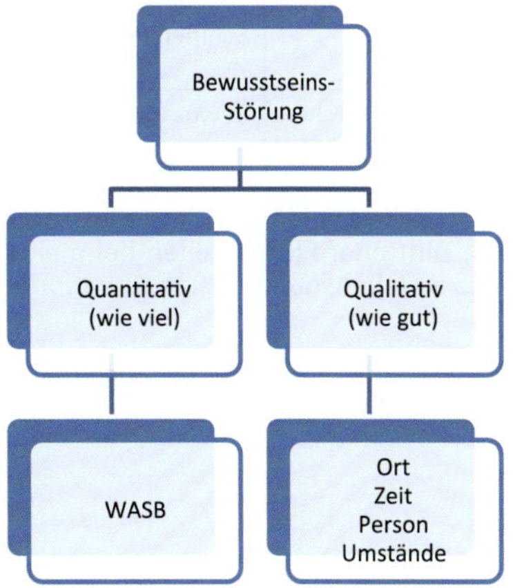

Bewusstseinsstörungen (Grafik: Besch)

Bewusstseinsstörungen sind immer ein Symptom, keine Ursache!

4

Mögliche Ursachen

- Unterzuckerung (Hypoglykämie)
- Trauma (SHT)
- Unterkühlung (Hypothermie)
- Intoxikation
- Schlaganfall/Blutung
- Sauerstoffmangel (A-/B-Problem)
- Schock (C-Problem)
- Erkrankungen
- Infektionen (Meningitis)
- Krampfanfall (Nachschlafphase)

Mit dem Verlust des Bewusstseins gehen auch immer ein Erlöschen der Schutzreflexe und der Verlust der Muskelspannung einher.

Bezeichnung	Definition	Erweckbar durch	WASB-Einstufung
Somnolenz	Schläfrigkeit	Einfache Reize	Ansprechbar
Sopor	Tiefer Schlaf	Starke Reize	Schmerzreiz
Koma	Völlige Bewusstlosigkeit	Nicht erweckbar	Bewusstlos

Dadurch kann es sowohl durch das Zurückfallen der Zunge als auch durch Anatmen von Erbrochenem, Blut oder Flüssigkeiten bei gleichzeitigem Ausfall des Hustenreflexes zu lebensgefährlichen Situationen kommen.

Jeder bewusstseinsgetrübte Patient ist als kritisch zu betrachten!

Maßnahmen:

- Einschätzung:
  - D-Problem, ggf. A-Problem
  - Kritisch
  - Rettungsdienst
- Untersuchung und Versorgung nach cABCDE

- Anamnese
  - SAMPLE und OPQRST
  - Seit wann besteht die Bewusstseinsstörung?
  - Was geschah davor?
  - Medikamente?
  - Patientengeschichte?
- Absaugbereitschaft
- Sicherung des Atemwegs
  - Esmarch-Handgriff
  - Wenn vorhanden, Guedel-Tubus
- Lagerung: stabile Seitenlage
- Kontinuierliche Überwachung
- Wenn vorhanden
  - i. v. Zugang und Infusion vorbereiten
  - EKG anlegen und ausdrucken
- Strukturierte Übergabe an den Rettungsdienst
- Hilfe bei der Versorgung des Rettungsdienstes
- Dokumentation und Aufbereitung des Materials

4.4.3 Schlaganfall

Krankheitslehre:

Ein Schlaganfall ist der Ausfall einer Gehirnregion aufgrund einer Minderdurchblutung im Gehirn. Diese Minderdurchblutung ist auf den Verschluss eines Gefäßes zurückzuführen oder auf eine Leckage eines Hirngefäßes. Welche Gehirnleistungen ausfallen, ist abhängig von Lokalisation und Umfang des Verschlusses.

Meistens handelt es sich um kurzzeitige Attacken. Diese bilden sich oft innerhalb von Minuten zurück. Diese TIA (transitorische ischämische Attacken) sind jedoch häufig Vorbote für ein schwereres Ereignis.

Jeder neurologische Ausfall, egal wie kurz er war, ist als Schlaganfall zu behandeln! Es besteht Lebensgefahr!

Symptome treten häufig nur an einer Körperhälfte auf, daher sind Untersuchungen immer im Seitenvergleich vorzunehmen.

4

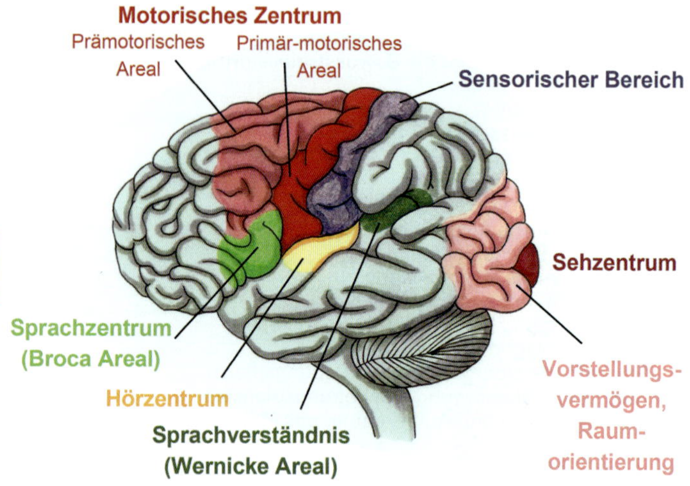

Übersicht Gehirnareale (Grafik: Drossel)

Symptome:

- Lähmungen
- Kraftverlust
- Missempfindungen
- Koordinationsstörungen
- Sprachstörungen
- Sehstörungen
- Bewusstseinstrübung bis zur Bewusstlosigkeit
- Kopfschmerzen
- Hängender Mundwinkel
- Herdblick

Maßnahmen:

- Einschätzung:
  - D-Problem

- Kritisch – Zeitkritisch
- Rettungsdienst
- Untersuchung und Versorgung nach cABCDE
- Anamnese:
  - SAMPLE und OPQRST
  - Sind neurologische Ausfälle bekannt? Seit wann dauern die Beschwerden?
- FAST-Schema prüfen
- Lagerung: Oberkörper hoch (bei hohem Blutdruck über 220 mmHg systolisch Arme und Beine herabhängen lassen)
- Sauerstoff 15 l/min (Zielsättigung > 95 %)
- Vitalwerte regelmäßig kontrollieren
- Wenn vorhanden
  - i. v. Zugang und Infusion vorbereiten
- Strukturierte Übergabe an den Rettungsdienst
- Hilfe bei der Versorgung des Rettungsdienstes
- Dokumentation und Aufbereitung der Materialien

4.4.4 Hirnblutung

Krankheitslehre:

Die im Gehirn befindlichen Arterien können reißen, infolge kommt es zu einer Blutung in den Schädel. Neben der jetzt unterbrochenen Versorgung mit Sauerstoff kommt es zu einer Raumforderung mit Druckerhöhung im Schädel.

Symptome:

- Plötzlich auftretender Vernichtungskopfschmerz
- Übelkeit und Erbrechen
- Häufig Bewusstlosigkeit
- Nackensteifigkeit
- Pathologisches Atemmuster möglich

Maßnahmen:

- Einschätzung:
  - D-Problem
  - Kritisch – Zeitkritisch
  - Rettungsdienst
- Untersuchung und Versorgung nach cABCDE
- Anamnese: SAMPLE und OPQRST

- Lagerung: Oberkörper hoch
- Sauerstoff 15 l/min
- Vitalwerte regelmäßig kontrollieren
- Wenn vorhanden
  - EKG anlegen und ausdrucken
  - i. v. Zugang und Infusion vorbereiten
- Strukturierte Übergabe an den Rettungsdienst
- Hilfe bei der weiteren Versorgung des Rettungsdienstes
- Dokumentation und Aufbereitung des Materials

Diese Patienten müssen schnellstmöglich ins Krankenhaus und eine Entlastung des Hirndrucks erhalten. Geschieht dies nicht, wird der Druck im Schädel so hoch, dass das Stammhirn in das Hinterhauptsloch gedrückt wird und seine Funktion verliert.

4.4.5 Migräne

Krankheitslehre:

Migräne ist ein Kopfschmerz, der anfallsartig und auf eine Hirnhälfte begrenzt auftritt. Ca. 10 % der Bevölkerung leiden daran, Frauen häufiger als Männer. Zur genauen Entstehung der Erkrankung gibt es keine abschließende Erklärung.

Zusätzlich zu den Kopfschmerzen tritt häufig eine Überempfindlichkeit gegen Licht oder Geräusch auf, Übelkeit und Erbrechen sind ebenfalls häufig. Vor dem Migräneanfall selbst wird häufig eine „Migräneaura" wahrgenommen, in der z. B. eine sensorische oder motorische Überempfindlichkeit auftreten kann.

Migräne als solches ist kein akuter Notfall. Patienten, die darunter häufig leiden, wissen sich i. d. R. selbst zu helfen. Hier kann es erforderlich sein, den Patienten zu unterstützen.

Treten die oben aufgeführten Symptome

- einseitiger, pulsierender Kopfschmerz
- Übelkeit
- Lichtempfindlichkeit
- Erbrechen

isoliert das erste Mal bei einem Patienten auf, kann es zu hoher Wahrscheinlichkeit ein Migräneanfall sein. Trotzdem ist der Rettungsdienst hinzuzuziehen, eine Hirnblutung ist ebenfalls möglich.

Maßnahmen:

- Einschätzung:
  - D-Problem
  - Rettungsdienst
- Untersuchung und Versorgung nach cABCDE
- Anamnese: SAMPLE und OPQRST
- Abschirmung von äußeren Reizen
- Lagerung: Oberkörper hoch
- Vitalwerte regelmäßig kontrollieren
- Wenn vorhanden
  - EKG anlegen und ausdrucken
  - i. v. Zugang und Infusion vorbereiten
- Strukturierte Übergabe an den Rettungsdienst
- Hilfe bei der weiteren Versorgung des Rettungsdienstes
- Dokumentation und Aufbereitung des Materials

4.4.6 Hypoglykämie

Krankheitslehre:

Eine Hypoglykämie ist das Unterschreiten des Blutzuckerwertes unter 60 mg/dl Blut. Dadurch ist das Gehirn nicht mehr in der Lage, ausreichend Energie für die einwandfreie Funktion zu erzeugen und es kommt zu Ausfällen. Eine Hypoglykämie tritt zwar meistens bei bekannten Diabetikern auf, die entweder ihr Insulin falsch dosiert oder zu wenig gegessen haben, kann aber auch nach körperlicher Belastung oder starkem Alkoholkonsum ohne gleichzeitige Nahrungsaufnahme auftreten. Die auftretenden Symptome sind individuell sehr verschieden und hängen auch vom Grad der Unterzuckerung ab.

Symptome:

- Unruhe, Zittern
- Schwitzen
- Schneller Herzschlag
- Heißhunger
- Wesensveränderung (Aggressivität)
- Bewusstseinstrübung bis zur Bewusstlosigkeit

Gerade „erfahrene“ Diabetiker zeigen häufig auch bei sehr niedrigen Blutzuckerwerten keine Symptome bis zur plötzlich einsetzenden Bewusstlosigkeit.

Maßnahmen:

- Einschätzung:
  - D-Problem
  - Kritisch
  - Rettungsdienst
- Untersuchung und Versorgung nach cABCDE
- Anamnese: SAMPLE und OPQRST
- Absaugbereitschaft
- Sicherung des Atemwegs
  - Esmarch-Handgriff
  - Wenn vorhanden, Guedel-Tubus
- Lagerung bei Bewusstlosigkeit: stabile Seitenlage
- Bei wachen Patienten: orale Gabe von Traubenzucker (Fruchtsaft, Dextrose Tafeln)
- Sauerstoffgabe hochdosiert bei Bewusstlosigkeit
- Vitalwerte regelmäßig kontrollieren
- Wenn vorhanden
  - i. v. Zugang und Infusion vorbereiten
- Strukturierte Übergabe an den Rettungsdienst
- Hilfe bei der Versorgung des Rettungsdienstes
- Dokumentation und Aufbereitung des Materials

4.4.7 Krampfanfall

Krankheitslehre:

Ein Krampfanfall ist eine Funktionsstörung des Gehirns. Dabei kommt es zu einer gleichzeitigen, gesteigerten und unkontrollierten Entladung der Gehirnzellen (Gewitter im Kopf). Folge sind unkontrollierte motorische und sensorische Defizite. Es gibt verschiedene Formen von Krampfanfällen, an dieser Stelle soll nur der „Grand Mal“ (tonisch-klonisch) behandelt werden, da er die häufigste Form darstellt.

Krampfanfälle sind immer Symptom, keine Ursache!

Ausnahme bildet die Epilepsie, eine Erkrankung, bei der es aus noch ungeklärter Ursache zu Krämpfen kommen kann.

Andere mögliche Ursachen:

- Unterzuckerung (Hypoglykämie)
- Trauma (SHT)
- Unterkühlung (Hypothermie)
- Intoxikation
- Schlaganfall/Blutung
- Sauerstoffmangel (A-/B-Problem)
- Schock (C-Problem)
- Erkrankungen
- Infektionen (Meningitis)
- Entzug von Alkohol und Drogen
- Schlafmangel
- Fieber (*vgl. Kapitel 4.6.4*)

Vor Grand-Mal-Anfällen wird häufig von dem Betroffenen eine „Aura" ähnlich einer Migräneaura wahrgenommen.

Symptome:

- Plötzliche Bewusstlosigkeit
- Zusammensacken
- Aufschrei möglich
- Weit aufgerissene Augen
- Muskulatur
  - Zunächst steif (tonisch)
  - Dann Zucken der gesamten Muskulatur (klonisch)
- Schaum vorm Mund
- Eingeschränkte Atmung
- Nachschlafphase direkt nach dem Krampf
- Benommenheit, Verwirrtheit
- Zungenbiss möglich

Maßnahmen:

- Einschätzung:
  - D-Problem
  - Kritisch
  - Rettungsdienst
- Anamnese
  - SAMPLE und OPQRST
  - Wie lange dauert der Krampfanfall?

    - Gab es schon mal einen Krampfanfall?
    - Was geschah unmittelbar davor?
- Während des Krampfes
    - Patient nicht festhalten oder fixieren
    - Platz schaffen
    - Kopf schützen
    - KEINEN Beißkeil o. Ä. verwenden
- Untersuchung und Versorgung nach cABCDE
- Sicherung des Atemwegs
    - Esmarch-Handgriff
    - Absaugbereitschaft
- Lagerung: Seitenlage
- Sauerstoff: 15 l/min
- Untersuchung auf Verletzungen
- Vitalwerte regelmäßig kontrollieren
- Wenn vorhanden
    - i. v. Zugang und Infusion vorbereiten
    - EKG anlegen
- Strukturierte Übergabe an den Rettungsdienst
- Hilfe bei der Versorgung des Rettungsdienstes
- Dokumentation und Aufbereitung des Materials

In der Regel dauert ein Krampfanfall nur wenige Minuten und beendet sich ohne äußeres Eingreifen.

Bei einer Dauer über 5 Minuten ist der Patient im Status epileptikus. Hier besteht erhöhte Lebensgefahr aufgrund des Sauerstoffmangels! Reanimationsbereitschaft herstellen!

4.5 Traumatologie

Traumatologie bezeichnet die Lehre von Verletzungen. Neben den Einwirkungen von mechanischer Energie werden auch die Folgen der thermischen Energie und elektrischen Energie dazugezählt. Auch die Behandlung von Verätzungen gehört in diesen Bereich.

Grundsätzlich sind bei Behandlung von Trauma-Patienten nicht nur die Verletzung selbst, sondern auch der Verletzungsmechanismus und die Ursache zu betrachten.

So können Rückschlüsse auf weitere Verletzungen oder zu Grunde liegende Erkrankungen gezogen werden.

4

Jedes Trauma hat ein „Wie" und ein „Warum"!

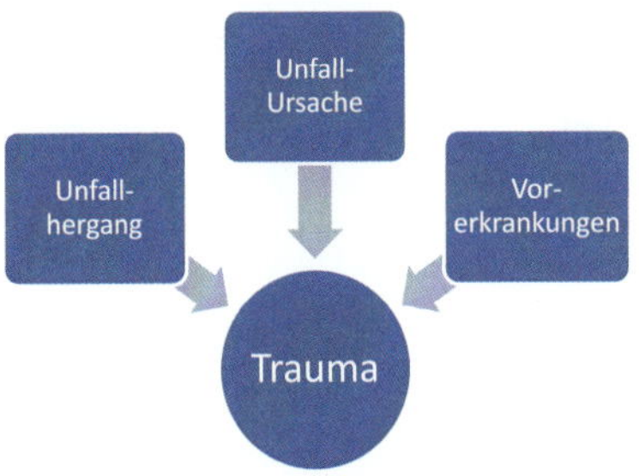

Einflussfaktoren Trauma (Grafik: Besch)

Bei Verletzungen, gleich welcher Art, müssen nicht immer direkt Symptome auftreten. Oftmals gibt es ein freies Intervall, in dem die Patienten, obwohl sie in Lebensgefahr sind, keine Anzeichen dafür zeigen. Einziger Hinweis auf die akute Lebensgefahr lässt sich nur aus dem Mechanismus der Verletzung ableiten. Umso wichtiger ist es für den Sanitäter, die Untersuchung und die Anamnese sorgfältig durchzuführen und im Zweifel von einem Patienten mit kritischem Zustand auszugehen.

Das gilt insbesondere:

- wenn auf den Patienten eine hohe Energie eingewirkt hat.
- wenn der Patient unter Einfluss von Alkohol und Drogen steht.
- wenn bei dem Unfall andere Patienten kritische Verletzungen erlitten haben.

Im Zweifel ist jeder Traumapatient kritisch, bis das Gegenteil im Krankenhaus bewiesen wurde!

Verletzungen sind oft deshalb so schwierig als gefährlich zu erkennen, weil sich im Körper beachtliche Mengen Blut ansammeln können, ohne dass von außen etwas zu sehen ist.

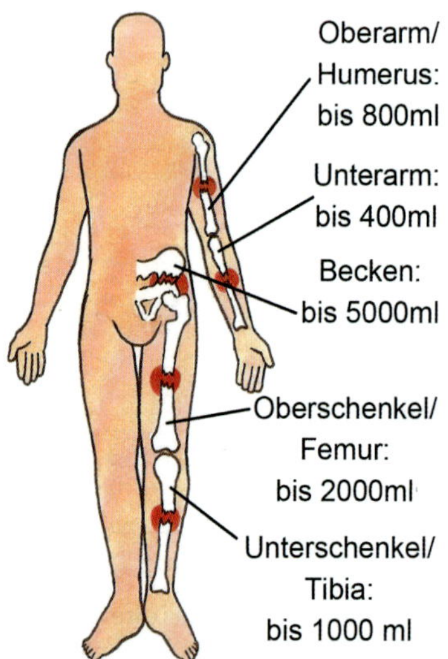

Blutungsmengen im Körper (Grafik: Drossel)

4.5.1 Wunden

Als Wunden bezeichnet man Verletzungen der Haut, der Muskeln und des sonstigen Gewebes durch mechanische Einwirkungen. Sie werden anhand der Entstehung unterschieden.

Ob eine Erstversorgung durch einen Sanitäter ausreicht oder der Patient einem Arzt vorgestellt werden muss, hängt von Art und Tiefe der Wunde ab. Bisswunden jedoch müssen immer durch einen Arzt behandelt werden.

Art der Wunde	Mechanismus	Besonderheiten	Maßnahmen
Schürfwunde	Abrieb der oberen Hautzellen		Steril abdecken
Schnittwunde	Durchtrennen mit einem glatten Werkzeug → glatte Wundränder	Werden durch Länge und Tiefe bestimmt, können sehr stark bluten, starke Schmerzen	Steril verbinden, ggf. Blutungsmanagement, kleine Schnittwunden können vor Ort abschließend behandelt werden
Risswunde/ Platzwunde	Stumpfe Gewalteinwirkung führt zum Aufplatzen der Haut → ungleichmäßige Wundränder	Oft i. V. m. Quetsch- und Platzwunden, können stark bluten, starke Schmerzen Riss- und Platzwunden lassen sich oft nicht voneinander unterscheiden	Steril verbinden, Blutungsmanagement
Quetschwunde	Stumpfe Gewalteinwirkung ohne Aufplatzen der Haut	Oft i. V. m. Riss- und Platzwunden, Bildung von Hämatomen	Hochlegen des Körperteils, Kühlen
Stichwunde	Durchstechen der Haut mit einem spitzen Werkzeug	Nach außen oft nur kleine Wunden, aber große Schäden tiefer möglich	Fremdkörper in der Wunde belassen, Abpolstern, fixieren, kritischer Patient → Rettungsdienst
Bisswunde	Durch Bisse verursachte Mischung aus Quetsch-, Platz- und Stichwunden	Hohes Infektionsrisiko	Steril abdecken, ggf. verbinden, sofortige Vorstellung bei einem Arzt!

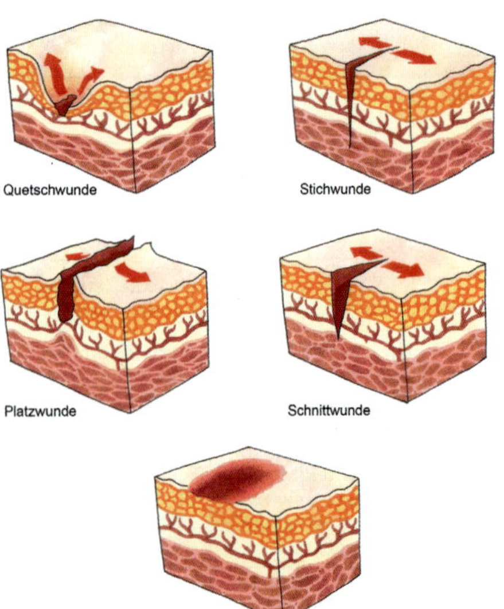

Wundarten (Grafik: Drossel)

4.5.2 Extremitätentrauma

Krankheitslehre:

In den Extremitäten sind die Knochen durch Gelenke miteinander verbunden und von Muskeln, Sehnen etc. umgeben. Bei einer Verletzung können die Knochen, die Gelenke, die Weichteile alleine oder in Kombination geschädigt sein.

Weichteile	Knochen	Gelenke
Prellung Wunde Schäden an Sehnen etc.	Offener Bruch Geschlossener Bruch	Verstauchung Luxation Fraktur

Welche Art von Schäden genau vorliegt, kann erst im Krankenhaus ermittelt werden. Die Symptome sind dabei meistens gleich

- Schmerz
- Schwellung
- Funktionseinschränkung
- Kraftverlust
- Missempfindungen
- Fehlstellung

Da Patienten mit isolierten Extremitäten-Frakturen nicht zwingend immer kritische Patienten sind, muss zum Transport nicht immer der Rettungsdienst hinzugezogen werden.

Ausnahmen:

- Offene Frakturen
- Schmerzen stärker als Schmerzskala (NRD) 5
- Ausfall von Durchblutung, Motorik oder Sensorik (DMS) in der Extremität
- Begleiterkrankungen

Maßnahmen:

- Einschätzung:
  - Je nach Trauma ist C-/D-Problem möglich
  - Kann kritisch sein
  - Rettungsdienst kann erforderlich sein
- Untersuchung und Versorgung nach cABCDE
- Anamnese: SAMPLE + OPQRST
- DMS-Kontrolle der betroffenen Extremität
- Behandlung nach dem PECH-Schema
- Ruhigstellung und Schienung der Extremität
- Erneute DMS-Kontrolle
- Bei offenen Brüchen – Wunde nicht berühren, steril abdecken
- Psychosoziale Betreuung
- Vitalparameter kontrollieren
- Ggf. strukturierte Übergabe an den Rettungsdienst
- Ggf. Hilfe bei Versorgung des Rettungsdienstes
- Dokumentation und Aufbereitung der Materialien

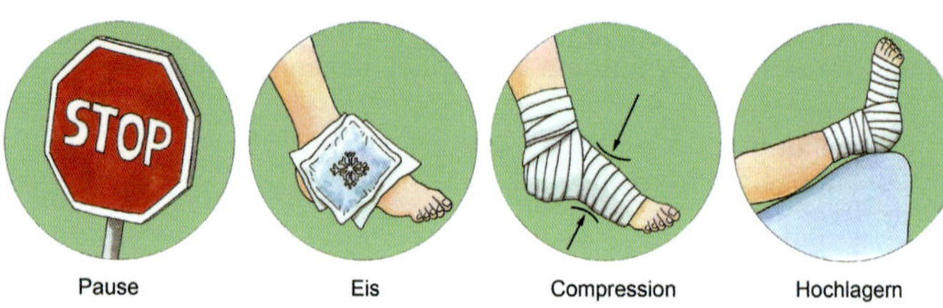

PECH-Schema (Grafik: Drossel)

4.5.3 Polytrauma

Krankheitslehre:

Als Polytrauma wird eine Kombination von Verletzungen bezeichnet, bei denen jede Verletzung alleine oder die Kombination lebensgefährlich ist.

Problematisch ist dabei, dass häufig mehrere akut lebensgefährliche Probleme auftreten. Um diese Situation erfolgreich meistern zu können, ist eine konsequente Anwendung des cABCDE-Schemas notwendig, um alle Probleme in der richtigen Reihenfolge zu erkennen und – im Rahmen der Möglichkeiten – zu beheben.

Davon sind Mehrfachverletzungen abzugrenzen, bei denen zwar auch mehrere Verletzungen vorliegen, jedoch keine Lebensgefahr besteht. Auch wenn die Unterscheidung im Einsatz schwierig ist, sollte immer vom schlimmeren Fall ausgegangen werden. Die Zeit, die der Patient möglicherweise verliert, weil man irrtümlich „nur" von einer Mehrfachverletzung ausging, kann nie wieder aufgeholt werden.

Maßnahmen:

- Einschätzung:
  - A-/E-Problem möglich
  - Kritisch, ggf. zeitkritisch
  - Rettungsdienst
- Untersuchung und Versorgung nach cABCDE
- Anamnese: SAMPLE und OPQRST
- Maßnahmen entsprechend der Problematik
- Sauerstoffgabe 15 l/min über Maske

- Lagerung in Abhängigkeit der Verletzungen
- Bei Wirbelsäulenverletzungen – Ganzkörperimmobilisierung
- Wärmeerhalt beachten
- Vitalwerte engmaschig kontrollieren
- Psychosoziale Betreuung
- Wenn vorhanden
  - EKG anlegen und ausdrucken
  - i. v. Zugang und Infusion vorbereiten
- Strukturierte Übergabe an den Rettungsdienst
- Hilfe bei der Versorgung durch den Rettungsdienst
- Dokumentation und Aufbereitung der Materialien

4.5.4 Schädelverletzungen

Durch Gewalteinwirkungen auf den Schädel kann es zu

- Schädel-Hirn-Traumen
- Frakturen des Schädels
- Schädelbasisbrüchen
- Gesichtsschädelverletzungen
- Weichteilverletzungen

kommen.

Schädelfraktur

Krankheitslehre:

Bei Frakturen des Schädels ist immer von einem schweren Schädelhirntrauma auszugehen. Es kann zum Austritt von Hirnmasse und schweren Blutungen kommen. Ist die Dura Mater (die harte Hirnhaut) verletzt, so spricht man vom „offenen" Schädelhirntrauma. Die Unterscheidung kann in der Praxis schwer sein.

Es besteht eine erhöhte Gefahr für Krampfanfälle und Atemstörungen.

Bei Verdacht eines Schädelbruchs darf kein Wendl-Tubus verwendet werden!

Schädelbasisbruch

Krankheitslehre:

Bei Gewalteinwirkungen auf den Kopf kann es zu Brüchen der Schädelbasis kommen. Als Schädelbasis wird dabei die Unterseite des

Schädels, auf dem das Gehirn aufliegt, bezeichnet, dazu kommen die Schädelhöhlen (Nase und Auge).

Grundsätzlich treten bei einem Schädelbasisbruch dieselben Symptome wie bei einem Schädel-Hirn-Trauma (SHT) auf.

Zusätzlich:

- Charakteristische Blutungen aus Ohren und Nase sowie die
- Ausbildung eines Brillen- oder Monokel-Hämatoms.

Auch die Maßnahmen sind mit dem SHT identisch. Eine Lagerung sollte auf der unverletzten Seite erfolgen, um das Ablaufen von Blut zu erleichtern.

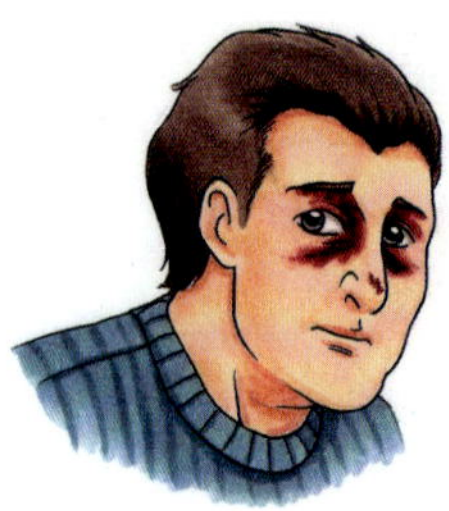

Brillenhämatom (Grafik: Drossel)

Bei Verdacht eines Schädelbasisbruchs darf kein Wendl-Tubus verwendet werden!

Schädel-Hirn-Trauma (SHT)

Krankheitslehre:

Ein SHT ist die Verletzung des Gehirns in Folge einer äußeren Krafteinwirkung. Als Folge dessen kommt es zu – zeitweisen – Ausfällen von Hirnfunktionen.

Jeder Patient mit SHT muss einem Arzt vorgestellt werden!

Die früher übliche Unterscheidung nach Gehirnerschütterung, Gehirnprellung und Gehirnquetschung, die sich durch die Dauer der Bewusstlosigkeit definierte, ist heute überholt.

Symptome:

- Bewusstlosigkeit
- Übelkeit, Erbrechen
- Gedächtnisverlust
- Kopfschmerzen
- Wesensveränderungen
- Schwindel
- Pupillendifferenz
- Verlangsamte Pupillenreaktion
- Wortfindungsstörungen
- Krampfanfälle
- Atemstörungen

Maßnahmen:

- Einschätzung:
  - D-Problem; B-/C-Problem jedoch möglich
  - Kritisch, ggf. zeitkritisch
  - Rettungsdienst
- Untersuchung und Versorgung nach cABCDE
- Anamnese:
  - SAMPLE + OPQRST
  - Dauer der Bewusstlosigkeit
  - Unfallhergang
- Lagerung Oberkörper hoch
- Je nach Unfallhergang – HWS-Immobilisierung
- Offene Verletzungen steril abdecken
- Vitalwerte engmaschig kontrollieren
- Psychosoziale Betreuung
- Wenn vorhanden
  - EKG anlegen und ausdrucken
  - i. v. Zugang und Infusion vorbereiten
- Strukturierte Übergabe an den Rettungsdienst
- Hilfe bei Versorgung des Rettungsdienstes
- Dokumentation und Aufbereitung der Materialien

Gesichtsschädelverletzungen/Weichteilverletzungen

Krankheitslehre:

Verletzungen des Gesichts oder der Kopfhaut beindrucken häufig durch starke Blutungen. Es besteht die Gefahr, dass das Blut entweder in die Atemwege gelangt oder verschluckt wird und dann Erbrechen verursacht.

Bei Frakturen sind i. d. R. Nase oder Kiefer betroffen.

Gewalteinwirkungen auf das Gesicht sollten immer durch einen Arzt abgeklärt werden!

Auch wenn zunächst keine sichtbaren Schäden entstanden sind, kann es zu Frakturen der sehr feinen Knochen kommen.

Maßnahmen:

- Einschätzung:
  - Ggf. A-/C-/D-Problem
  - Kritisch
  - Rettungsdienst
- Untersuchung und Versorgung nach cABCDE
- Anamnese: SAMPLE und OPQRST
- Blutungssuche und Kontrolle
- Lagerung: Oberkörper erhöht, ggf. Kutschersitz (besseres Ablaufen von Blut)
- Ständige Kontrolle des Atemwegs, Absaugbereitschaft
- Kühlen
- Vitalwerte regelmäßig kontrollieren
- Wenn vorhanden
  - i. v. Zugang und Infusion vorbereiten
- Strukturierte Übergabe an den Rettungsdienst
- Hilfe bei der Versorgung durch den Rettungsdienst
- Dokumentation und Aufbereitung des Materials

4.5.5 Thoraxtrauma

Krankheitslehre:

Bei einem Thoraxtrauma kommt es zu einer Gewaltwirkung auf den Brustkorb. Davon betroffen sind die knöchernen Rippen und die im Brustkorb liegenden Organe, große Gefäße, Lunge und Herz. Dadurch kommt es zu Problemen mit der Atmung und mit dem Kreislauf.

In Folge des Traumas kann es zu

- Prellungen der Lunge und des Herzens,
- Rippenbrüchen,
- Pneumothorax,
- Spannungspneumothorax und Hämatothorax,
- Verletzungen der großen Blutgefäße

kommen.

Symptome:

- Prellmarken
- Atemabhängiger Schmerz
- Atemnot
- Fehlende oder abgeschwächte Atemgeräusche

Maßnahmen:

- Einschätzung:
  - B-/C-Problem
  - Kritisch, ggf. zeitkritisch
  - Frühzeitig (!) Rettungsdienst
- Untersuchung und Versorgung nach cABCDE
- Anamnese: SAMPLE und OPQRST
- Sauerstoff 15 l/min
- Psychosoziale Betreuung
- Stabilisierung des Thorax
- Vitalwerte regelmäßig kontrollieren
- Wenn vorhanden
  - EKG anlegen und ausdrucken
  - i. v. Zugang und Infusion vorbereiten
- Strukturierte Übergabe an den Rettungsdienst
- Hilfe bei der weiteren Versorgung des Rettungsdienstes
- Dokumentation und Aufbereitung des Materials

4.5.6 Abdominaltrauma

Krankheitslehre:

Abdominaltraumen umfassen die Schädigung der Organe und der Blutgefäße des Bauches durch Gewalteinwirkung. Je nach Unfallmechanismus können diese gerissen sein und Blutungen verursachen oder es liegt eine Verletzung durch eine Stich- bzw. Schusswunde oder durch einen Fremdkörper vor.

Auch Patienten mit akut lebensgefährlichen Verletzungen können auf den ersten Blick keine offensichtlichen Symptome haben. Verletzungen der Milz können z. B. noch bis zu 14 Tage nach dem Unfall lebensgefährliche Komplikationen entwickeln.

Bei diesen Patienten ist ein Abfallen des Blutdrucks in einem bestimmten Rahmen tolerierbar. Je niedriger der Blutdruck, desto schwächer die unkontrollierbare Blutung im Abdomen, gleichzeitig muss die Perfusion der restlichen Organe gegeben sein.

Symptome:

- Prellmarken oder andere Spuren
- Übelkeit
- Ggf. harter Bauch
- Fremdkörper
- Wunde
- Schlechter Kreislaufzustand

Maßnahmen:

- Einschätzung:
  - C-Problem
  - Kritisch/zeitkritisch
  - Frühzeitig Rettungsdienst
- Untersuchung und Versorgung nach cABCDE
- Anamnese: SAMPLE und OPQRST
- Bei äußeren Blutungen – Blutungskontrolle
- Bei Verdacht auf innere Blutungen = zeitkritischer Patient
- Sauerstoffgabe: 15 l über Maske
- Keine Schocklage
- Fremdkörper in Wunde belassen
- Vitalwerte regelmäßig kontrollieren
- Wenn vorhanden
  - i. v. Zugang und Infusion vorbereiten
- Strukturierte Übergabe an den Rettungsdienst
- Hilfe bei der Versorgung des Rettungsdienstes
- Dokumentation und Aufbereitung der Materialien

Auch Patienten ohne offensichtliche Verletzungen sollten bei entsprechendem Unfallhergang IMMER einem Arzt vorgestellt werden.

4.5.7 Amputationen

Krankheitslehre:

Eine Amputation ist die vollständige oder teilweise Abtrennung eines Körperteils (auch größere Hautstücke). Auch wenn die Abtrennung nicht komplett war (subtotale Amputation), erfolgt keine Versorgung mehr mit Blut.

> Jedes Amputat ist sofort, parallel zur Patientenversorgung, zu suchen! Die Versorgung des Patienten darf dadurch nicht beeinträchtigt werden.

Nur so kann bereits vor Eintreffen des Rettungsdienstes wertvolle Zeit gespart werden, die für eine Replantation erforderlich ist.

Maßnahmen:

- Einschätzung:
  - C-Problem
  - Kritisch
  - Rettungsdienst
- Untersuchung und Versorgung nach cABCDE
- Anamnese: SAMPLE und OPQRST
- Blutungskontrolle
- Amputat in steriles Verbandtuch einwickeln
- Amputat nicht berühren oder reinigen
- Vitalwerte regelmäßig kontrollieren
- Psychosoziale Betreuung
- Wenn vorhanden
  - i. v. Zugang und Infusion vorbereiten
- Strukturierte Übergabe an den Rettungsdienst
- Hilfe bei Versorgung des Rettungsdienstes
- Dokumentation und Aufbereitung des Materials

> Die Kühlung des Amputates ist, auch mangels geeigneter Ausstattung, Aufgabe des Rettungsdienstes!

4

4.5.8 Stromunfälle

Krankheitslehre:

Wenn der menschliche Körper von elektrischem Strom durchflossen wird, kann es durch

- Verbrennungen
- Herzrhythmusstörungen
- Muskellähmungen
- Begleitverletzungen (Sturz von Leiter)

zu Schäden bis hin zum Herz-Kreislauf-Stillstand kommen. Dabei spielen verschiedene Faktoren eine Rolle.

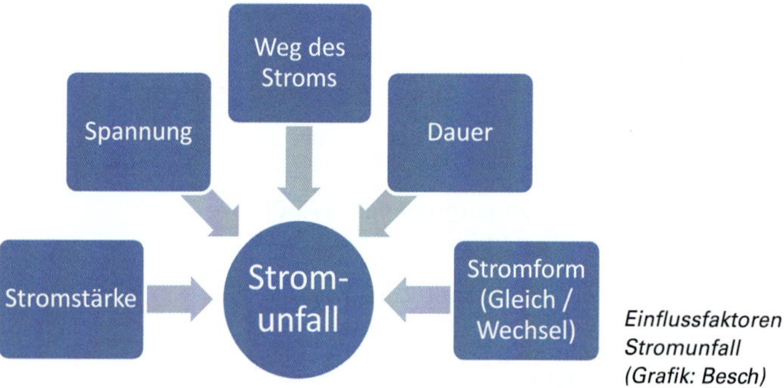

Einflussfaktoren Stromunfall (Grafik: Besch)

Dabei kann es schon ab einer Stromstärke von 220 Volt zu lebensgefährlichen Komplikationen kommen.

Nach einem Stromunfall muss jeder Patient einem Arzt vorgestellt werden!

Wichtig ist der Weg, den der Strom im Körper nimmt, deshalb sollte bei der Untersuchung auf mögliche Ein- und Austrittswunden (Strommarken) geachtet werden.

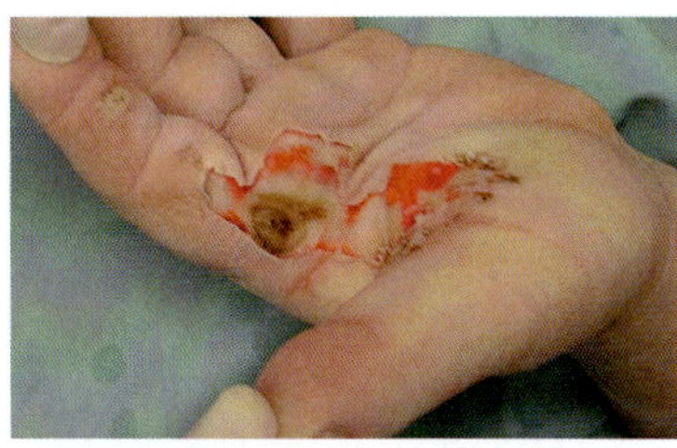

Strommarke bei Elektrotrauma (Foto: Krupp, Rennekampff, Pallua – Plastische Chirurgie, ecomed-Storck)

Bei der Versorgung von Patienten nach einem Unfall muss verstärkt der Eigenschutz beachtet werden.

Eine Patientenversorgung ist erst dann sicher möglich, wenn der Strom abgeschaltet wurde!

Um abgerissene, noch Spannung führende Leitungen bildet sich ein Spannungstrichter. Patienten, die in einem solchen Trichter liegen, müssen so lange still liegen bleiben, bis der Strom abgeschaltet ist. Hier gilt nochmals der Hinweis auf den Eigenschutz.

Symptome:

- Schmerzen
- Krämpfe der Muskulatur
- Verbrennungen
- Herzrhythmusstörungen (z. B. Herzrasen)

Maßnahmen:

- Einschätzung:
  - Eigenschutz beachten!
  - C-Problem
  - Kritisch
  - Rettungsdienst, ggf. weitere Einheiten z. B. Bahn-Manager, Störungsdienst, Energieversorger
- Untersuchung und Versorgung nach cABCDE
- Anamnese: SAMPLE und OPQRST
- Behandlung von Begleitverletzungen
- Vitalwerte regelmäßig kontrollieren
- Psychosoziale Betreuung

- Wenn vorhanden
  - EKG anlegen und ausdrucken
  - i. v. Zugang und Infusion vorbereiten
- Strukturierte Übergabe an den Rettungsdienst
- Hilfe bei der Versorgung durch den Rettungsdienst
- Dokumentation und Aufbereitung der Materialen

4.5.9 Wirbelsäulentrauma

Krankheitslehre:

Die Wirbelsäule stellt das Rückgrat des Menschen dar und ist gleichzeitig die Hülle für das Rückenmark. Im Rückenmark laufen Nerven vom Gehirn in den Körper, um jeweils ein Gebiet motorisch und sensorisch zu versorgen. Durch die Wirbelsäule ist erst der aufrechte Gang möglich.

Die Wirbelsäule unterscheidet sich in

- 7 Halswirbel,
- 12 Brustwirbel,
- 5 Lendenwirbel,
- Kreuzbein und Steißbein (aus mehreren verwachsenen Wirbeln gebildet).

Bei einer Krafteinwirkung auf die Wirbelsäule kann es zu

- direkten Schäden am Rückenmark (z. B. Durchtrennung),
- Schäden am Wirbelkörper,
- indirekten Schäden in Folge von Einblutung oder Ödembildung

kommen.

Da es bei Frakturen von Wirbelkörpern zu Verletzungen des Rückenmarks durch Bruchstücke kommen kann, ist die absolute Immobilisation von höchster Bedeutung!

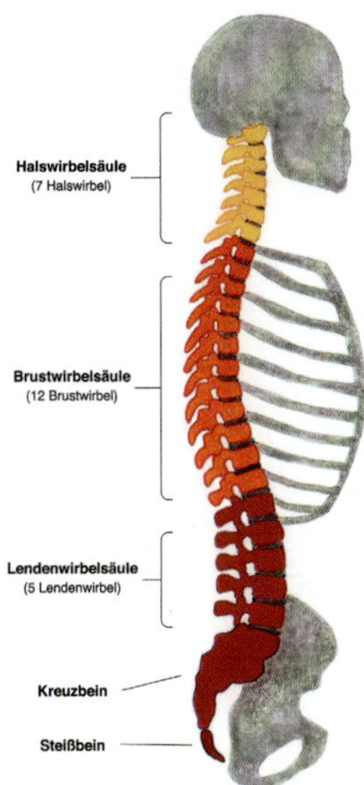

Übersicht Wirbelsäule (Grafik: Drossel)

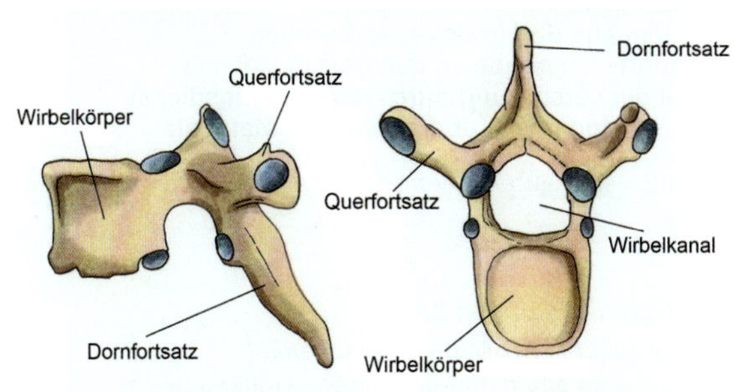

Wirbelkanal (Grafik: Drossel)

Der Umfang der Schäden orientiert sich dabei an der Lokalisation der Verletzung. Dabei ist zu beachten, dass sich bei diesen Verletzungen im zeitlichen Verlauf eine Verschlimmerung entwickeln kann.

Symptome:

- Fehlende Kraft in den Gliedmaßen (Motorik)
- Fehlendes Gefühl (Sensorik)
- Missempfindungen (Kribbeln, Gefühl von eingeschlafenen Bereichen)
- Unkontrollierter Abgang von Stuhl und Urin
- Ateminsuffizienz

Maßnahmen:

- Einschätzung:
  - D-Problem; B-/C-Problem möglich
  - Kritisch
  - Rettungsdienst
- Untersuchung und Versorgung nach cABCDE
- Anamnese: SAMPLE und OPQRST
- Nur achsengerechte Bewegung
- Vollständige Immobilisation
- Vitalwerte regelmäßig kontrollieren
- Psychosoziale Betreuung
- Ggf. Versorgung von B-/C-Problem
- Wenn vorhanden
  - EKG anlegen und ausdrucken
  - i. v. Zugang und Infusion vorbereiten
- Strukturierte Übergabe an den Rettungsdienst
- Hilfe bei der Versorgung durch den Rettungsdienst
- Dokumentation und Aufbereitung des Materials

Grundsätzlich sind aufgetretene Defizite mit Uhrzeit zu dokumentieren!

Beispiel:

17:35 kein Gefühl bis zu den Knien

17:40 kein Gefühl bis zur Mitte Oberschenkel

Grundsätzlich sind alle Patienten zu immobilisieren

- nach einem Sturz > 2 m

- wenn der Unfallhergang Hinweis auf eine mögliche Schädigung gibt
- unter Alkohol- oder Drogeneinfluss
- bei Bewusstlosigkeit nach einem Unfall

Das betrifft auch Patienten, die bei Eintreffen der Sanitäter komplett ohne Beschwerden sind. Oft kann so ein weiterer, gravierender Schaden verhindert werden.

4.5.10 Verätzungen

Krankheitslehre:

Verätzungen entstehen, wenn Haut und Gewebe mit Säure und Laugen in Berührung kommen. Zusätzlich kann die Chemikalie für den Körper giftig sein. Entscheidend für den Umfang der Schädigung sind auch hier die Art der Chemikalie, die Konzentration und die Einwirkzeit.

Säure und Laugen

Säure	pH Wert >7 Koagulationsverätzung: Es bildet sich Schorf, der die Verätzung stoppt
Lauge (Base)	pH Wert <7 Kolliquidationsverätzung: Das Gewebe löst sich immer weiter auf, die Verätzung kann tiefer gehen

Übersicht Säure und Lauge (Grafik: Besch)

4

Maßnahmen:

- Einschätzung:
  - Eigenschutz beachten
  - A-/B-/C-/D-/E-Problem möglich
  - Ggf. kritisch
  - Rettungsdienst
- Untersuchung und Versorgung nach cABCDE
- Anamnese: SAMPLE und OPQRST
- Spezielle Maßnahmen:
  - Durchtränkte Kleidung ausziehen und nicht beim Patienten und Versorgungsteam lagern (Ausdünstung)
  - Chemikalien mit viel Wasser abspülen
  - Wenn kein Wasser verfügbar: mit Tüchern, Kompressen, Lappen o. Ä. entfernen
  - Chemikalien, die mit Wasser reagieren (Kalk), trocken entfernen
- Verätzungen der Augen -> Augen spülen (*Kapitel 4.10.3*)
- Verätzungen des Mundes und Rachenraums -> kein Erbrechen auslösen
- Vitalwerte regelmäßig kontrollieren
- Psychosoziale Betreuung
- Wenn vorhanden
  - EKG anlegen und ausdrucken
  - i. v. Zugang und Infusion vorbereiten
- Strukturierte Übergabe an den Rettungsdienst
- Hilfe bei Versorgung des Rettungsdienstes
- Dokumentation und Aufbereitung der Materialien

4.6 Pädiatrie

Einsätze mit Kindern stellen für Sanitäter, aber auch für erfahrene Rettungsdienstmitarbeiter, eine besondere Herausforderung dar. Diese Art von Einsätzen ist ziemlich selten, oftmals fehlen Erfahrungswerte. Daraus resultiert eine besondere emotionale Belastung. Dazu kommen auch die Eltern, die durch die Notfallsituation ebenfalls angespannt sind. In der Pädiatrie werden die Patienten nach Altersgruppe unterschieden.

Altersgruppe	Alter
Neugeborenes	< 1 Monat
Säugling	< 1 Lebensjahr
Kleinkinder	2–6 Lebensjahre
Schulkind	7–13 Lebensjahre
Jugendlicher	14–18 Lebensjahre

4.6.1 Allgemeine Grundlagen

Für alle Kindernotfälle gilt:

Kinder sind KEINE kleinen Erwachsenen!

Es gibt eine Reihe von Besonderheiten im Umgang mit Kindern, die zu beachten sind und entsprechende Einsätze deutlich angenehmer für alle Beteiligten verlaufen lassen.

Wichtig für die Kinder sind die Bezugspersonen. Eine Trennung sollte vermieden werden. Kinder haben meistens in der Notfallsituation Angst, dazu kommt außerdem der Umgang mit fremden Menschen und die Aufregung der eigenen Eltern. Je nach Entwicklungsstand kann die ungewohnte Situation zu einer mangelnden Kooperation führen. Abhilfe kann hier der direkte Kontakt mit den Bezugspersonen schaffen.

Trotz aller Rücksicht dürfen Untersuchung und Behandlung nicht in den Hintergrund geraten.

Hier sollte der Sanitäter behutsam vorgehen. Zunächst sollte man sich auch dem Kind vorstellen. Um den Zugang zu erleichtern, sollte die

Kontaktaufnahme „auf Augenhöhe“ und „nicht von oben“ geschehen. Die Kommunikation sollte mit dem Kind und den Bezugspersonen stattfinden, nicht über das Kind hinweg.

Auch Kindern muss jeder Untersuchungs- und Behandlungsschritt erklärt werden. Hat das Kind ein Plüschtier o. Ä. dabei, kann dies mit eingebunden werden. So können die meisten Untersuchungen als wesentlich weniger schlimm empfunden werden, wenn der Teddy vorher untersucht wurde.

Mittlerweile hat es sich etabliert, auf Einsatzfahrzeugen Plüschtiere mitzuführen, um bei Einsätzen mit Kindern einen „Eisbrecher“ im Umgang mit dem kleinen Patienten zu haben. Dabei sollten die Plüschtiere nur einmal verwendet werden und, um eine Verschmutzung zu verhindern, bis zum Einsatz in Folie eingepackt sein. Alternativ eignet sich eine leere Spritze oder ein aufgeblasener Handschuh mit aufgemaltem Gesicht genauso gut.

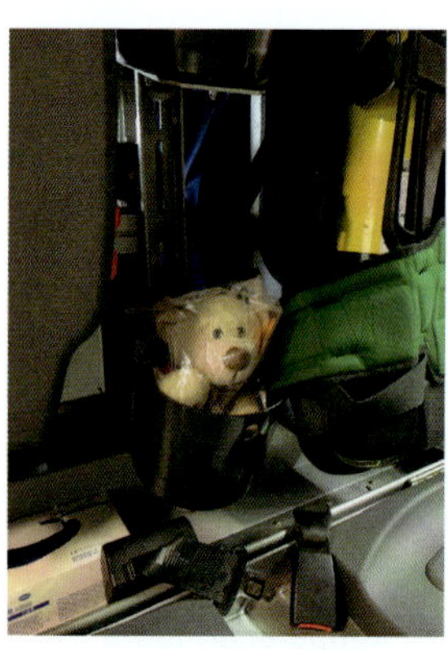

Auf einem Löschfahrzeug verladener Plüschbär (Foto: Weber, Forchheim)

4.6.2 Unterschiede zum Erwachsenen

Herzfrequenz

Kinder haben im Vergleich zu Erwachsenen eine wesentlich höhere Herzfrequenz. Kleinkinder haben in Ruhe eine Herzfrequenz von ca. 120/min. Bei einem Erwachsenen wäre das schon deutlich zu schnell.

Niedrige Herzfrequenzen sind häufig ein Zeichen von Sauerstoffmangel.

Sauerstoffbedarf

Kinder benötigen deutlich mehr Sauerstoff als Erwachsene. Säuglinge benötigen in der Minute 6–7 ml/kg, während Erwachsene nur die Hälfte benötigen. Kinder können zwar einen Sauerstoffmangel grundsätzlich länger kompensieren als Erwachsene, jedoch verschlechtert sich der Zustand dann schlagartig und dramatisch.

Temperatur/Körperoberfläche

Kinder haben im Vergleich zur Körpergröße eine höhere Körperoberfläche, da Kopf und Bauch im Verhältnis deutlich größer sind. Kinder verlieren wesentlich schneller Körperwärme, auch aufgrund einer dünneren Haut. Säuglinge sind nicht in der Lage, den Kälteverlust durch Muskelzittern auszugleichen.

Wichtig zu wissen ist, dass die Körperoberfläche bei Verbrennungen bei Kindern anders berechnet wird. (*vgl. Kapitel 4.7.3*)

Atemweg

Der kindliche Atemweg ist anders aufgebaut. Die Zunge und Kehldecke sind größer und der Kehlkopf steht höher. Deshalb darf der Kopf zum Freimachen der Atemwege nicht überstreckt werden, sondern muss in die Neutralstellung gebracht werden.

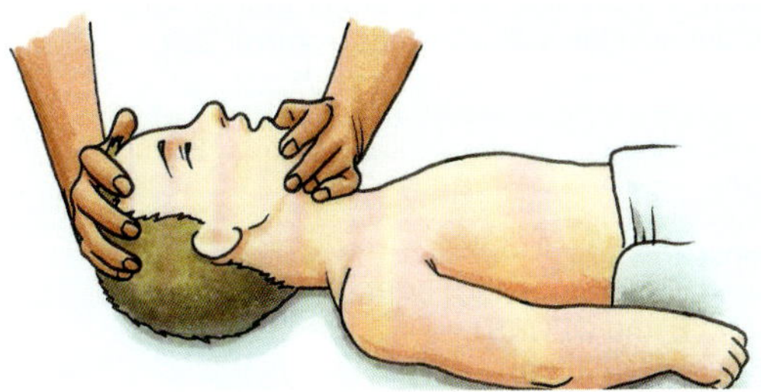

Neutralstellung (Grafik: Drossel)

4.6.3 Erkennen der Atemnot bei Säuglingen

Da Säuglinge ausschließlich durch die Nase atmen, lässt sich eine Atemnot nicht einfach erkennen.

Zeichen für die Atemnot sind:

- Nasenflügeln (Hochziehen der Nase)
- Stöhnen
- Einziehen des Brustkorbs beim Einatmen
- Schnelle Atmung

4.6.4 Fieberkrampf

Krankheitslehre:

Fieberkrämpfe entstehen dann, wenn bei Kindern in kurzer Zeit die Körpertemperatur stark ansteigt. Die genaue Ursache ist noch unklar.

- Betroffen: ca. 5 % aller Kinder
- Auftreten zwischen 0,5 und 5 Jahren
- Dauer i. d. R. < 15 min

Insbesondere beim ersten Auftreten wird der Fieberkrampf von den Angehörigen als dramatisch wahrgenommen.

Symptome:

- Bewusstlosigkeit
- Muskelzucken
- Anspannen der Muskulatur
- Verlust der Muskelspannung

Im Vergleich zu einem klassischen Krampfanfall gibt es keine Nachschlafphase, die Kinder erholen sich meistens in kurzer Zeit.

Maßnahmen:

- Einschätzung:
  - D-/E-Problem
  - Kritisch
  - Rettungsdienst
- Untersuchung und Versorgung nach cABCDE
- Anamnese: SAMPLE und OPQRST
- Dauer des Krampfes festhalten
- Kleidung lockern
- Kind nicht festhalten, falls der Krampfanfall noch nicht beendet ist

- Vitalwerte regelmäßig kontrollieren
- Psychosoziale Betreuung (Kind **und** Angehörige!)
- Strukturierte Übergabe an den Rettungsdienst
- Hilfe bei Versorgung des Rettungsdienstes
- Dokumentation und Aufbereitung der Materialien

4.6.5 Plötzlicher Kindstod

Der plötzliche Kindstod (SIDS/Sudden Infant Death Symptom) ist das Versterben eines Säuglings ohne nachvollziehbare Ursache. Es tritt fast immer während des Schlafs auf, in über 95 % der Fälle im ersten Lebensjahr.

Hauptaugenmerk liegt auf der Prävention. Es wurde eine Vielzahl von Risikofaktoren identifiziert. Durch konsequente Aufklärungsarbeit gelang es z. B. in den Niederlanden, das Risiko um den Faktor 10 zu minimieren.

Weitere Informationen findet man auf der Seite der BZgA unter www.kindergesundheit-info.de

Hinweis:

- Grundsätzlich immer mit der Reanimation beginnen.
- Besonderen Augenmerk auf Angehörige legen – weitere Kräfte anfordern.
- Gründliche Dokumentation der Auffindesituation.

4.6.6 Reanimation von Kindern

Bedingt durch die körperlichen Unterschiede ändert sich auch die Reanimation, teilweise gibt es Unterschiede je nach Altersgruppe

→ beim Feststellen des Herz-Kreislauf-Stillstandes nie schütteln, stattdessen am Arm rütteln

→ Initial immer 5 Beatmungen durchführen, keine Lebenszeichen → Reanimation beginnen

→ Drucktechnik:
  - SÄUGLINGE → 2 Finger aufsetzen
  - KIND → 1 Handballen

→ Bei SÄUGLINGEN zusätzliche Indikation für Reanimation → Puls < 60/min

→ Frequenz der Thoraxkompression 120/min
→ 15 Thoraxkompressionen, 2 Beatmungen im Wechsel
→ Wenn kein spezieller Beatmungsbeutel für Kinder vorhanden ist → Mund-zu-Mund-Beatmung

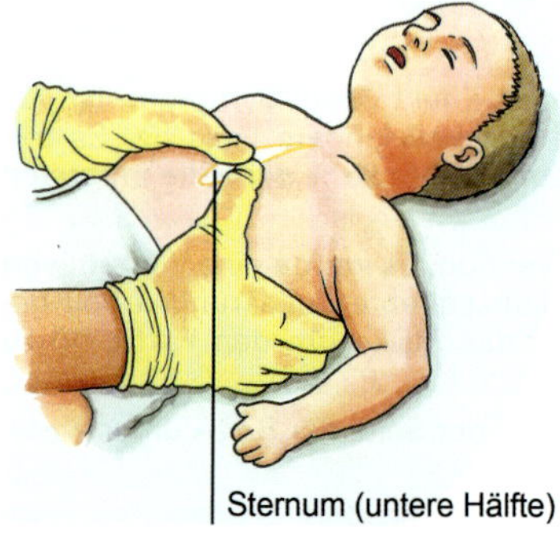

Reanimation Säugling (Grafik: Drossel)

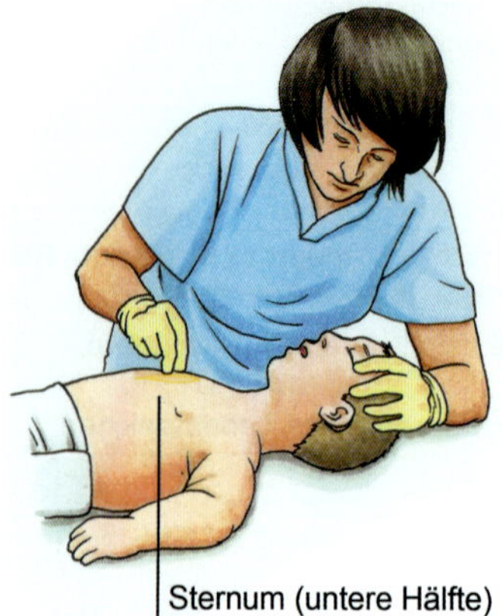

Reanimation Kleinkind (Grafik: Drossel)

4.7 Thermische Schäden

Auch die Einwirkungen von Hitze und Kälte können den Körper schädigen. Dabei unterscheidet man, ob die Schäden nur lokal, an einer Stelle, oder systemisch, den ganzen Körper betreffend auftreten.

	Systemisch	Lokal
Hitze	Hitzekollaps Hitzeerschöpfung Hitzeschlag	Verbrennungen Verbrühungen Inhalationstrauma
Kälte	Unterkühlung	Erfrierung

4

4.7.1 Hitzekollaps/Hitzeerschöpfung/Hitzschlag

Hitzekollaps

Krankheitslehre:

Bei längerer Hitzeeinwirkung versucht der Körper, durch Weitstellen der Gefäße die Temperatur durch vermehrte Durchblutung der Peripherie zu kompensieren. Dadurch versackt das Blut und es kommt zu einem plötzlichen Abfall des Blutdrucks.

Symptome:

- Schwindel
- „Schwarz vor Augen"
- Übelkeit, Schwitzen, Blässe
- Blutdruck niedrig
- Herzfrequenz hoch

Maßnahmen:

- Einschätzung:
  - C-/E-Problem
  - Kritisch
  - Rettungsdienst
- Untersuchung und Versorgung nach cABCDE
- Anamnese: SAMPLE und OPQRST
- Patient in kühle Umgebung bringen – oft rasche Erholung
- Flach lagern, ggf. Schocklage
- Wache Patienten – alkoholfreie Getränke anbieten

- Vitalwerte regelmäßig kontrollieren
- Psychosoziale Betreuung
- Wenn vorhanden
  - EKG anlegen und ausdrucken
  - i. v. Zugang und Infusion vorbereiten
- Strukturierte Übergabe an den Rettungsdienst
- Hilfe bei weiterer Versorgung des Rettungsdienstes
- Dokumentation und Aufbereitung der Materialien

Hitzeerschöpfung

Krankheitslehre:

In Folge der Hitzeeinwirkung verliert der Körper große Mengen an Flüssigkeit. Wird der Verlust nicht ausgeglichen, kommt es zu Kreislaufstörungen.

Aus der Hitzeerschöpfung kann sich ein Hitzschlag entwickeln.

Symptome:

- Schwächegefühl
- Kopfschmerzen, Schwindel
- Verwirrtheit, Synkope
- Übelkeit
- Erbrechen
- Durst
- Kalter Schweiß
- Körpertemperatur < 40 °C
- Niedriger Blutdruck
- Schneller Puls
- Flache, schnelle Atmung

Maßnahmen:

- Einschätzung:
  - C-/E-Problem
  - Kritisch
  - Rettungsdienst
- Untersuchung und Versorgung nach cABCDE
- Anamnese: SAMPLE und OPQRST
- Flach lagern, ggf. Schocklage
- Patient in kühle Umgebung bringen – oft rasche Erholung

- Wache Patienten – alkoholfreie Getränke anbieten
- Vitalwerte regelmäßig kontrollieren
- Psychosoziale Betreuung
- Wenn vorhanden
  - EKG anlegen und ausdrucken
  - i. v. Zugang und Infusion vorbereiten
- Strukturierte Übergabe an den Rettungsdienst
- Hilfe bei weiterer Versorgung durch den Rettungsdienst
- Dokumentation und Aufbereitung der Materialien

Hitzschlag

Krankheitslehre:

Durch eine Störung der körpereigenen Temperaturregelung durch die einwirkende Hitze kommt es zu einem Anstieg der Körpertemperatur über 40 °C.

Bei einem Hitzschlag herrscht absolute Lebensgefahr!

Symptome:

- Kopfschmerzen, Schwindel
- Verwirrtheit, Synkope
- Übelkeit
- Erbrechen
- Lähmungen
- Halluzinationen
- Trockene Haut
- Körpertemperatur > 40 °C
- Niedriger Blutdruck
- Schneller Puls
- Flache, schnelle Atmung

Maßnahmen:

- Einschätzung:
  - C-/D-/E-Problem
  - Kritisch
  - Rettungsdienst
- Untersuchung und Versorgung nach cABCDE
- Anamnese: SAMPLE und OPQRST
- Flach lagern, ggf. Schocklage

- Patient in kühle Umgebung bringen
- Patient aktiv kühlen (feuchte Tücher o. Ä.)
- Vitalwerte regelmäßig kontrollieren
- Psychosoziale Betreuung
- Wenn vorhanden
  - EKG anlegen und ausdrucken
  - i. v. Zugang und Infusion vorbereiten
- Strukturierte Übergabe an den Rettungsdienst
- Hilfe bei der Versorgung durch den Rettungsdienst
- Dokumentation und Aufbereitung des Materials

4.7.2 Sonnenstich

Krankheitslehre:

Durch die Sonneneinstrahlung auf den Kopf kommt es zu einer Reizung der Hirnhäute.

Symptome:

- Heftige Kopfschmerzen
- Hochroter Kopf
- Nackensteifigkeit
- Übelkeit, Schwindel
- Ohrensausen
- Unruhe
- Schneller Puls
- Bewusstseinsstörungen

Maßnahmen:

- Einschätzung:
  - E-Problem; C-/D-Problem möglich
  - Ggf. kritisch bei Kreislauf oder Bewusstseinsstörung
  - Ggf. Rettungsdienst
  - Vorstellung beim Arzt empfohlen
- Untersuchung und Versorgung nach cABCDE
- Anamnese: SAMPLE und OPQRST
- Oberkörper hoch lagern, ggf. Schocklage
- Patient in kühle Umgebung bringen
- Kopf des Patienten aktiv kühlen (feuchte Tücher o. Ä.)
- Psychosoziale Betreuung
- Vitalwerte regelmäßig kontrollieren

- Ggf. wenn vorhanden
  - EKG anlegen und ausdrucken
  - i. v. Zugang und Infusion vorbereiten
- Ggf. strukturierte Übergabe an den Rettungsdienst
- Ggf. Hilfe bei der Versorgung durch den Rettungsdienst
- Dokumentation und Aufbereitung des Materials

4.7.3 Verbrennung/Verbrühung

Krankheitslehre:

Verbrennungen entstehen durch die lokale Schädigung des Körpers durch Hitze. Auslöser kann dabei der Kontakt

- mit Flammen,
- mit einer heißen Oberfläche (Bügeleisen oder Herd),
- mit heißer Luft,
- Elektrizität (Lichtbogen),
- Strahlung (Sonne, UV-Strahlung, Laser),

sein.

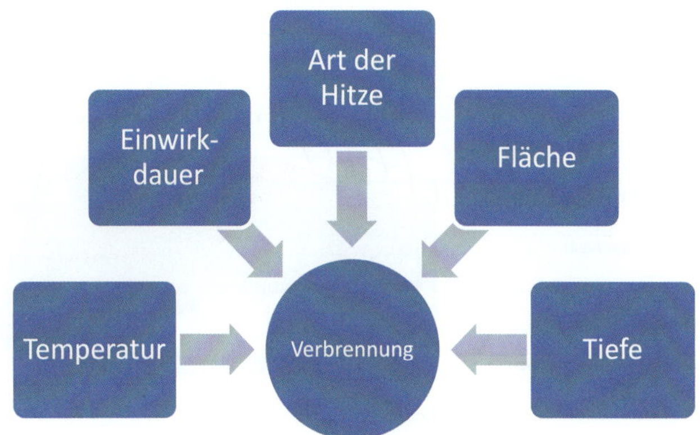

Übersicht Faktoren Verbrennung (Grafik: Besch)

Bei Kontakt mit heißen Flüssigkeiten oder Dampf spricht man von Verbrühungen. Schäden an Mund, Rachen und Lunge, die durch das Einatmen von Hitze entstehen, werden als Inhalationstrauma bezeichnet.

Neben den Hautschäden selbst werden durch die Verbrennung im Körper Prozesse freigesetzt, die sich bis hin zu Schock und Kreislaufversagen entwickeln können (Verbrennungskrankheit).

Verbrennungen werden aufgrund ihrer Tiefe in vier Grade unterteilt.

Grad	Tiefe des Schadens	Symptome
1	Oberhaut (Epidermis)	Rötung, Schmerz
2*	Lederhaut (Dermis)	Rötung, Schwellung, Schmerz, Blasenbildung
3	Unterhaut	Grauweiße, abgestorbene Hautbereich, tief rot gefärbt, teilweise verkohlt, KEINE SCHMERZEN
4	Muskeln und Sehnen	Verkohlung bis in tiefer liegende Schichten
* Die früher erfolgte Unterscheidung in 2a und 2b hat in der Ersten Hilfe keine Bedeutung		

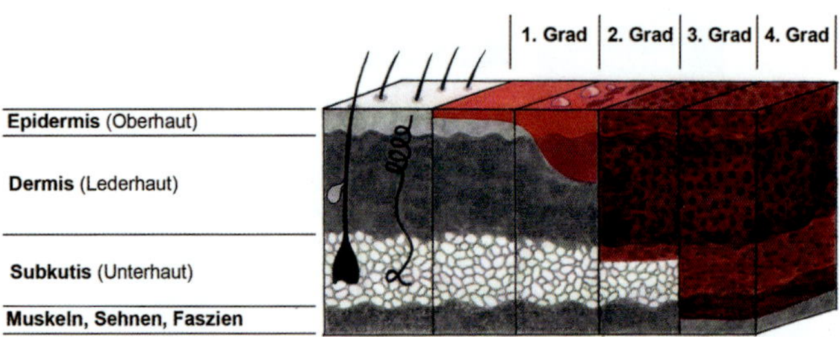

Verbrennungstiefe (Grafik: Drossel)

Bei Verbrennungen spielt auch die Ausdehnung eine Rolle. Hier wird die 9er-Regel zur Berechnung herangezogen.

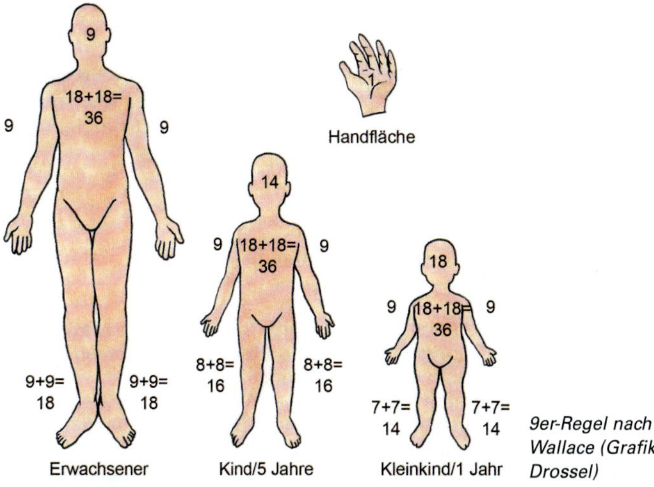

9er-Regel nach Wallace (Grafik: Drossel)

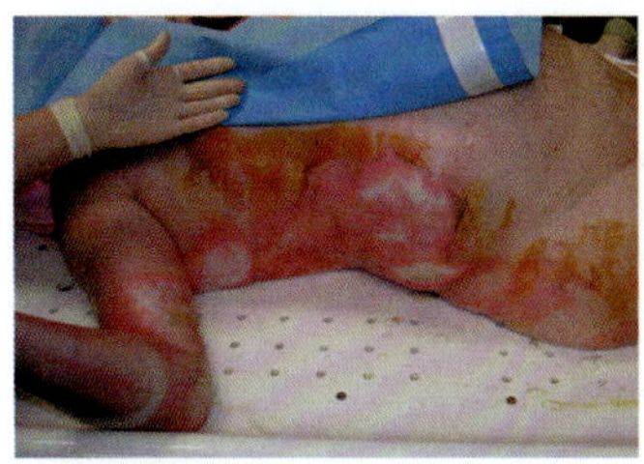

Verbrennungen; Aufnahmebefund eines 56 Jahre alten Patienten mit zweitgradigen Verbrennungen im Bereich der rechten Thoraxwand und Flanke. (Foto: Krupp – Plastische Chirurgie, ecomed-Storck)

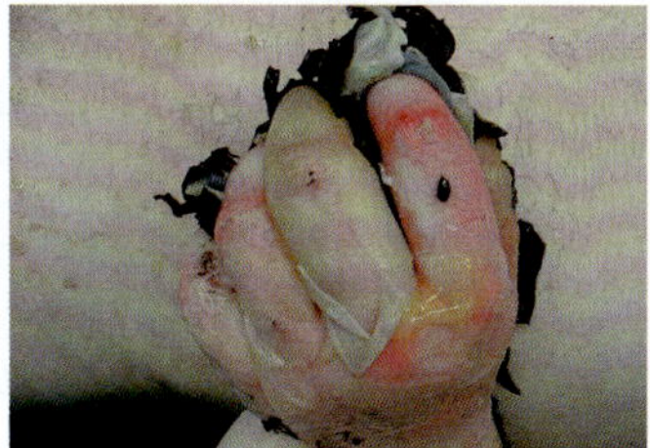

Zweitgradige bis drittgradige Verbrennung nach Entfernung des Teers. Die abgelösten Hautteile müssen ebenfalls entfernt werden. (Foto: Krupp, Rennekampff, Pallua – Plastische Chirurgie, ecomed-Storck)

Bei Erwachsenen geht man ab 20 % Verbrennungen im zweiten oder dritten Grad von akuter Lebensgefahr aus, bei Kindern ab 10 %!

Eine erste Lagemeldung sollte immer den ungefähren Schweregrad und die ungefähre Ausdehnung der Verbrennung beinhalten. Zusätzlich muss immer der Unfallhergang ermittelt werden, um weitere Verletzungen auszuschließen oder zu entdecken.

Maßnahmen:

- Einschätzung:
  - E-Problem; A-/B-/C-/D-Problem möglich
  - Kritisch
  - Rettungsdienst
- Verbrennungen ersten Grades erfordern i. d. R. keine Maßnahmen und heilen von selbst. Zur Linderung der Schmerzen kann mit feuchten Tüchern gekühlt werden.
- Brennende Personen löschen
- Untersuchung und Versorgung nach cABCDE-Schema
- Anamnese: SAMPLE und OPQRST
- Bei Verbrühungen durchnässte Kleidung schnellstmöglich entfernen
- Mit der Wunde verschmorte Kleidung nicht entfernen
- Brandblasen nicht öffnen
- Keine Hausmittel auf die Wunde
- Wunden steril abdecken mit dafür vorgesehenen Verbandsmitteln (Brandwundentücher)
- Wärmeerhalt!
- Sauerstoffgabe: 15 l/min
- Psychosoziale Betreuung
- Vitalwerte regelmäßig kontrollieren
- Wenn vorhanden
  - EKG anlegen und ausdrucken
  - i. v. Zugang und Infusion vorbereiten
- Strukturierte Übergabe an den Rettungsdienst
- Hilfe bei Versorgung durch den Rettungsdienst
- Dokumentation und Aufbereitung des Materials

Kühlen bei Verbrennungen

Früher wurde bei Verbrennungen sehr lange mit sehr viel sehr kaltem Wasser gekühlt. Ziel war es, dem Gewebe Hitze zu entziehen, um ein „Nachbrennen" zu verhindern. Durch Studien hat man herausgefunden, dass die daraus resultierende Minderdurchblutung des Gewebes und eine mögliche Unterkühlung des Patienten zu deutlich mehr Komplikationen führen.

Die aktuellen Empfehlungen zum Thema Kühlen von Brandwunden sagen aus

- nur mit lauwarmen Wasser,
- nur an den Extremitäten,
- nur im Bereich der Verbrennung,
- nur für einige Minuten,
- mit Eintreffen von Fachpersonal (auch Sanitäter) wird die Kühlung beendet.

4.7.4 Unterkühlung (Hypothermie)

Krankheitslehre:

Wenn der gesamte Körper über eine längere Zeit Temperatur verliert und die Körperkerntemperatur unter 36 °C fällt, liegt eine Unterkühlung vor.

Begünstigend wirken dabei:

- Aufenthalt im kalten Wasser
- Tragen von durchnässter Kleidung (auch Schweiß)
- Körperliche Ruhe
- Starker Wind
- Alkohol- und Drogenkonsum

Unterkühlungen werden in drei verschiedene Stadien unterteilt:

Stadium	Körpertemperatur	Symptome
Milde Unterkühlung	32–35 °C	Muskelzittern, schneller Herzschlag, schnelle Atmung, kalte Extremitäten (Engstellung der Gefäße), Koordinierungsstörungen
Mittlere Unterkühlung	28–32 °C	Bewusstseinstrübung, langsamer Herzschlag, niedriger Blutdruck, erweiterte Pupillen, Muskelzittern hört auf, verminderte Reflexe, Kälteidiotie*

Stadium	Körpertemperatur	Symptome
Schwere Unterkühlung	< 28 °C	Bewusstlosigkeit, starre Pupillen, Herzrhythmusstörungen, Lähmungen, Atemstillstand
* Kälteidotie: Zustand der Verwirrung, in dem der Betroffene ein Verhalten zeigt, das nicht von rationalem Denken geprägt ist. Häufig wird z. B. die Kleidung ausgezogen, weil ein Wärmeempfinden wahrgenommen wird.		

4

Maßnahmen:

- Einschätzung:
  - E-Problem
  - Kritisch
  - Rettungsdienst
- Untersuchung und Versorgung nach cABCDE-Schema
- Anamnese: SAMPLE und OPQRST
- Patient ab Stadium zwei nicht übermäßig bewegen (Bergetod)
- Patient in warme Umgebung bringen
- Nasse, kalte Kleidung ablegen
- Pat nicht warm reiben
- Keine Gabe von Alkohol
- Psychosoziale Betreuung
- Vitalwerte regelmäßig kontrollieren
- Wenn vorhanden
  - EKG anlegen und ausdrucken
  - i. v. Zugang und Infusion vorbereiten
- Strukturierte Übergabe an den Rettungsdienst
- Hilfe bei Versorgung durch den Rettungsdienst
- Dokumentation und Aufbereitung der Materialien

Bergetod

Um möglichst viel Wärme im Körperkern zu erhalten, werden die Gefäße in der Peripherie eng gestellt, um die Durchblutung zu vermindern. In Folge dessen bildet sich um den warmen Körperkern eine Schale mit kälterem Blut. Wird der Patient jetzt rasch bewegt, fließt dieses kalte Blut direkt zum Herz und kann dort eine möglicherweise tödliche Herz-Rhythmus-Störung verursachen.

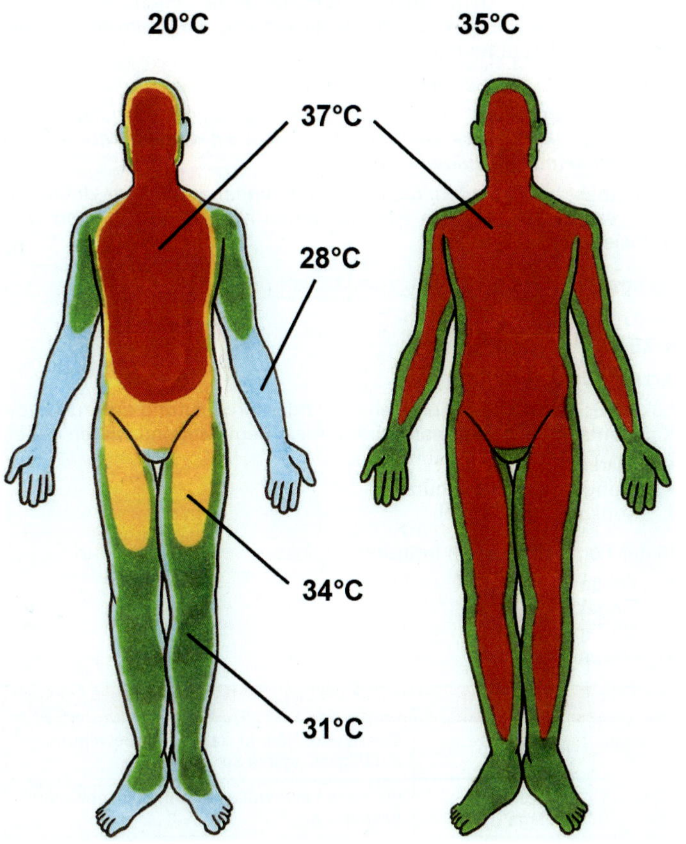

Körperkern/Körperschale (Grafik: Drossel)

Unterkühlung und Reanimation

Im Stadium der schweren Unterkühlung kann der Scheintod auftreten. Dabei können bei dem Patienten zunächst keine Lebenszeichen festgestellt werden. Auch kann eine Unterkühlung die Chancen auf eine erfolgreiche Reanimation erhöhen.

Beispiel:

In einem dokumentierten Fall aus Skandinavien wurde ein Patient mit einer Körperkerntemperatur von 13,4 °C über 3 h wiederbelebt und hat keine bleibenden Schäden zurückbehalten.

Deshalb ist bei Patienten, die im Zusammenhang mit einer Unterkühlung reanimationspflichtig werden, immer mit der Herz-Lungen-Wiederbelebung anzufangen.

Niemand ist tot, bis er warm und tot ist!

4.7.5 Erfrierung

Krankheitslehre:

Lokale Schäden, die in Folge einer Minderdurchblutung aufgrund von Kälte entstehen, nennt man Erfrierungen. Begünstigend wirken dabei:

- Starker Wind
- Mangelnder Kälteschutz
- Konsum von Alkohol

In der Regel sind davon betroffen:

- Zehen
- Finger
- Ohrläppchen
- Nasenspitze

Stadium	Zeitraum	Symptome
1. Grad		Blässe oder Rötung, kalte Haut, Bewegungsunfähigkeit, starke Schmerzen
2. Grad	Stunden bis Tage	blau-rote geschwollene Haut, Blasenbildung, Schmerzen
3. Grad	Wochen bis Monate	Gewebszerstörung, schwarze Nekrosen, blutige Blasen, Schmerzfreiheit

Maßnahmen:

- Einschätzung:
  - E-Problem
  - Kritisch
  - Rettungsdienst
- Untersuchung und Versorgung nach cABCDE
- Anamnese: SAMPLE und OPQRST
- Unterkühlung ausschließen
- Patient in warme Umgebung bringen
- Betroffene Stelle locker steril verbinden
- Finger und Zehen gegeneinander abpolstern
- Keine Wiedererwärmungsversuche (abreiben, warmes Wasser)
- Vitalwerte regelmäßig kontrollieren
- Psychosoziale Betreuung
- Wenn vorhanden
  - EKG anlegen und ausdrucken
  - i. v. Zugang und Infusion vorbereiten
- Strukturierte Übergabe an den Rettungsdienst
- Hilfe bei Versorgung des Rettungsdienstes
- Dokumentation und Aufbereitung des Materials

Eine Sonderform der Erfrierung ist der Immersionsfuß. Er kann auftreten, wenn der Fuß z. B. bei einem Einsatz längere Zeit (> 12 h) durchgehend nass war. Unbehandelt drohen Komplikationen, die zu einem Verlust des Fußes führen können.

Symptome:

- Runzlige, weiße Haut, besonders an der Sohle
- Schmerzempfindlichkeit

Maßnahmen:

- Einsatzende
- Fuß trocknen
- Vorstellung bei einem Arzt

4.8 Intoxikation

Krankheitslehre:

Eine Intoxikation bezeichnet die Aufnahme eines Giftes in den Körper und das daraus resultierende Krankheitsbild. Gifte sind dabei i. d. R. chemisch oder biologisch, eine Vergiftung mit radioaktiven Substanzen ist sehr selten.

Die Aufnahme in den Körper kann auf verschiedenen Wegen erfolgen, diese sind grundsätzlich deckungsgleich mit den Eintrittspforten für Erreger (*vgl. Kapitel 1.2.1*). Wichtigster Faktor dabei ist die Dosis des Giftes. Grundsätzlich ist jeder Stoff für einen Menschen tödlich. Jedoch gibt es Stoffe, bei denen bereits geringste Mengen tödlich sind, und Stoffe, bei denen extrem hohe Mengen erforderlich sind.

Nichts ist ohne Gift, nur die Dosis macht das Gift.

Beispiele:

Tödliche Dosis Cyanid: 2,86 mg pro kg Körpergewicht

Tödliche Dosis Koffein: 400 mg pro kg Körpergewicht

Energydrink pro 100 ml: 30 mg Koffein

Intoxikationen können akut oder chronisch auftreten. Nicht immer lässt sich klar erkennen, dass eine Intoxikation vorliegt und welches Gift vorliegt.

Anzeichen für eine Vergiftung können sein:

- Plötzliches Auftreten der Beschwerden
- Unerklärliche Beschwerden
- Mehrere Betroffene

Die Behandlung beschränkt sich deshalb für Sanitäter auf die Stabilisierung nach cABCDE-Schema und falls möglich, eine Unterbrechung der Aufnahme.

Sollte das Gift bekannt sein, so ist die Information sofort an die Leitstelle weiter zu melden!

Allgemeine Hinweise:

- GAMS-Schema beachten
- Unabhängig vom Gift: Untersuchung und Behandlung nach cABCDE-Schema

- Patienten mit Intoxikationen sind immer kritisch –> Rettungsdienst
- Patienten mit sichtbarem Vergiftungen -> Dekontamination
- Bei Vergiftungen durch Verschlucken -> kein Erbrechen auslösen

Spezielle Maßnahmen bei Intoxikationen

Bei Intoxikationen sind fünf Elemente zu beachten. Zunächst muss die Intoxikation **früh erkannt** werden. Beispiele für Intoxikationen können leere Medikamentenblister beim Patienten sein oder Reinigungsmittel im Schlafzimmer. Aber auch Hinweise durch Angehörige. Diese müssen zwingend mit in die Anamnese einbezogen werden.

Das nächste Element der Grundversorgung der Intoxikation ist die **Gift-Elimination**. Früher hat man Patienten zum Erbrechen gebracht. Dies findet heute keine Anwendung mehr. Gleichwohl können z. B. Opiatpflaster, Rauchgase, Insulinpumpen etc. Ursachen für Intoxikationen sein und diese können entfernt werden, sodass kein weiterer Stoff auf den Körper einwirkt. Sichtbare Kontaminationen mit chemischen Stoffen können, bei Beachtung des Eigenschutzes, abgewaschen werden.

Die **Giftnotrufzentrale** ist ein weiteres Element. Als Ansprechpartner für akute Fragen im Zusammenhang mit Vergiftungen stehen in Deutschland die Giftnotrufzentralen bereit.

Berlin	Giftnotruf der Charité – Universitätsmedizin Berlin	030 19 24 0
Bonn	Informationszentrale gegen Vergiftungen Zentrum für Kinderheilkunde – Universitätsklinikum Bonn	0228 19 24 0
Erfurt	Giftnotruf Erfurt Gemeinsames Giftinformationszentrum der Länder Mecklenburg-Vorpommern, Sachsen, Sachsen-Anhalt und Thüringen	0361 730 730
Freiburg	Vergiftungs-Informations-Zentrale Zentrum für Kinder- und Jugendmedizin	0761 192 40
Göttingen	Giftinformationszentrum-Nord der Länder Bremen, Hamburg, Niedersachsen und Schleswig-Holstein (GIZ-Nord)	0551 192 40

Homburg/ Saar	Informations- und Beratungszentrum für Vergiftungsfälle	06841 192 40
Mainz	Giftinformationszentrum der Länder Rheinland-Pfalz und Hessen	06131 192 40
München	Giftnotruf München	089 192 40
Österreich, Wien	Vergiftungsinformationszentrale	+43 140 643 43
Schweiz, Zürich	Schweizerisches Toxikologisches Informationszentrum	+41 442 515 151

Das vierte Element ist die **Antidot-Gabe** (Gegengift-Gabe). Für eine Vielzahl von Stoffen gibt es Gegengifte. Je nach Rettungsdienstbereich hat der RTW einige Antidote dabei, jedoch auf jeden Fall hat der Notarzt einige Antidote in der Vorhaltung. Für die Gabe eines Antidots muss zwingend bekannt sein, welches Gift der Patient zu sich genommen hat.

Das letzte Element der speziellen Maßnahmen bei Intoxikationen ist die **Asservierung**. Diese Maßnahme kann Menschenleben retten! Jeder Hinweis auf ein Gift, das der Patient genommen haben könnte, muss mit dem Patienten ins Krankenhaus gebracht werden. Dies umfasst einzelne Tabletten, Tablettenblister, leere Tablettenpackungen, Pflanzen, Pflanzenreste, Lebensmittel (z. B. Konserven), Reinigungsmittel etc. Nach der ersten Versorgung im Krankenhaus kann durch diese Hinweise eine genaue Bestimmung des oder der Gifte vorgenommen werden.

4.8.1 Alkohol

Krankheitslehre:

Alkohol wirkt direkt im zentralen Nervensystem. Die toxische Wirkung steht in direktem Zusammenhang mit der Dosis.

Ein direkter Zusammenhang zwischen Alkoholspiegel und Symptome kann nicht immer abgeleitet werden. Je nach körperlicher Verfassung können z. B. schon bereits bei 2 ‰ Alkohol im Blut lebensgefährliche Symptome auftreten. Bei Alkoholikern hingegen können trotz hoher Alkoholkonzentrationen keine Ausfallerscheinungen erkennbar sein.

Stadium	Alkoholspiegel	Symptome
Euphorie	Ca. 0,3 ‰	Heiterkeit, gelöste Stimmung, gerötete Augen u. Gesicht
Exzitation (Erregung)	Ca. 0,5–1,5 ‰	Reaktionsgeschwindigkeit, Konzentrationsfähigkeit, Koordination, Schmerzempfinden reduziert, Verlust der Selbstkontrolle
Rausch/Hypnose	1,5–2,5 ‰	Koordination stark beeinflusst, Sehstörungen, Schläfrigkeit, Erbrechen
Narkose	2,5 – 3,5 ‰	Verwirrtheit, Standunsicherheit, Koma, Schutzreflexe reduziert, Blutdruckabfall, Unterzuckerung
Asphyxie/ Atemstillstand	> 3,5 ‰	Koma, Atemlähmung, Schock, schwere Unterkühlung

Eine Alkoholvergiftung hat Symptome ähnlich einer Unterzuckerung. Deshalb muss immer der BZ-Spiegel mitgemessen werden.

Da Alkohol die Schmerzschwelle reduziert, sind Patienten nach Unfällen besonders gründlich zu untersuchen.

Wenn das Bewusstsein eingeschränkt ist, ist der Patient kritisch einzuschätzen. Er muss in die stabile Seitenlage gebracht und engmaschig überwacht werden.

Bei alkoholisierten Patienten ist der Wärmeerhalt von höchster Wichtigkeit. Durch die Weitstellung der Blutgefäße verliert der Patient schnell viel Körperwärme, ohne dies zu merken.

4.8.2 Opiate

Krankheitslehre:

Opiate sind natürliche und synthetische Wirkstoffe, die auf der Basis von Opium (Morphin) entwickelt wurden. Sie wirken vor allem auf den Bereich zur Schmerzwahrnehmung und auf das Atemzentrum. Der Einsatz von Opiaten wird in Deutschland durch das Betäubungsmittelgesetz (BTMG) geregelt.

Eine Überdosierung kann durch Missbrauch von illegalen Drogen (Heroin) und Medikamenten oder der Fehldosierung von Medikamenten herrühren.

Bei älteren Patienten häufen sich die Fälle von Opiat-Intoxikationen durch Opiat-Pflaster. Alte Pflaster mit restlichem Wirkstoff verbleiben auf dem Patienten und neue Pflaster werden aufgeklebt. Dies kann zu Intoxikationen führen. Bei Symptomen, die ohne Ursache auftreten, sollte der Patient genau untersucht werden.

Symptome:

- Stecknadelkopfgroße Pupillen (Miosis)
- Versagen des Atemantriebs (keine oder nur sehr langsame, flache Atmung)
- Bewusstseinstrübung

Maßnahmen:

- Einschätzung:
  - B-/D-Problem
  - Kritisch
  - Rettungsdienst
- Eigenschutz beachten (Fixerbesteck)
- Untersuchung und Versorgung nach cABCDE
- Anamnese: SAMPLE und OPQRST
- Bei Atemdepression: Beatmung mit Beatmungsbeutel
- Lagerung:
  - Atemantrieb erhalten: stabile Seitenlage
  - Atemantrieb nicht erhalten: Rückenlage, Kopf überstrecken
- Inspektion des Körpers auf Einstichstellen oder Medikamentenpflaster
- Sicherung des Atemwegs
- Engmaschige Kontrolle der Vitalwerte
- Psychosoziale Betreuung
- Asservierung des Gifts
- Wenn vorhanden:
  - i. v. Zugang und Infusion richten
  - EKG anlegen und ausdrucken
- Strukturierte Übergabe an den Rettungsdienst
- Hilfe bei der Versorgung durch den Rettungsdienst
- Dokumentation und Aufbereitung des Materials

4.8.3 Medikamente

Krankheitslehre:

Bei Vergiftungen mit Medikamenten kann sich eine Vielzahl an Symptomen zeigen. Für den Sanitäter ist es wichtig, die Situation schnell zu erkennen. Die Maßnahmen beschränken sich auf eine Stabilisierung vor Ort bis zum Eintreffen des Rettungsdienstes.

Maßnahmen:

- Einschätzung:
  - B-/C-/D-Problem
  - Kritisch
  - Rettungsdienst
- Untersuchung und Versorgung nach cABCDE
- Anamnese:
  - SAMPLE und OPQRST
  - Wie viel Medikament wurde wann eingenommen?
- Maßnahmen entsprechend des Problems
- Psychosoziale Betreuung
- Vitalwerte engmaschig überwachen
- Asservierung der Medikamente, der Blister, der Medikamentenpackungen
- Wenn vorhanden
  - EKG anlegen und ausdrucken
  - i. v. Zugang und Infusion vorbereiten
- Strukturierte Übergabe an den Rettungsdienst
- Hilfe bei Versorgung des Rettungsdienstes
- Dokumentation und Aufbereitung des Materials

4.8.4 Kohlenmonoxid

Krankheitslehre:

Kohlenmonoxid (CO) entsteht durch die unvollständige Verbrennung von Kohlenstoff mit Luft.

Mögliche Einsatzszenarien sind

- Verstopfte Kamine
- Defekte Gastherme
- Shisha Bars mit keinem oder defektem Abzug
- Holzkohlegrill in geschlossenen Bereichen
- Im Rahmen einer Rauchgasvergiftung

CO bindet sich an das Hämoglobin im Blut so stark, dass dieses keinen Sauerstoff aufnehmen und zu den Zellen transportieren kann. Folge ist ein Sauerstoffmangel und daraus ein inneres Ersticken.

CO ist

- farb-, geruchs- und geschmacklos,
- brennbar/explosiv,
- leichter als Luft.

Die Symptome sind insbesondere bei niedriger Dosierung sehr unspezifisch

Mit CO beladenes Hämoglobin	Symptome
10–20 %	Kopfschmerzen, Übelkeit, Schwindel, Abgeschlagenheit
20–40 %	Schwindel, Mattigkeit, Willenlosigkeit, Fehleinschätzungen
40–50 %	Rausch, Unruhe, Tobsuchtsanfälle, Tod

Weitere Symptome:

- Atemnot
- Herzrasen
- Ohrensausen
- Augenflimmern
- Krämpfe

Achtung: CO verursacht keine Blaufärbung der Lippen und der Haut (Zyanose)!

Auch die Anzeige der Sauerstoffsättigung im Blut ist nicht aussagekräftig, da normale Sensoren nicht in der Lage sind, zu erkennen, ob das Hämoglobin mit Sauerstoff oder CO beladen ist.

Schutz vor CO bieten entsprechende Warngeräte. Im First-Responder-Dienst sollten solche Geräte ständig am Mann mitgeführt werden. Die Variante, bei der das Warngerät am Rucksack befestigt ist, hat Nachteile, wenn der Rucksack sich an anderer Stelle (z. B. im Wohnungseingang) befindet. Da CO leichter als Luft ist, können bei einer Messung im Bereich des Oberkörpers eher relevante Konzentrationen gemessen werden, als wenn der CO-Warner am Rucksack auf dem Boden liegt. Welche Maßnahmen bei welchen Konzentrationen erforderlich sind, ist vor Ort zu regeln.

Das Hessische Innenministerium hat 2014 einen Leitfaden „CO im Einsatz" herausgegeben.

Dort wird folgendes Vorgehen empfohlen:

Konzentration	Schwelle	Hinweise	Einsatztaktik
30 ppm	Achtungsschwelle	CO ist vorhanden, es besteht keine akute Gefahr für Einsatzkräfte	Rückmeldung an Leitstelle; Belüftung, ggf. Ursache erkunden
60 ppm	Warnschwelle	CO ist in erhöhter Konzentration vorhanden, bei einem kurzfristigen Aufenthalt (< 15 min) sind keine Gefahren zu erwarten, Messwerte engmaschig kontrollieren	Rückmeldung an Leitstelle, sofort alle Fenster öffnen, zügige Rettung aus dem Gefahrenbereich
200 ppm	Alarmschwelle	CO ist in einer gefährlichen Konzentration vorhanden, bereits ein kurzfristiger Aufenthalt kann gefährlich sein	Rückmeldung an Leitstelle, sofort alle Fenster öffnen, Bereich räumen, sofortige Rettung aus dem Gefahrenbereich

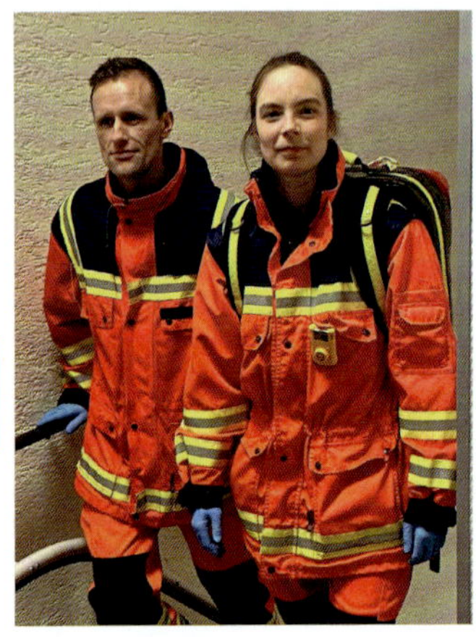

CO-Warner an der Einsatzjacke (Foto: Tschirley)

Maßnahmen:

- Einschätzung:
  - Eigenschutz beachten
  - B-Problem
  - Kritisch
  - Rettungsdienst
- Rettung unter Umständen nur durch Fachpersonal möglich
- Wenn möglich, lüften
- Patienten ins Freie bringen
- Untersuchung und Versorgung nach cABCDE
- Anamnese: SAMPLE und OPQRST
- Hochdosierte Sauerstoffgabe -> 15 l/min
- Psychosoziale Betreuung
- Vitalwerte regelmäßig kontrollieren
- Wenn vorhanden
  - EKG anlegen und ausdrucken
  - i. v. Zugang und Infusion vorbereiten
- Strukturierte Übergabe an den Rettungsdienst
- Hilfe bei Versorgung durch den Rettungsdienst
- Dokumentation und Aufarbeitung der Materialien

4.8.5 Pflanzen

Krankheitslehre:

Eine Vielzahl von Pflanzen ist giftig. Dabei kann die Giftwirkung sowohl durch Aufnahme von Pflanzen und Pflanzenteilen erfolgen als auch über den Kontakt mit der Haut. Dabei muss nicht jede Aufnahme zu einer Vergiftung führen.

Die Aufnahme kann durch Verwechslung mit anderen Pflanzen, Unfällen oder der absichtlichen Aufnahme erfolgen.

Die Symptombreite ist auch hier sehr breit, sie reicht von Bauchschmerzen bis hin zu lebensgefährlichen Herz-Rhythmus-Störungen.

Anhaltspunkt für eine Vergiftung mit Pflanzen ergibt die Anamnese. Dort sollte neben Art der Pflanze auch erfragt werden, wie viel von welchen Pflanzenteilen wann aufgenommen wurde.

> Jede aufgenommene Pflanze, die im Zusammenhang mit einer unklaren Erkrankung steht, ist giftig, bis das Gegenteil bewiesen wurde!

Maßnahmen:

- Einschätzung
  - B-/C-/D-Problem möglich
  - Kritisch
  - Rettungsdienst
- Untersuchung und Versorgung nach cABCDE
- Anamnese:
  - SAMPLE und OPQRST
  - Möglichst viele Informationen über die Art der Pflanze beschaffen
- Asservierung von Pflanzenteilen
- Maßnahmen entsprechend der Problem-Feststellung
- Psychosoziale Betreuung
- Vitalwerte regelmäßig kontrollieren
- Wenn vorhanden
  - EKG anlegen und ausdrucken
  - i. v. Zugang und Infusion vorbereiten
- Strukturierte Übergabe an den Rettungsdienst
- Hilfe bei weiterer Versorgung durch den Rettungsdienst
- Dokumentation und Aufbereitung des Materials

4.8.6 Reinigungsmittel

Krankheitslehre:

Vergiftungen mit Reinigungsmitteln erfolgen meistens aus

- Verwechslung (Reiniger in Getränkeflaschen),
- kindlicher Neugier.

Neben einer möglichen Ätzwirkung bestehen Reiniger i. d. R. aus Tensiden, die zu einer Schaumbildung führen. Dieser Schaum kann in der Lunge großen Schaden anrichten.

Maßnahmen:

- Einschätzung:
  - A-/B-Problem
  - Kritisch
  - Rettungsdienst
- Kein Erbrechen auslösen
- Mund mit Wasser ausspülen
- Kein Wasser trinken lassen
- Untersuchung und Versorgung nach cABDCE
- Anamnese: SAMPLE und OPQRST
- Reinigungsmittel in den Augen ausspülen (*vgl. Kapitel 4.10.3*)
- Psychosoziale Betreuung
- Vitalwerte regelmäßig kontrollieren
- Wenn vorhanden
  - EKG anlegen und ausdrucken
  - i. v. Zugang und Infusion vorbereiten
- Strukturierte Übergabe an den Rettungsdienst
- Hilfe bei Versorgung durch den Rettungsdienst
- Dokumentation und Aufbereitung der Materialien

4.8.7 Rauchgasintoxikation

Krankheitslehre:

Insbesondere bei der Verbrennung von Kunststoffen entsteht eine Vielzahl von Giften. Neben Kohlenmonoxid und Kohlendioxid können das Chlor, Blausäure, Salzsäure, Ruß und andere sein.

Diese können in der Lunge zum einen eine obstruktive Lungenreizung (*vgl. Kapitel 4.2.2*) als auch ein toxisches Lungenödem (*vgl. Kapitel 4.2.5*) hervorrufen.

Das Lungenödem kann sich bis zu 24 h nach dem Ereignis nach einer Phase völliger Symptomfreiheit bilden!

Symptome:

- Rußanhaftungen in Mund und Rachen
- Husten
- Atemnot
- Schmerzen in der Lunge
- Kopfschmerzen und Schwindel
- Tränenfluss
- Rasselgeräusche oder Giemen bei Auskultation

Maßnahmen:

- Einschätzung:
  - Eigenschutz beachten!
  - B-Problem
  - Kritisch
  - Rettungsdienst
- Patienten in einen rauchfreien Bereich bringen (Eigenschutz)
- Untersuchung und Versorgung nach cABCDE
- Anamnese:
  - SAMPLE und OPQRST
  - Art des verbrannten Materials
- Sauerstoffgabe 15 l/min über Maske
- Lagerung Oberkörper erhöht
- Vitalwerte regelmäßig kontrollieren
- Psychosoziale Betreuung
- Wenn vorhanden
  - EKG anlegen und ausdrucken
  - i. v. Zugang und Infusion vorbereiten
- Strukturierte Übergabe an den Rettungsdienst
- Hilfe bei der weiteren Versorgung des Rettungsdienstes
- Dokumentation und Aufbereitung des Materials

4.9 Gynäkologische Notfälle

4.9.1 Geburt

Krankheitslehre:

Die Geburt ist das Ende der Schwangerschaft und stellt zunächst kein Notfall dar. Die Schwangerschaft dauert i. d. R. 38 bis 40 Wochen und wird in drei Abschnitte unterteilt: erstes bis drittes Trimester (Trimenon).

Die Geburt ist in drei Phasen gegliedert: Eröffnungs-, Austreibungs- und Nachgeburtsphase.

Eröffnungsphase	Austreibungsphase	Nachgeburtsphase
Einsetzen der regelmäßigen Wehen Dauer 10–12 Stunden (bei Mehrgebärenden deutlich kürzer) Am Ende der Eröffnungsphase platzt i. d. R. die Fruchtblase	Presswehen Dauer 30–120 Minuten Muttermund vollständig geöffnet Köpfchen tritt mit jeder Wehe ein Stück durchs Becken	Abschluss der Geburt Herauspressen der Plazenta 10–30 Minuten

Solange die Schwangere sich in der Eröffnungsphase befindet, ist ein Transport ins Krankenhaus ohne Probleme möglich.

Sollte der Sanitäter zu einer Geburt gerufen werden, ist dies ein seltener Fall, der in aller Regel nicht geübt wird. Wichtig ist es, sich rechtzeitig Unterstützung, bestehend aus Rettungsdienst mit Notarzt und wenn verfügbar Hebamme und Kindernotarzt, zu rufen. Sollte es spezielle Geburtsteams geben, so führen die einen Transportinkubator mit.

Unterstützung kann auch telefonisch durch die Leitstelle, einen Notarzt oder eine Hebamme geleistet werden.

Das Abnabelungsbesteck (falls vorhanden) sollte vorbereitet werden. Dieses besteht aus:

- Nabelschnurschere
- drei Nabelklemmen
- sterilen Handschuhen
- Baby-Rettungsdecke (Silberwindel)
- Verbandtuch

Ist dies nicht vorhanden und auch keine weitere Hilfe vor Ort, sollte der Sanitäter auf Folgendes achten:

- Ruhe bewahren und ausstrahlen
- Für Privatsphäre sorgen, wenn möglich
- Sterile Unterlage unter das Gesäß der Kreißenden bringen
- So keimarm wie möglich arbeiten (Handschuhe nutzen, zum Abtrocknen des Kindes Verbandtücher nutzen, ...)
- Wärmeerhalt des Kindes und der Mutter

Spezielle Handgriffe gibt es bei der Geburt nicht. Die Aufgaben des Geburtshelfers sind der Dammschutz und Hilfestellung bei der Entwicklung der Schultern. Die Bewegungen des Kindes werden unterstützt. Schieben, Ziehen oder Zerren hat bei der normalen Geburt nichts zu suchen.

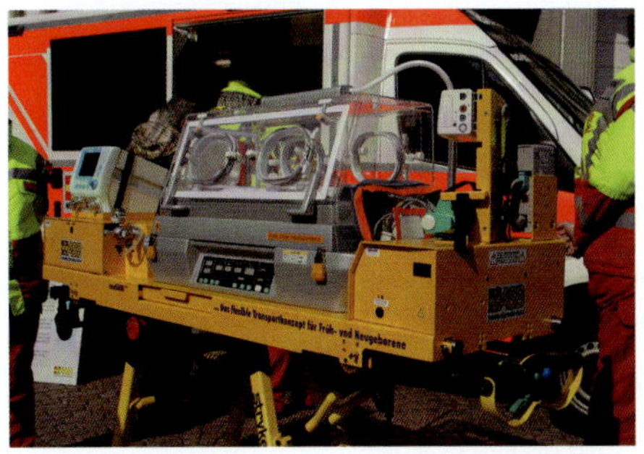

Transportinkubator (Foto: WI112.de)

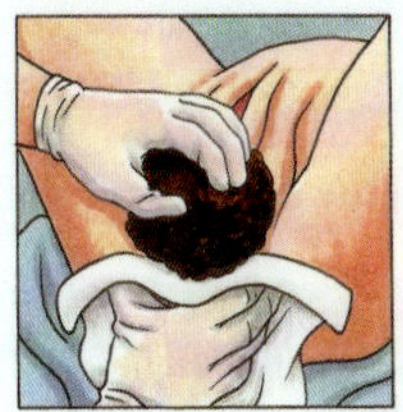
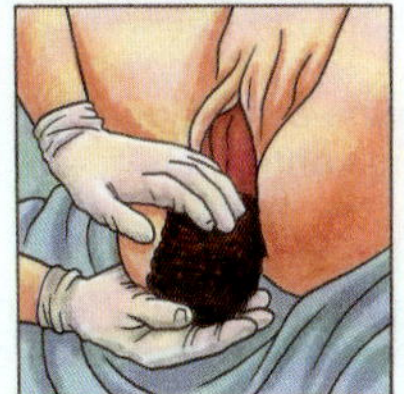
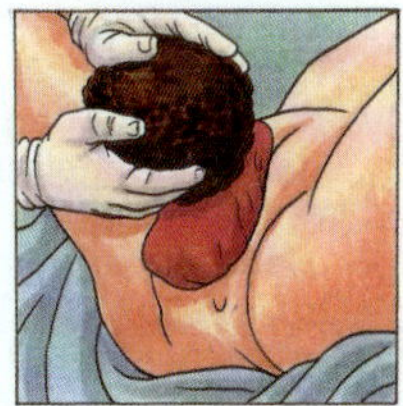

Handgriffe Geburt (Grafik: Drossel)

4.9.2 Blutung während der Schwangerschaft

Krankheitslehre:

Blutungen während der frühen Schwangerschaft sind relativ häufig. Sollte der Sanitäter eine solche Patientin antreffen, ist es wichtig, ruhig und besonnen zu arbeiten. Zum einen ist es wichtig, die Schwangere (und die Angehörigen) zu beruhigen und zum anderen die Vitalwerte zu erheben. Komplikationen sind selten, aber nicht auszuschließen und müssen abgeklärt werden.

Symptome:

- Blutung aus der Vagina
- Bauchschmerzen

Maßnahmen:

- Einschätzung
  - Potenziell C-Problem
  - Ggf. kritisch
  - Ggf. Rettungsdienst, wenn kritisch
  - Ggf. Transport durch einen KTW
- Untersuchung und Versorgung nach cABCDE
- Anamnese
  - SAMPLE und OPQRST
  - Schmerz setzt „peitschenhiebartig“ ein; frühe Schwangerschaft oder noch keine Schwangerschaft bekannt, jedoch Ausbleiben der Menstruation -> möglicherweise eine Schwangerschaft außerhalb des Uterus -> zeitkritische Patientin!
- Psychosoziale Betreuung!!!
- Maßnahmen entsprechend den festgestellten Problemen
- Sauerstoffgabe bei kritischer Patientin
- Wärmeerhalt
- Fritsche Lagerung, keine Schocklage
- Vitalwerte regelmäßig kontrollieren
- Wenn vorhanden
  - i. v. Zugang und Infusion vorbereiten
- Ggf. strukturierte Übergabe an den Rettungsdienst
- Ggf. Hilfe bei weiterer Versorgung durch den Rettungsdienst
- Dokumentation und Aufbereitung des Materials

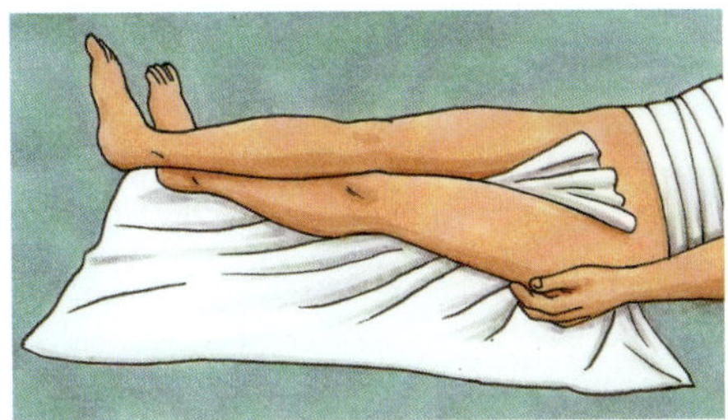

Lagerung nach Fritsch (Grafik: Drossel)

Bei Verdacht auf eine Schwangerschaft außerhalb des Uterus (bekannter als Eileiterschwangerschaft) wird die Patientin als zeitkritisch eingeschätzt. Hier hilft nur eine Operation!

Im Fall einer Einnistung der Eizelle im Eileiter kann dies eine Ruptur und daraus folgende unkontrollierbare Blutung im Bauchraum bedeuten!

4.9.3 Vena-Cava-Kompressionssyndrom

Krankheitslehre:

Das Vena-Cava-Kompressionssyndrom tritt bei Schwangeren auf, die bereits in der Schwangerschaft fortgeschritten (letztes Drittel) sind. Das Kind drückt auf die untere Hohlvene (Vena Cava inferior), dies ist das größte venöse Blutgefäß, welches das Blut aus dem unteren Körper zurück zum Herzen bringt. Durch das Abdrücken wird weniger Blut zum Herzen zurückgeführt und es tritt ein relativer Volumenmangel auf. Häufig tritt dieses Syndrom auf, wenn Schwangere auf dem Rücken oder auf der rechten Seite liegen (die Vena cava verläuft eher rechts). In seltenen Fällen kann es zu schwerwiegenden Komplikationen kommen.

Die Gefahr besteht auch, wenn die Schwangere durch den Sanitätsdienst auf einer Trage transportiert wird!

Als Vorbeugung sollten Schwangere bei fortgeschrittener Schwangerschaft immer auf der linken Seite gelagert werden. Oftmals reicht es, mit einer zusammengerollten Decke die rechte Körperhälfte zu unterbauen. Muss die Patientin immobilisiert werden, können Spineboard oder Vakuummatratze auf der rechten Seite unterbaut werden.

Symptome:

- Schwindel
- Ohnmacht
- Kaltschweißigkeit
- Tachykardie
- Dyspnoe möglich

Maßnahmen:

- Einschätzung:
  - Potenziell C-Problem
  - Ggf. kritisch
  - Rettungsdienst
- Untersuchung und Versorgung nach cABCDE
- Anamnese: SAMPLE und OPQRST
- Psychosoziale Betreuung!!!!
- Linksseitenlage!
- Abklärung in Klinik sollte auch bei rascher Besserung durchgeführt werden
- Sauerstoffgabe 4 l/min über Nasenbrille
- Hohe Sauerstoffgabe bei einer kritischen Problematik
- Vitalwerte regelmäßig kontrollieren
- Wenn vorhanden
  - EKG anlegen und ausdrucken
  - i. v. Zugang und Infusion vorbereiten
- Strukturierte Übergabe an den Rettungsdienst
- Hilfe bei weiterer Versorgung durch den Rettungsdienst
- Dokumentation und Aufbereitung der Materialien

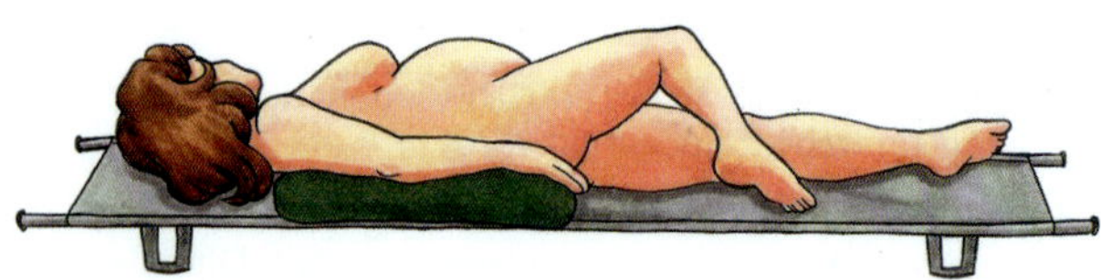

Lagerung Vena-Cava-Kompressionssyndrom (Grafik: Drossel)

4.10 Sonstige Einsätze

4.10.1 Psychische Notfälle

Mit psychischen Notfällen kommt der Sanitäter i. d. R. im Rahmen des First-Responder-Einsatzes in Kontakt. Dabei fasst der Begriff „psychische Notfälle“ eine Vielzahl von Erkrankungen mit unterschiedlichen Unterformen zusammen. Die Symptome können dabei von der Manie, einem übersteigerten Hochgefühl mit sprunghaften Gedankengängen, bis hin zu Stupor, ein Starre-Zustand bei klarem Bewusstsein, reichen.

Je nach Erkrankungen kann sich die Gemütslage des Patienten innerhalb von Sekunden, auch ohne erkennbaren Anlass, komplett ändern. Aus diesen Gründen können und wollen wir hier nur allgemeine Einsatzhinweise aufzeigen.

Psychische Erkrankungen sind i. d. R. bereits bekannt undTeil der Krankengeschichte des Patienten. Eine körperliche Untersuchung im Sinne des cABCDE-Schemas ist meist nicht erforderlich, außer wenn es zu Begleitverletzungen/Intoxikationen gekommen ist oder der Verdacht besteht. Wird die Untersuchung abgelehnt, ist das zu akzeptieren.

Da der Sanitäter in aller Regel keine Erfahrung mit psychiatrischen Notfällen hat, gibt es einige Dinge im Hinblick auf Selbsttötung, auf die er achten sollte.

Jede Aussage, die auf Selbsttötungswünsche oder -gedanken hinweist, muss durch einen Arzt abgeklärt werden! Diese Patienten dürfen nicht mehr alleine gelassen werden!

Ist ein Eindruck der Gesamtsituation auffällig, sollte dies abgeklärt werden. Ein Beispiel hierfür wären leere Blisterpackungen beim Patienten. Diese könnten auf eine Intoxikation hinweisen. Gerade psychiatrisch vorbekannte Patienten haben große Packungen (100 Stück in der Packung) von Medikamenten. Aber auch das Horten von Medikamenten kommt bei psychisch erkrankten Menschen vor, gerade wenn sie die Absicht haben, sich das Leben zu nehmen. Bitte das Umfeld des Patienten genau betrachten.

Hinweise:

- Eigenschutz beachten.
- Schutz des Patienten beachten.
- Erkrankung ernst nehmen.
- Patienten wertschätzend behandeln, abfällige Bemerkungen unterlassen.
- Wenn vorhanden, Bezugsperson des Patienten einbinden, sofern diese gut zum Patienten stehen.

4.10.2 Nasenbluten

Krankheitslehre:

Die Nasenschleimhaut ist mit einer Vielzahl von dünnen Gefäßen durchzogen. Wenn diese platzen oder einreißen, kommt es zum Bluten der Nase.

Nasenbluten ist immer ein Symptom, zu dem die Ursache gefunden werden muss.

Mögliche Ursachen:

- Gereizte, trockene Nasenschleimhaut (z. B. Erkältung, Klimaanlage)
- Nach Verletzung (z. B. Ball auf Nase)
- Manipulation (z. B. Naseputzen)
- Bluthochdruck
- Blutungsneigung/blutverdünnende Medikamente

Durch anhaltendes, starkes Nasenbluten KANN es zu einem Volumenmangelschock kommen! Wichtig ist es, das Blut nicht schlucken zu lassen, da es so zu Übelkeit und Erbrechen kommen kann. Keinesfalls darf bei einem Patienten mit Nasenbluten ein Wendl-Tubus verwendet werden!

Maßnahmen:

- Einschätzung:
  - Potenzielles A-/C-Problem
  - Ggf. kritisch
  - Ggf. Rettungsdienst
- Untersuchung und Versorgung nach cABCDE

- Anamnese: SAMPLE und OPQRST
- Lagerung:
  - Sitzender Patient: Oberkörper nach vorne, ähnlich Kutschersitz
  - Liegende Patienten: Oberkörper hoch oder in Seitenlage
- Eisbeutel/kalte Umschläge in den Nacken
- Vitalwerte kontrollieren
- Bei schweren Blutungen i. v. Zugang vorbereiten, wenn vorhanden
- Ggf. strukturierte Übergabe an den Rettungsdienst
- Ggf. Hilfe bei weiterer Versorgung
- Dokumentation und Aufbereitung der Materialien

In der Regel steht die Blutung nach 10–15 Minuten.

Indikationen für eine Vorstellung beim HNO-Arzt/Rettungsdienst:

- Blutungsdauer deutlich länger 15 Minuten
- Starke, spritzende Blutung
- Einnahme blutverdünnender Mittel
- Wenn es die auslösende Verletzung/Erkrankung erforderlich macht

4.10.3 Verletzungen am Auge

Anatomie des Auges:

Das Auge liegt in der Orbita (Augenhöhle). Es empfängt Lichtreize und leitet diese über den Sehnerv an das Gehirn weiter.

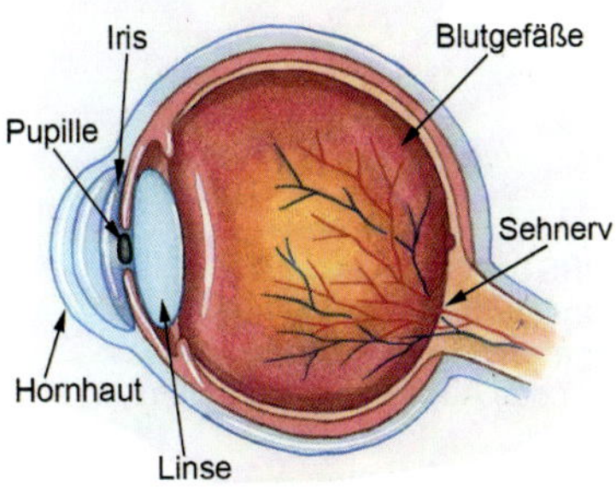

Aufbau Auge (Grafik: Drossel)

Grundsätzlich können folgende Augennotfälle im Sanitätsdienst auftreten:

- Fremdkörper im Auge
- Verletzung des Auges
- Verletzung der Augenlider
- Chemikalien im Auge

Bei allen Patienten mit Augennotfällen sollte immer vor dem Verbinden der Augen die Sehfähigkeit untersucht und dokumentiert werden!

Fremdkörper im Auge

Krankheitslehre:

Staub, Ruß, Sand, Fremdkörper gelangen AUF die Hornhaut. Bei beschleunigten Fremdkörpern können diese auch in der Hornhaut stecken, ohne diese zu durchdringen.

Es besteht die Gefahr,

- dass die Hornhaut durch den Fremdkörper verkratzt wird,
- einer Reizung der Bindehaut.

Symptome:

- Rötung der Augen
- Tränenfluss
- Schwellung
- Fremdkörpergefühl
- Schmerzen
- Lidschlussreflex

Maßnahmen:

- Einschätzung:
  - E-Problem
  - Kritisch
  - Rettungsdienst
- Anamnese: SAMPLE und OPQRST
- Harte Fremdkörper (Metall, Kunststoff, Glas)
  - Keine Manipulation vornehmen
  - Beide Augen verbinden, um das Auge ruhig zu stellen
  - Betreuung des Patienten
  - Sofortige Vorstellung des Patienten bei einem Augenarzt

- Weiche Fremdkörper (Wimper, Staub)
  - Versuchen, das entsprechende Lid umzuklappen und mit einer sauberen Kompresse den Fremdkörper zu entfernen
  - Wenn ohne Erfolg: Vorstellung beim Augenarzt
- Psychosoziale Betreuung
- Kontrolle der Vitalwerte
- Strukturierte Übergabe an den Rettungsdienst
- Hilfe bei weiterer Versorgung des Rettungsdienstes
- Dokumentation und Aufbereitung des Materials

Verletzung des Auges

Krankheitslehre:

Fremdkörper gelangen durch die Hornhaut ins Innere des Auges.

Symptome:

- Siehe oben
- Zusätzlich sichtbarer Fremdkörper

Es besteht die Gefahr, dass das Auge dauerhaft geschädigt wird.

Maßnahmen:

- Einschätzung:
  - E-Problem
  - Zeitkritisch
  - Rettungsdienst
- Anamnese: SAMPLE und OPQRST
- Keine Manipulation vornehmen, Fremdkörper nicht entfernen!
- Beide Augen verbinden, um das Auge ruhig zu stellen, Fremdkörper abpolstern
- Betreuung des Patienten!!!!
- Kontrolle der Vitalfunktionen
- Strukturierte Übergabe an den Rettungsdienst
- Hilfe bei der weiteren Versorgung durch den Rettungsdienst
- Dokumentation und Aufbereitung des Materials

Verletzung am Augenlid

Bedingt durch einen Unfall kann es auch zu Verletzungen an den Augenlidern kommen. Diese müssen auch sofort einem Augenarzt vorgestellt werden, um weitere Verletzungen des Auges auszuschließen.

Chemikalien im Auge

Krankheitslehre:

Eine Vielzahl von Chemikalien kann im Auge bleibende Schäden anrichten. Deshalb ist es erforderlich, schnell zu handeln, um Schaden abzuwenden.

Die wichtigste Maßnahme ist das Spülen des Auges.

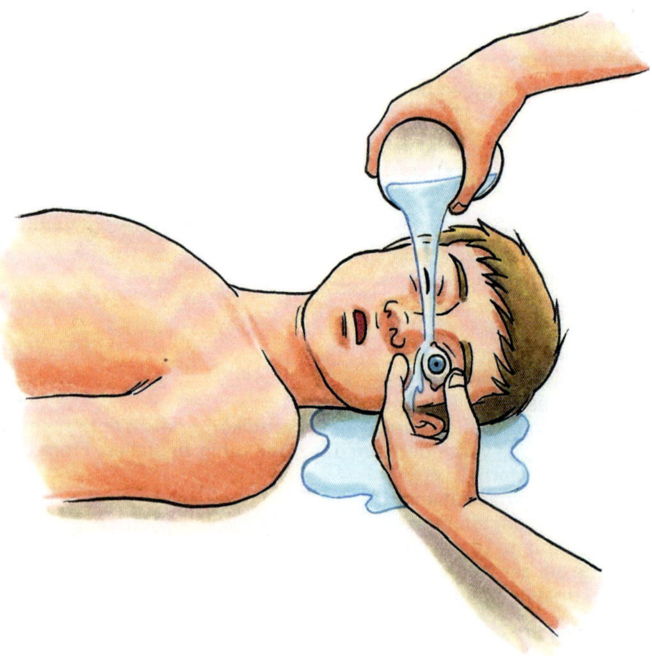

Spülen des Auges (Grafik: Drossel)

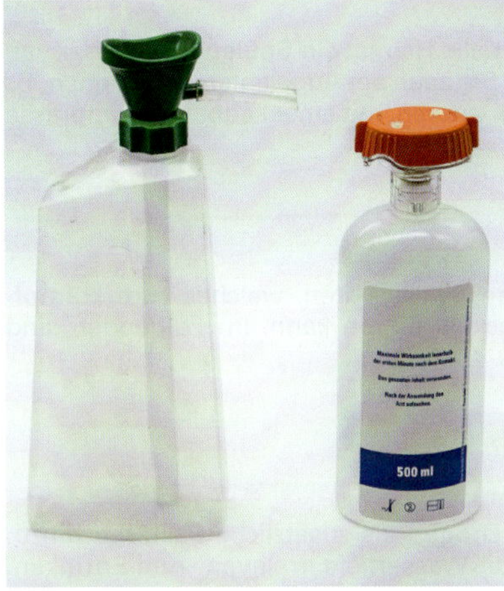

Zum Spülen des Auges stehen sowohl fertige Spüllösungen als auch Flaschen zum Befüllen mit Wasser zur Verfügung (Grafik: Besch)

Maßnahmen:

- Einschätzung:
  - Eigenschutz beachten
  - Kritisch
  - Rettungsdienst
- Anamnese SAMPLE und OPQRST
- Augenspülung:
  - Patient hinlegen
  - Auge öffnen, Lidschluss überwinden
  - Von innen nach außen spülen
  - Spezielle Augenspüllösung verwenden, Alternativ: Infusionslösung oder Wasser
  - Mind. 10 Minuten spülen
  - Nach dem Spülen sind dem Patienten beide Auge zu verbinden
- Psychosoziale Betreuung
- Strukturierte Übergabe an den Rettungsdienst
- Hilfe bei weiterer Versorgung durch den Rettungsdienst
- Dokumentation und Aufbereiten der Materialien

Ausnahme:

In den Augen ist ungelöschter Kalk. Hier ist ein Spülen mit Wasser verboten, da dadurch gravierende Schäden am Auge entstehen können. Es kann versucht werden, den Kalk trocken, mit einer sauberen Kompresse zu entfernen.

4.10.4 Ertrinkungsunfälle

Krankheitslehre:

Ertrinken ist das Einatmen von Flüssigkeiten, welches zum krampfartigen Verschluss des Kehldeckels führen kann. Im Folgenden sind mögliche Ursachen aufgezählt:

- Nichtschwimmer
- Erschöpfung
- Krämpfe
- Unfälle

Häufig kommen Alkohol und Drogen als zusätzliche Faktoren hinzu. Insbesondere bei Kindern, ist die Wassertiefe irrelevant zum Ertrinken.

Bei und nach der Rettung sollte immer auf zusätzlichen Verletzungen oder Erkrankungen geachtet werden.

Maßnahmen:

- Einschätzung:
  - Eigenschutz bei der Rettung beachten
  - A-/B-Problem
  - Kritisch
  - Rettungsdienst
- Untersuchung und Versorgung nach cABCDE
- Anamnese: SAMPLE und OPQRST
- Bei Patienten, die unmittelbar vor dem Unfall ins Wasser gesprungen sind, eine Wirbelsäulenverletzung in Betracht ziehen -> Immobilisation
- Bei längerem Aufenthalt im Wasser kann sich auch nach der Rettung schnell eine Unterkühlung entwickeln -> Wärmeerhalt
- Maßnahmen entsprechend der festgestellten Problematik
- Psychosoziale Betreuung

- Wenn vorhanden
  - i. v. Zugang und Infusion richten
  - EKG anlegen und ausdrucken
- Strukturierte Übergabe an den Rettungsdienst
- Hilfe bei der weiteren Versorgung durch den Rettungsdienst
- Dokumentation und Aufbereitung des Materials

Wenn Wasser in die Atemwege gelangte, kann es bis zu 72 h danach zu Komplikationen kommen. Deshalb sollte jeder Patient, auch wenn die Situation scheinbar ohne Folgen blieb, einem Arzt vorgestellt werden.

4.10.5 Infektionskrankheiten

Kontakt zu Patienten mit Infektionskrankheiten haben Sanitäter eher selten, meist nur dann, wenn eine andere Erkrankung oder Verletzung vorliegt. Auch kann es sein, dass ein Patient unklare Symptome hat, die sich später als Infektionskrankheit herausstellen.

Umso wichtiger ist es, im Rahmen der SAMPLE-Anamnese zu erfragen, ob eine Infektionserkrankung vorliegt. Dabei sollte auch erfragt werden, ob im Moment jemand im unmittelbaren Umfeld erkrankt ist. Bei unklaren Erkrankungen ist immer die Körpertemperatur zu messen!

Um eine Verschleppung der Infektion zu vermeiden, müssen die im Hygieneplan festgelegten Maßnahmen (Schutzkleidung, Desinfektion, Meldung) unbedingt eingehalten werden (*vgl. Kapitel 1.2.2*).

Darüber hinaus sollten Sanitäter über einen möglichst hohen Impfschutz verfügen.

4.10.6 Insektenstiche/Zeckenbisse

Krankheitslehre:

Insektenstiche entstehen entweder durch einen Stich (Wespe, Biene) oder einen Biss (Bremse, Mücke). Dabei gelangt Gift oder Sekret des stechenden Insekts in den Körper des Menschen. Darauf reagiert der Körper mit einer lokalen Entzündungsreaktion, die sich durch Schwellung, Rötung und Schmerz äußert. Hat der Patient eine Allergie gegen Insekten, so entsteht eine allergische Reaktion bis hin zum Schock und Herz-Kreislauf-Versagen, dies kann sich binnen Minuten entwickeln.

> Bei Stichen in Mund und Nacken kann die Schwellung schnell zur Verlegung der Atemwege führen.

Die Vorgehensweise orientiert sich daran, ob eine Allergie sicher bekannt ist.

Maßnahmen:

- Einschätzung:
  - Potenziell B-/C-Problem
  - Ggf. kritisch
  - Ggf. Rettungsdienst
- Untersuchung und Versorgung nach cABCDE
- Anamnese:
  - SAMPLE und OPQRST
  - Allergie-Anamnese zwingend erforderlich!
- Stichstelle inspizieren, Stachel ggf. entfernen
- Einstichstelle kühlen
- Bei Stichen in den Mund: Eiswürfel lutschen lassen und engmaschig die Atemwege kontrollieren!
- Wärmetherapie mit Bite Away, um Gift zu zersetzen, möglich
- Kontrolle der Vitalfunktionen
- Psychosoziale Betreuung

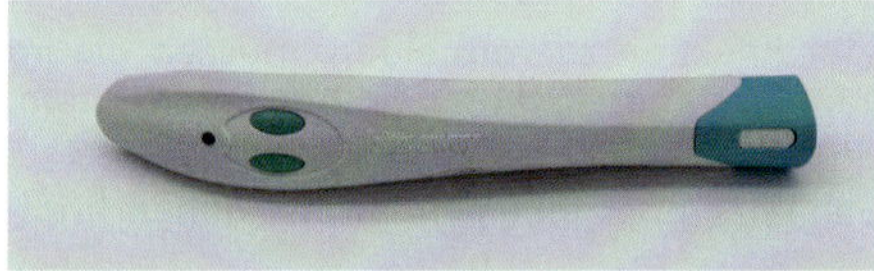

Bite Away Gerät (Foto: Besch)

Maßnahmen „Sicher keine Allergie bekannt“:

- Hinweis geben, bei anhaltender Entzündung den Hausarzt aufzusuchen

Maßnahmen „Allergie bekannt“:

- Einschätzung:
  - A-/B-/C-Problem möglich
  - Kritisch
  - Rettungsdienst
- Maßnahmen entsprechend der auftretenden Problematik
- Weiteres Vorgehen

- Patient bei der Nutzung eines ggf. vorhandenen Notfallsets unterstützen

Maßnahmen „Allergie unbekannt":

- Beobachtung für mind. 30 Minuten
- Hinweis geben, bei Verschlechterung sofort einen Arzt aufsuchen

Zecken, die sich festgebissen haben, müssen schnellstmöglich entfernt werden, da durch sie Krankheiten (FSME/Borelliose) übertragen werden können.

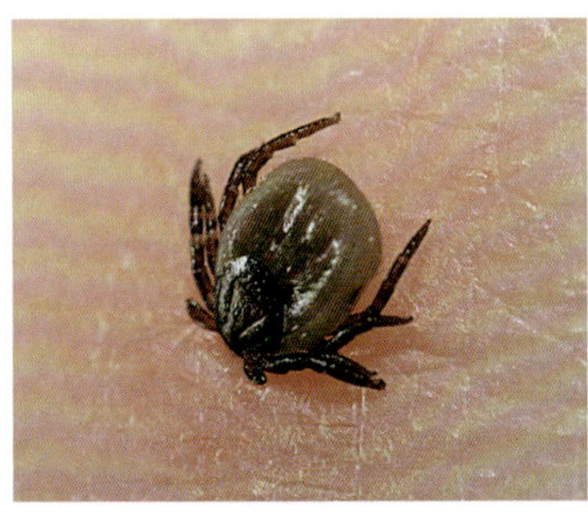

Zeckenbiss
(Foto: stock.adobe.com – Ste2.0)

Dabei ist zu beachten:

- Zecke nicht vor der Entfernung zerdrücken
- Zecke nicht mit Nagellack, Kleber, Öl, Alkohol o. Ä. beträufeln
- Zecke nicht mit einer Drehbewegung entfernen

Stattdessen:

- Zeckenzangen, Zeckenkarte oder Pinzette verwenden
- Zecke möglichst dicht an der Bissstelle greifen
- Zecke langsam und gerade rausziehen
- Kontrollieren, ob Zecke vollständig entfernt wurde

Wenn die Zecke nicht vollständig entfernt wurde, ist der Patient einem Arzt vorzustellen. Ebenso muss ein Arzt aufgesucht werden, wenn sich in den Tagen nach der Entfernung die Einstichstelle entzündet.

Zeckenbisse im Dienst sind als Arbeitsunfälle zu dokumentieren.

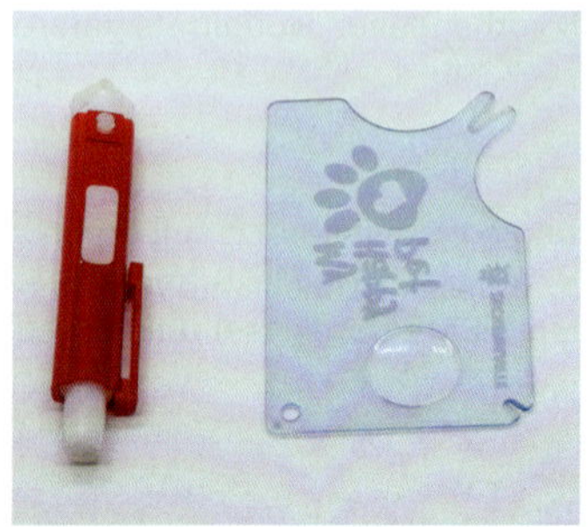

Zeckenzange und Zeckenkarte (Foto: Besch)

4.10.7 Zahnverlust

Zähne, die ganz oder teilweise ausgeschlagen wurden, können unter Umständen wieder eingesetzt werden.

Maßnahmen:

- Einschätzung:
  - A-/E-Problem
  - Bei schweren Blutungen kritisch
  - Ggf. Rettungsdienst
- Anamnese: SAMPLE und OPQRST
- Sofortige Suche nach dem Zahn
- Blutstillung an der Wunde durch Aufbeißen auf einen sterilen Tupfer/einer sterilen Kompresse
- Kühlen (von außen)
- Zahn nur an der Krone anfassen, keinesfalls selbst reinigen
- Vitalwerte regelmäßig kontrollieren
- Wenn Patient kritische Problematiken aufzeigt, z. B. starker Blutverlust, entsprechende Maßnahmen durchführen
- Ggf. strukturierte Übergabe an den Rettungsdienst
- Ggf. Hilfe bei weiterer Versorgung des Rettungsdienstes
- Dokumentation und Aufbereitung des Materials

Zum Transport des Zahns gibt es spezielle Zahnrettungsboxen. Insbesondere im Bereich der Jugendarbeit stellen diese eine sinnvolle Ergänzung für die Erste-Hilfe-Ausstattung dar. Steht so eine Box nicht zur Verfügung, kann folgende Variante eingesetzt werden:

- Kolben einer 10 ml-Spritze entfernen
- Spritze mit einem Kombistopfen verschließen
- Zahn in Spritze einlegen
- Spritze mit steriler Kochsalzlösung auffüllen
- Spritze entlüften

Wichtig ist es, die Zeit des Zahnverlusts zu dokumentieren. Der Patient ist dann zeitnah einem Zahnarzt vorzustellen.

4.10.8 Marschblasen

Blasen an den Füßen stellen keinen akuten Notfall dar. Da sie jedoch gerade bei mehrtägigen Einsätzen immer wieder vorkommen und im Extremfall zum Ausfall einer Einsatzkraft führen können, wollen wir einige Hinweise zur Vorsorge und Behandlung geben.

Blasen sind Hautschädigungen, die entstehen, wenn Reibung, Wärme und Druck auf den Fuß einwirken. Die einzelnen Hautschichten lösen sich dann ab und dazwischen lagert sich Flüssigkeit ein. Gefahr bei Blasen ist die Infektionsgefahr, wenn die Blasen eröffnet werden.

Blasen lassen sich verhindern durch

- gut sitzendes, eingetragenes Schuhwerk,
- geeignete, faltenfreie Socken.

Sind Blasen entstanden,

- Blasen möglichst geschlossen lassen,
- Blasen mit fest sitzendem Pflaster schützen,
- Haut über der Blase keinesfalls entfernen, auch wenn die Blase sich von selbst geöffnet hat,
- Pflaster regelmäßig wechseln, Wunde beobachten.

Zur Behandlung von Blasen gibt es spezielle Blasenpflaster, die besonders stark kleben, den Wundbereich polstern und die Heilung unterstützen. Wir empfehlen damit die Erste-Hilfe-Ausstattung von Einheiten zu ergänzen, die geplant für mehrere Tage Einsatz vorgesehen sind.

5 Transport

In diesem Kapitel werden die Grundlagen des Patiententransports vorgestellt.

5.1 Grundsätze des Transports

Der Transport dient dazu, den Patienten aus dem Gefahrenbereich in Sicherheit zu bringen. Dabei ist, abhängig von der Umgebung, der Schwere der Verletzungen des Patienten und den zur Verfügung stehenden Transportmitteln und Helfern abzuwägen, ob der Transport schnell oder schonend erfolgen soll.

Bei schwierigen Verhältnissen muss der Transport unbedingt vorher erkundet und geplant werden.

Unabhängig von der Art des Transportes gelten folgende Grundsätze:

- Patienten über den geplanten Transport informieren
- Patient engmaschig überwachen und betreuen
- Patient darauf hinweisen, dass er sich nirgendwo festhalten darf
- Wärmeerhalt beachten!
- Das Kommando hat grundsätzlich entweder der Helfer, der rechts am Kopf positioniert ist, oder der Helfer am Kopfende
- Blick des Patienten in Transportrichtung
  - Ausnahme: Transport des Patienten Treppen hinauf. Dabei kann der Patient nicht nach vorne schauen
- Nicht im Gleichschritt transportieren

5

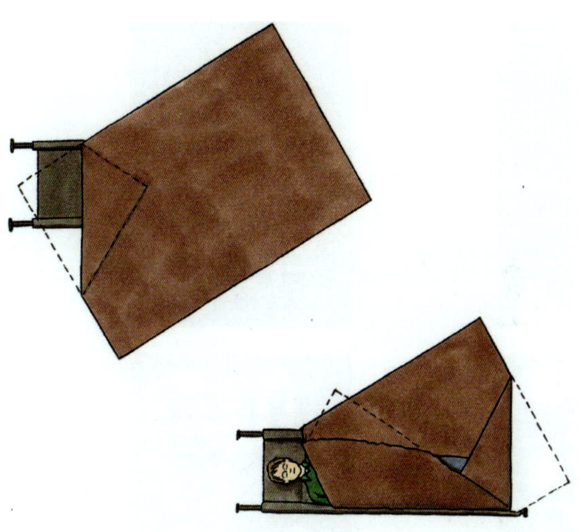

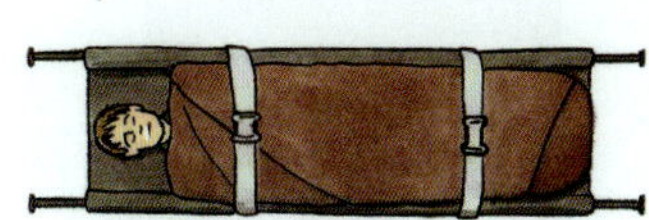

Wärmeerhalt auf einer Krankentrage mittels Wolldecke (Grafik: Drossel)

Bei Krankentrage, Spineboard und Schaufeltrage sollen mind. immer zwei Helfer tragen, bei Patienten schwerer als 90 kg schreiben einige Hersteller eine Nutzung mit mind. vier Helfern vor (Bedienungsanleitung beachten). Die folgenden Beispiele lassen sich sinngemäß auf alle drei Hilfsmittel anwenden.

Hinweis:

Der Helfer mit der Warnweste gibt beim Tragen die Kommandos.

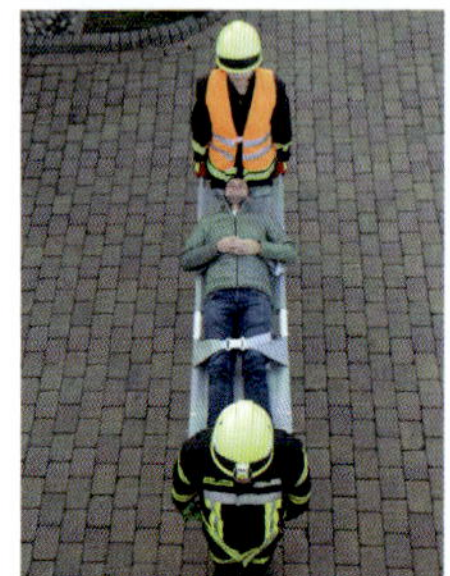

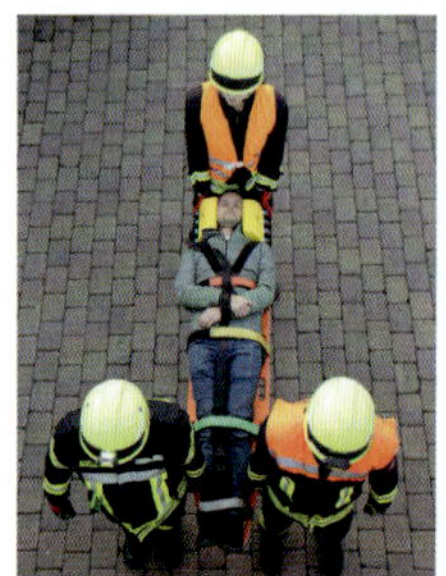

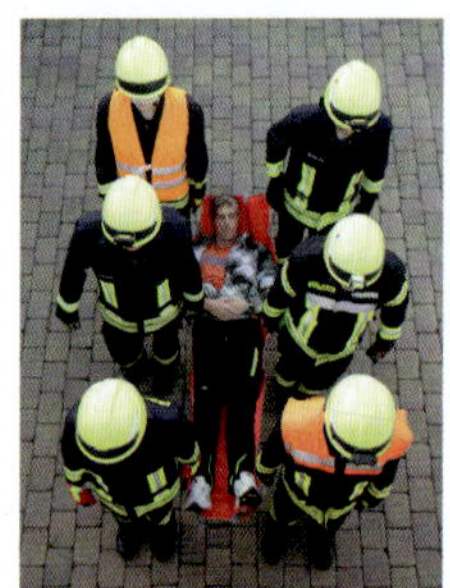

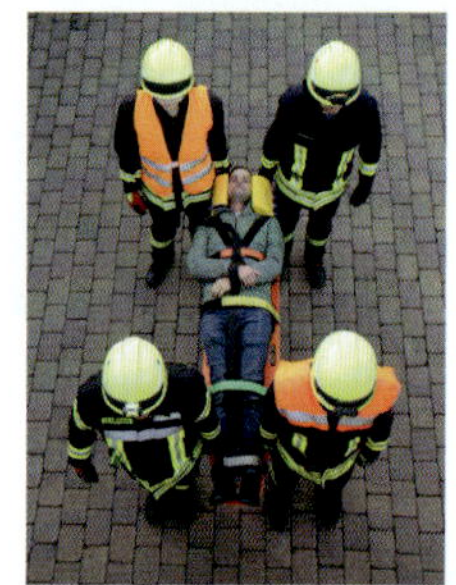

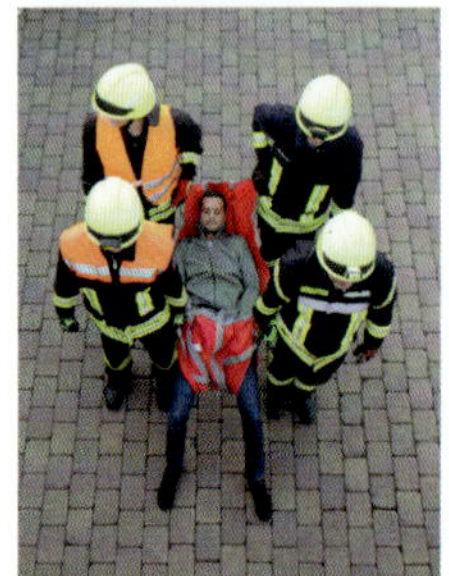

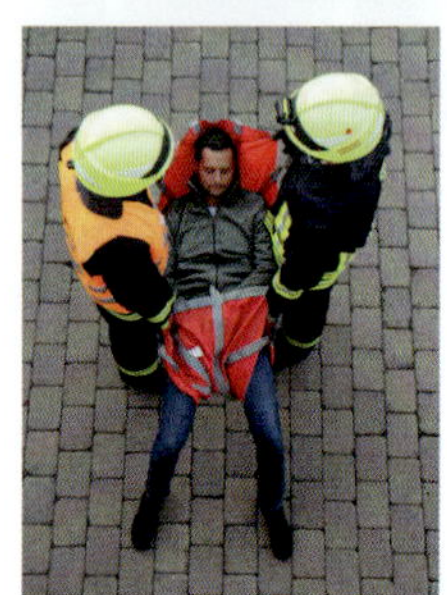

Optionen Helfereinsatz (Fotos: FW Grävenwiesbach)

5.2 Führen des Patienten

Patienten, die in der Lage sind, zu gehen, können geführt werden. Dabei wird der Patient durch den Sanitäter unterstützt.

Führen von Patienten

- Arm des Patienten um die Schulter des Sanitäters legen, Handgelenk greifen.
- Anderen Arm des Sanitäters um die Hüfte legen und das andere Handgelenk greifen.
- Bei blinden Patienten sollten dessen Gewohnheiten genutzt werden. Der Patient wird darüber Auskunft geben können.

Je nach Zustand des Patienten und der Transportstrecke kann der Patient mit zwei Sanitätern geführt werden!

5

5.3 Umgang mit der Krankentrage

Die Krankentrage dient zum Transport von Patienten auch über weitere Strecken.

Man unterscheidet die Krankentragen nach DIN 13024 und Fahrtragen nach EN 1789/EN 1865.

5.3.1 Einheitskrankentrage

Krankentragen finden Verwendung im Bereich der Ersten Hilfe und des Katastrophenschutzes. Sie bestehen aus einem Metallgestell und sind mit Plane bespannt. Als Hilfsmittel für Lagerung und Transport stehen verschiedene fahrbare Gestelle (Lafetten) und Abstellböcke zur Verfügung.

Hinweis:

- Vor Gebrauch aufklappen, Kontrolle, ob Verschlüsse richtig eingerastet sind.
- Griffe einschieben, wenn sie nicht gebraucht werden, Stolpergefahr.

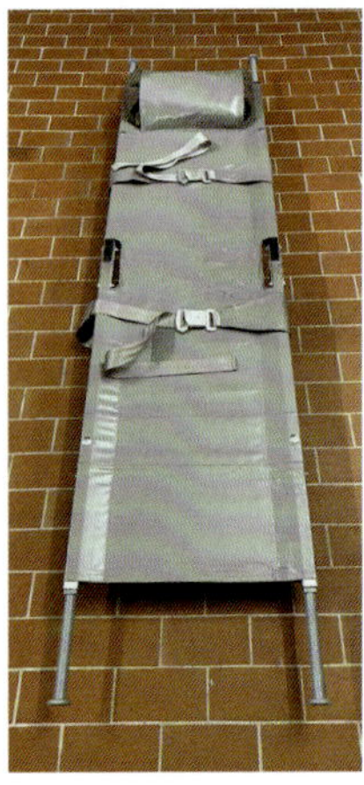

Einheitskrankentrage (Foto: FW Heidekamp)

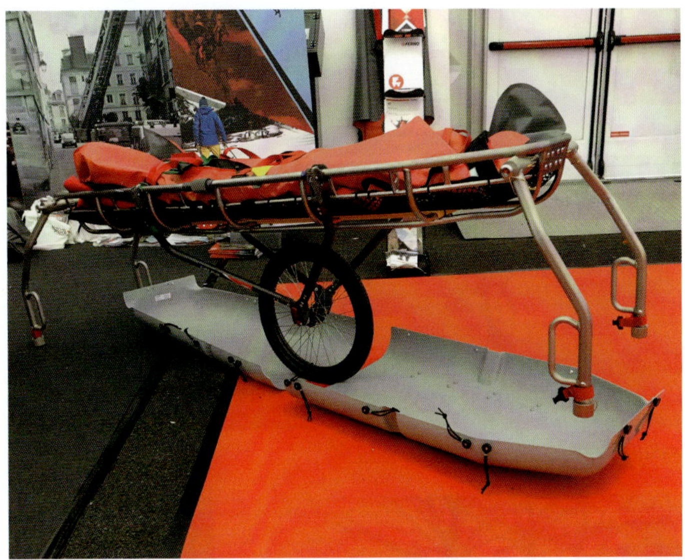

Transportlafette für schweres Gelände (Foto: Cimolino)

5.3.2 Fahrtrage

Fahrtragen bestehen aus einem Oberteil und dem Fahrgestell. Sie bieten deutlich mehr Komfort. Mit ihnen lassen sich auch Lagerungen wie „Oberkörper hoch" oder „Schocklage" ohne Hilfsmittel herstellen. In schwierigem Gelände sind das Fahrgestell und das hohe Gewicht aber von Nachteil.

> Beim Auflegen und Umlagern des Patienten müssen die Bremsen immer geschlossen sein!

Das Oberteil der Trage kann mit einem speziellen Aufsatz am Korb der Drehleiter befestigt werden.

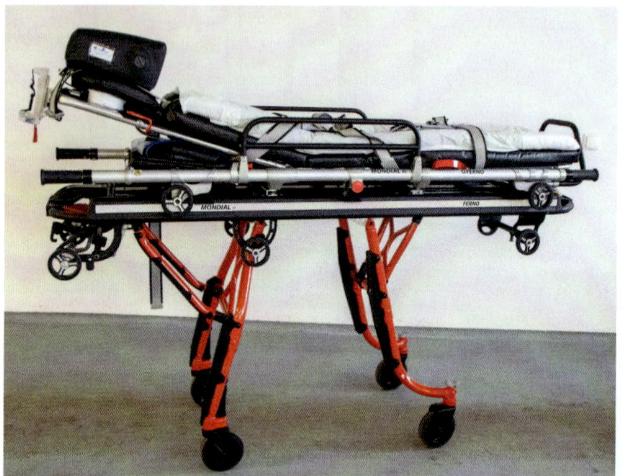

Fahrtrage (Foto: DRK Bad Marienberg)

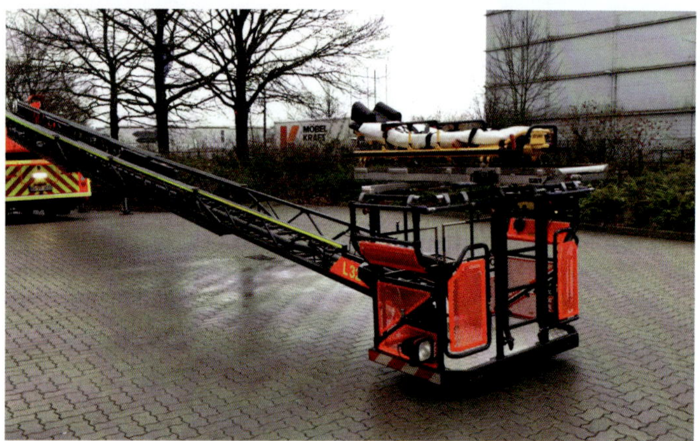

Oberteil der Fahrtrage auf der DLK (Foto: FW Bad Segeberg)

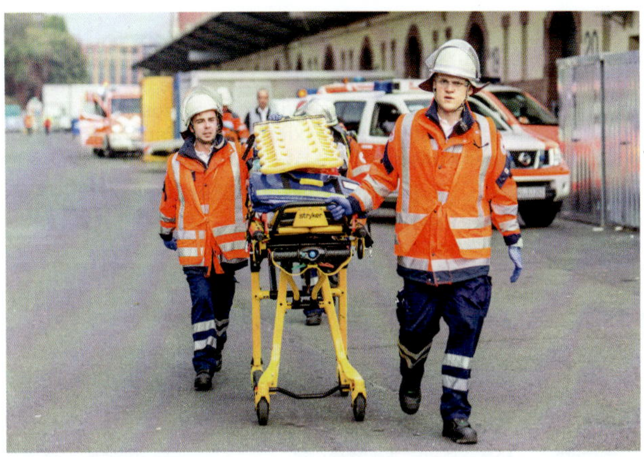

Mit Hilfe der Fahrtrage kann auch das Material an der Einsatzstelle transportiert werden (Foto: Wi112.de)

Umlagern auf die Krankentrage

Neben dem Tragetuch und der Schaufeltrage stehen zum Umlagern auf die Krankentrage folgende Techniken zur Verfügung:

- Straddle Lift (*vgl. Kapitel 5.5.3*)
- Log Roll (*vgl. Kapitel 5.5.2*)

> Der Rautek-Griff darf NUR zum Retten in höchster Eile verwendet werden. Die Anwendung beim Umlagern ist nicht zulässig!

In älteren Unterlagen findet sich immer wieder der Hinweis auf das seitliche Umlagern, bei dem mehrere Helfer den Patienten von der Seite her aufnehmen und dann eine Trage unterschieben. In der Praxis lässt sich diese Technik zum einen nur mit mind. vier Helfern umsetzen, zum anderen ist sie sehr anfällig für Verletzungen bei Helfer und Patient. Aus diesem Grund empfehlen wir, auf das seitliche Umlagern zu verzichten und stattdessen den Fokus bei nicht wirbelsäulenverletzten Patienten auf das Umlagern mit dem Tragetuch zu legen.

5

5.4 Umgang mit der Schleifkorbtrage

Die Schleifkorbtrage ist für die Rettung aus unwegsamem Gelände oder Höhen und Tiefen konzipiert. Sie verfügt über mehrere Griffe und eine Vielzahl von Befestigungsmöglichkeiten für Seile, Bandschlingen o. Ä. und ein Gurtsystem zur vollständigen Fixierung des Patienten. Es gibt Modelle aus Metall oder Kunststoff.

Darüber hinaus ist sie so aufgebaut, dass sie über unwegsames Gelände einfach gezogen werden kann.

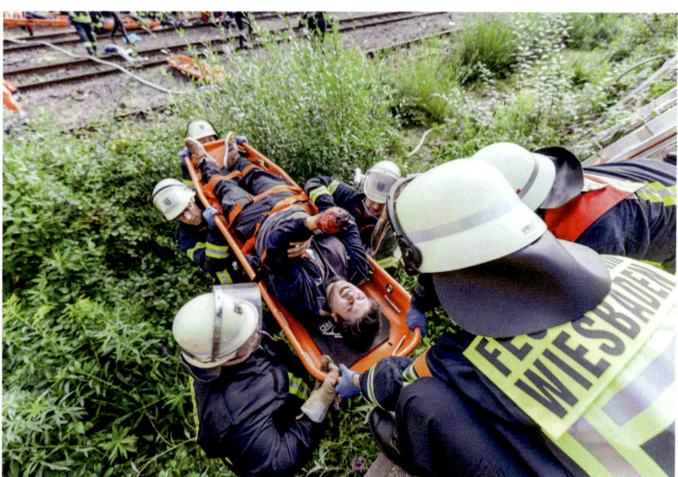

Schleifkorbtrage aus Kunststoff im Einsatz (Foto: Wi112.de)

Um den Patienten einfacher umlagern zu können, sollte, sofern er nicht auf der Vakuummatratze, der Schaufeltrage oder dem Spineboard liegt, ein Tragetuch untergelegt werden.

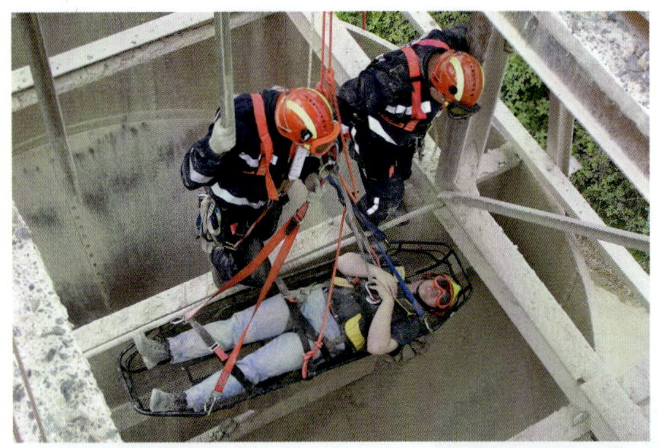

Schleifkorbtrage aus Metall in der Höhenrettung (Foto: Südmersen)

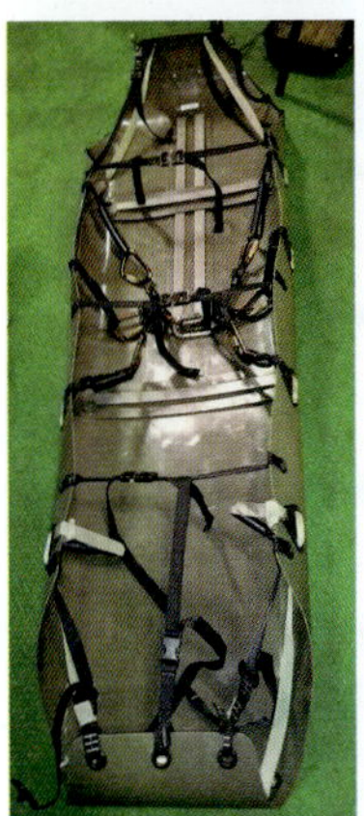

Schleifkorbtrage, die im Bereich Militär und Bergrettung eingesetzt wird (Foto: Besch)

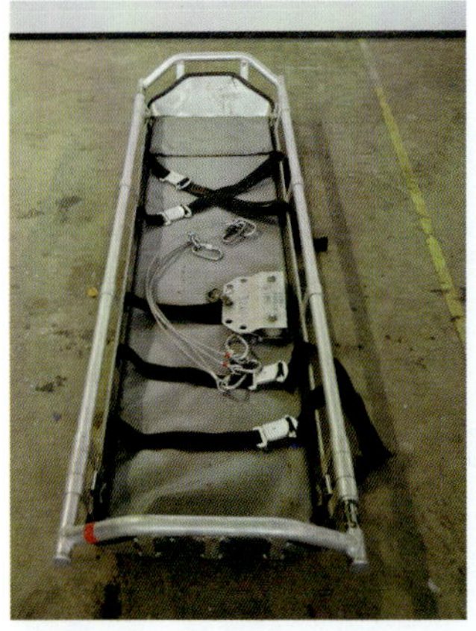

Im Katastrophenschutz übliche schmale Schleifkorbtrage aus Vollmetall (Foto: THW OV Saarbrücken)

5.5 Umgang mit dem Spineboard

Das Spineboard (Wirbelsäulenbrett, Rettungsbrett) dient zur Rettung und zum Transport von Patienten. Waren die ersten Modelle noch z. T. aus Holz, so finden nur noch Modelle aus Kunststoff Anwendung. Einige Modelle lassen sich zusätzlich wie eine Schaufeltrage in der Mitte teilen und verbinden die Vorteile beider Systeme.

Vorteile des Spineboards

- Vollständige Immobilisierung des Patienten mit Hilfe eines Gurtsystems und Headblocks möglich.
- Je nach Modell schwimmfähig, kann in der Wasserrettung eingesetzt werden.

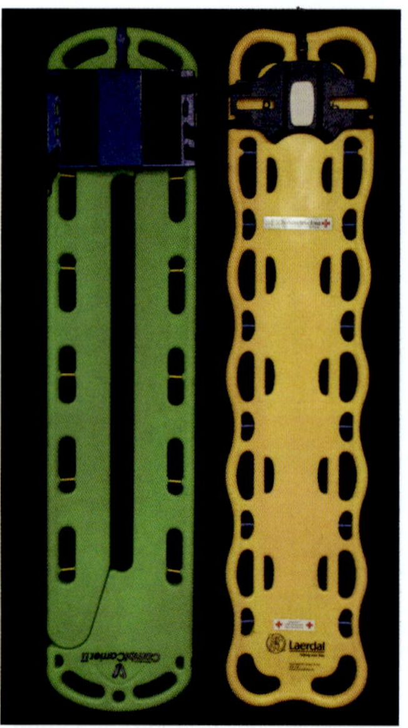

Combicarrier (li) und Spineboard (re) (Foto: DRK Bad Marienberg)

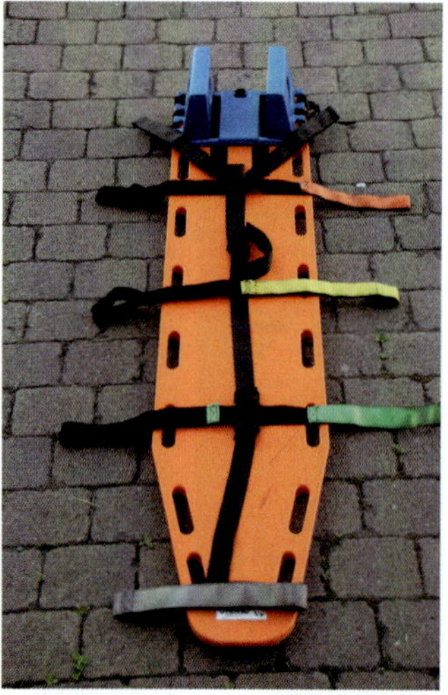

Spineboard mit Bebänderung und Kopffixierung (Foto: FW Grävenwiesbach)

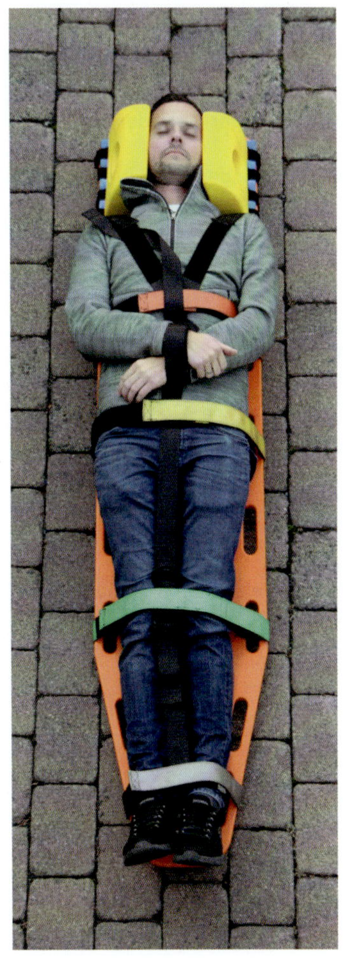

Patient auf Spineboard immobilisiert (Foto: Feuerwehr Grävenwiesbach)

5.5.1 Log Roll

Zum Umlagern auf das Spineboard von der Seite kommt das Log Roll Manöver zum Einsatz. Dabei wird der Patient achsengerecht gedreht und das Spineboard unter ihn geschoben. Um das Log Roll Manöver sicher durchzuführen, werden mind. drei, besser vier oder fünf Helfer benötigt.

Ein Helfer muss bei entsprechenden Verletzungen die dauerhafte Immobilisierung der Halswirbelsäule (*vgl. Kapitel 3.9.1*) sicherstellen. Neben der Anlage einer HWS-Immobilisationsschiene muss der Kopf die ganze Zeit manuell fixiert werden, bis die Immobilisierung auf dem Spineboard erfolgt ist.

- Spineboard vorbereiten.
- Arme des Patienten neben den Körper legen.
- 2–3 Helfer knien sich neben den Patienten.
- Die Helfer greifen den Patienten an Schulter, Hüfte und Knie.
- Der Patient wird auf Kommando des Helfers am Kopf gleichzeitig zu den Helfern an der Seite gedreht.
- Der Patient kann auf die Oberschenkel der Helfer abgelegt werden.
- Ein weiterer Helfer kippt das Spineboard (ca. 45°) und schiebt es unter den Patienten.
- Alternativ: Das Spineboard wurde bereits neben den Patienten gelegt und wird jetzt herangezogen.
- Kontrolle des Rückens auf sichtbare Verletzungen und Blutungen.
- Patienten mit Spineboard auf Kommando achsengerecht zurückdrehen und ablassen.
- Patient auf Spineboard fixieren (*vgl. Kapitel 3.9.7*).

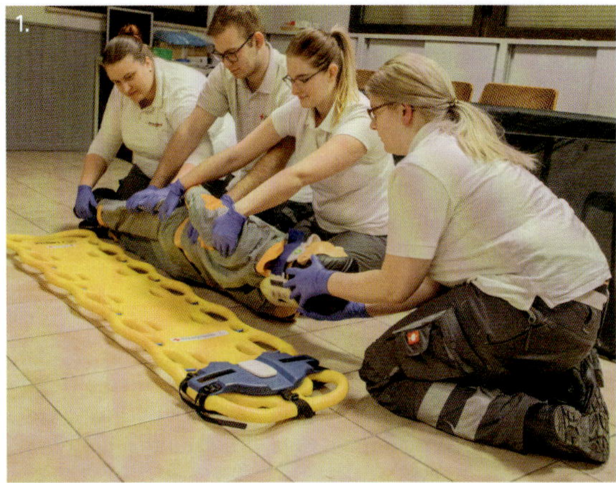

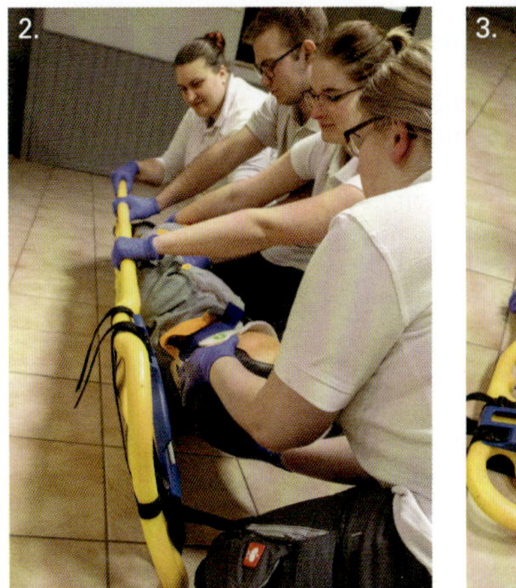

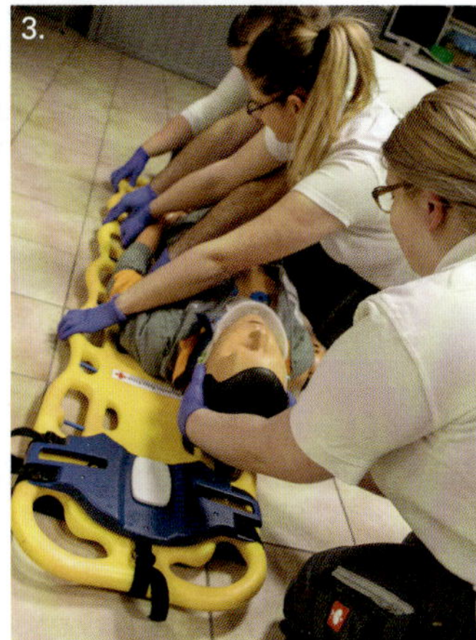

Log Roll mit drei Sanitätern (Fotos: DRK Bad Marienberg)

Hinweise:

- Patienten nach Möglichkeit über die unverletzte Seite drehen, Spineboard auf die verletzte Seite.
- Hosentaschen des Patienten vor Lagerung entleeren (Druckstellen).
- Mit Handtüchern oder gerollten Decken die Beine polstern, um Bewegung zu vermeiden.
- Zur Unterstützung kann auch auf Umstehende zurückgegriffen werden, die dann entsprechend angeleitet werden müssen!

5.5.2 Log Roll mit zwei Sanitätern

Der Log Roll darf nur dann mit zwei Sanitätern durchgeführt werden, wenn keine anderen Maßnahmen zur Verfügung stehen, da die Gefahr deutlich größer ist, dass der Patient Schädigungen davonträgt.

- Ein Helfer fixiert ununterbrochen die Halswirbelsäule
- Der andere Helfer:
  - Legt das Spineboard neben den Patienten
  - Kniet sich auf die andere Seite
  - Bindet die Beine des Patienten unterhalb der Knie zusammen (z. B. mit Dreiecktuch)
  - Beugt die Beine des Patienten
  - Greift den Patienten an Schulter und Hüfte
  - Dreht den Patienten in Absprache mit Helfer 1 um 90°
  - Zieht das Spineboard unter den Patienten und kippt es
  - Dreht den Patienten in Absprache mit Helfer 1 wieder zurück und lässt dabei das Spineboard ab
  - Streckt die Beine des Patienten wieder aus
  - Fixiert den Patienten

5.5.3 Stradle Lift

Wenn es die Verhältnisse (Platz, Verletzungen des Patienten) nicht zulassen, den Patienten über die Seite aufs Spineboard zu heben, so findet der Straddle Lift Anwendung.

Dabei wird der Patient achsengerecht angehoben, das Spineboard unter ihn geschoben und er wieder abgelassen.

Ein Helfer muss bei entsprechenden Verletzungen die dauerhafte Immobilisierung der Halswirbelsäule sicherstellen. Neben der Anlage einer HWS-Immobilisationsschiene muss der Kopf die ganze Zeit manuell fixiert werden, bis die Immobilisierung auf dem Spineboard erfolgt ist.

→ Die Sanitäter stehen im Grätschstand über den Patienten. Dabei ist zu beachten, dass die Sanitäter von unten kommend ihre Position einnehmen und nicht über den Patienten hinwegsteigen.
→ Ein Helfer fixiert den Kopf und gibt Kommando.
→ 2–3 weitere Helfer greifen den Patienten an Brustkorb, Hüfte und ggf. Knie.
→ Auf Kommando heben die Helfer den Patienten achsengerecht wenige Zentimeter hoch.
→ Ein weiter Helfer schiebt das Spineboard von oben oder unten unter den Patienten.
→ Auf Kommando wird der Patient wieder abgelassen.

Dieses Verfahren eignet sich auch um den Patienten auf eine Krankentrage umzulagern.

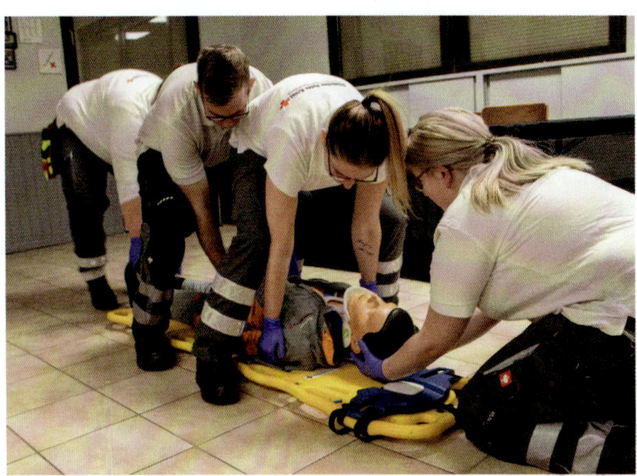

Straddle Lift (Foto: DRK Bad Marienberg)

5

5.6 Tragen mit dem Tragering

Aus zwei Dreiecktüchern lässt sich schnell ein Tragering herstellen. Dieser kann zum Transport eines Verletzten mit zwei Helfern verwenden, besonders dann wenn es sich um unwegsames Gelände handelt. Der Tragering kann aber auch als Ringpolster um Wunden dienen.

Herstellen eines Tragerings:

- Dreiecktuch zur Krawatte falten.
- Krawatte einmal um die Hand wickeln und verknoten.
- Die Enden nacheinander um den Ring knoten.
- Die Enden werden umwickelt.
- Tragering auf Stabilität testen.

Transport mit dem Tragering:

- Helfer stehen seitlich zueinander.
- Vorderer Arm greift den Tragering.
- Hinterer Arm greift die Schulter des anderen Helfers.
- Patient setzt sich auf den Tragering.

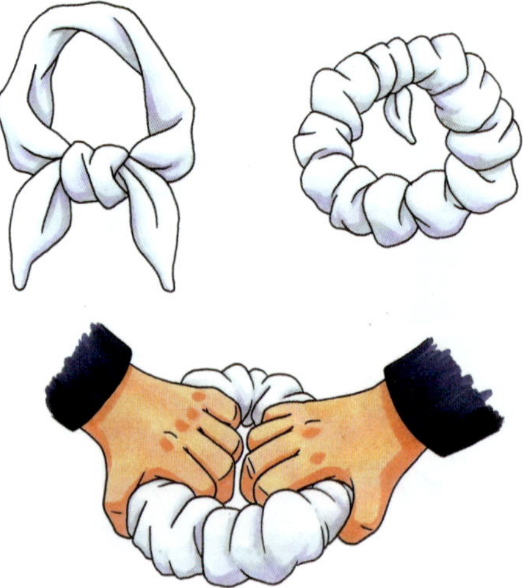

Herstellen und Benutzen eines Tragerings (Grafik: Drossel)

5.7 Rautekgriff

Der Rautekgriff ermöglicht es auch nur einem Sanitäter, einen Patienten schnell außerhalb des Gefahrenbereiches zu bringen. Dies ist insbesondere bei bewusstlosen Patienten erforderlich.

Wegen seines hohen Verletzungspotenzials für Helfer und Patient darf der Rautekgriff nur als Ultima Ratio eingesetzt werden, wenn sonst der Tod oder schwere Gesundheitsschäden des Patienten zu befürchten sind!

Die Ausführung des Rautekgriffes unterscheidet sich je nach Auffindesituation des Patienten.

Patient liegend:

- Patient auf den Rücken drehen
- Oberkörper des Patienten aufrichten
- Unter den Achseln des Patienten durchgreifen
- Einen Arm des Patienten vor den Bauch bringen
- Diesen Arm mit beiden Händen greifen
- ACHTUNG: Affengriff verwenden
- Zusammen mit dem Patienten aufrichten
- Patient kann jetzt nach hinten in Sicherheit gebracht werden
- Beim Ablegen des Patienten auf den Kopf achten

Patient sitzt im Fahrzeug:

- Auf den Airbag achten!
- Sicherheitsgurt lösen, Sitz nach hinten schieben
- Patient umgreifen
- Kleidung an der vom Helfer entfernten Hüfte greifen
- Patient mit Kraft Richtung Helfer drehen
- Unter den Achseln des Patienten durchgreifen
- Einen Arm des Patienten vor den Bauch bringen
- Diesen Arm mit beiden Händen greifen
- ACHTUNG: Affengriff verwenden
- Patient kann jetzt nach hinten in Sicherheit gebracht werden
- Beim Ablegen des Patienten auf den Kopf achten

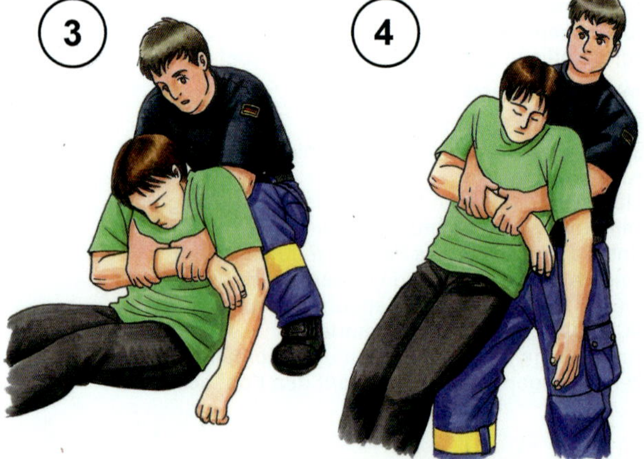

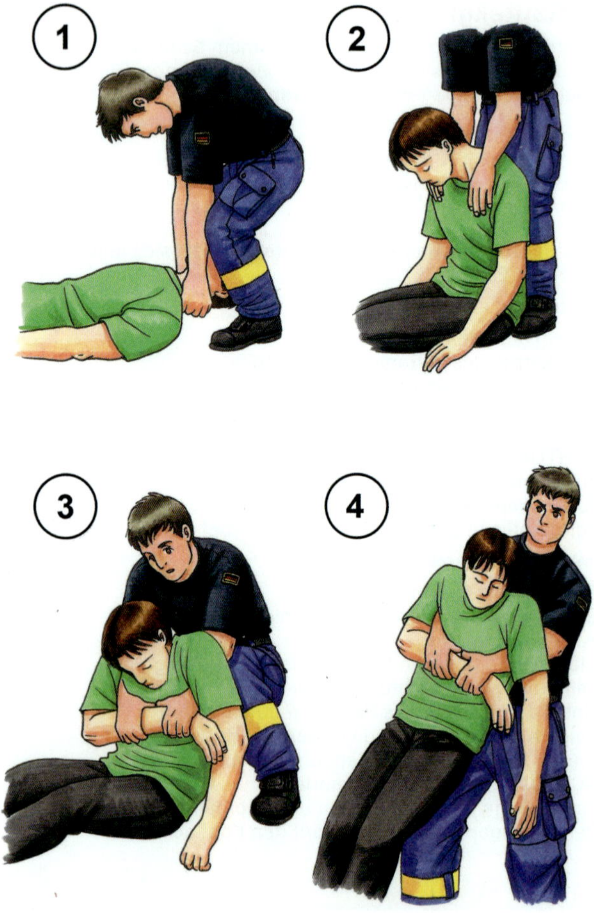

Rautekgriff (Grafik: Drossel)

5.8 Umgang mit dem Tragestuhl

Der Tragestuhl eignet sich, um sitzende Patienten über eine längere Strecke zu transportieren. Auf engem Raum kann er oft einfacher eingesetzt werden als eine Krankentrage, wenn der Patientenzustand es erlaubt.

Tragestühle gibt es in den verschiedenen Ausführungen, von Modellen, auf denen der Patient im Rettungsmittel transportiert werden kann, Modellen mit Kettenlaufwerk, die Treppenstufen runterfahren können, bis hin zu faltbaren Modellen, die ungenutzt keinen Platz wegnehmen.

Hinweise

- Patient immer mit den Gurten sichern.
- Patient darauf hinweisen, sich nirgends festzuhalten – Unfallgefahr.
- Auf engen Treppenabsätzen Griffe einklappen – drehen auf engstem Raum möglich.

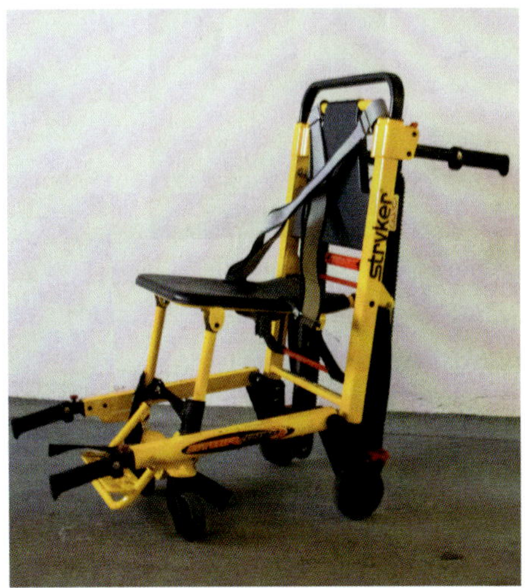

Tragestuhl mit Treppenraupe (Foto: DRK Bad Marienberg)

5.9 Umgang mit der Schaufeltrage

Die Schaufeltrage ermöglicht es, den Patienten aufzuheben und umzulagern und ihn dabei nicht, oder nur minimal, zu bewegen. Dabei werden die beiden Teile wie Schaufeln unter den Patienten geschoben. Deshalb stellt sie die ideale Umlagerung für Patienten

- mit Verdacht auf Schädigung der Wirbelsäule,
- in unwegsamen Situationen, wie z. B. Baugruben,

dar. Die Schaufeltrage besteht aus zwei gleichen Hälften aus Metall oder Kunststoff.

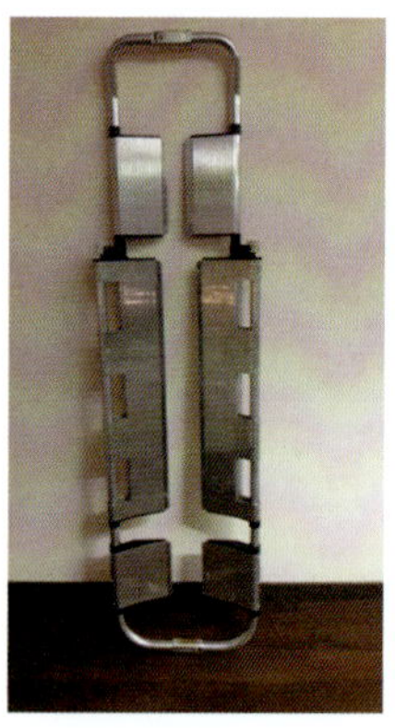

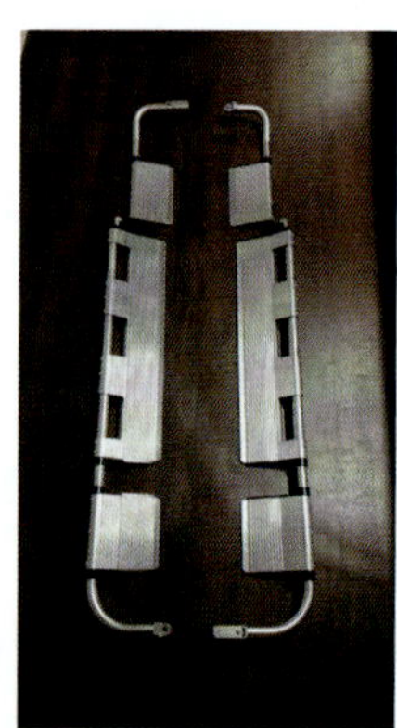

Schaufeltrage offen und geschlossen (Fotos: FF Heidekamp)

Umlagern mit Schaufeltrage:

- Schaufeltrage auf Größe des Patienten einstellen
- Schaufeltrage teilen, je ein Teil neben den Patienten legen
- Kleidung des Patienten ggf. raffen, HWS-Stabilisierung beachten
- Patient leicht anheben
- Tragenteil unter den Patienten schieben
- Je nach Verletzung kann der Patient leicht achsengerecht gedreht werden
- Auf anderer Seite wiederholen

- Verschlüsse schließen, darauf achten, dass dort keine Haare oder Kleidung eingeklemmt wird

Wenn der Patient direkt auf die unmittelbar danebenstehende Vakuummatratze gelagert wird, kann auf eine Fixierung verzichtet werden. Wird der Patient aber über eine längere Strecke transportiert, so muss er mit den drei Gurten fixiert werden.

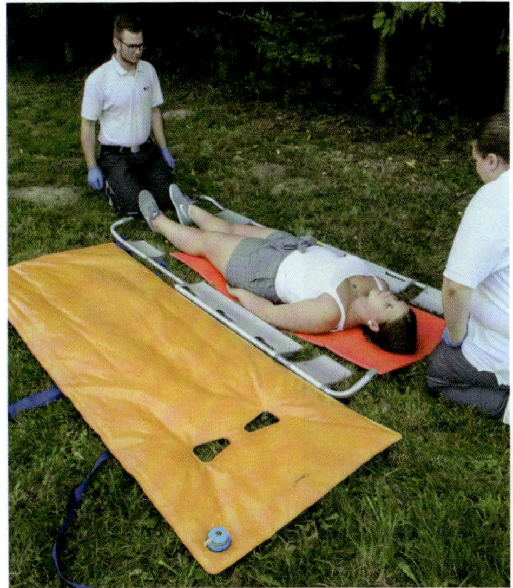

Umlagern mit der Schaufeltrage (Foto: DRK Bad Marienberg)

Die Schaufeltrage eignet sich besonders für den Transport durch enge Treppenhäuser, aber auch für die Rettung aus Fahrzeugen, Baugruben o. Ä., da der Patient auch senkrecht gestellt werden kann. Sie darf aber nicht für den dauerhaften Transport des Patienten verwendet werden.

Es gibt aber auch Geräte, die eine Mischung aus Schaufeltrage und Spineboard darstellen. Diese vereinen die Vorteile beider Geräte, sind für den Transport auf längeren Strecken zugelassen und bieten die Möglichkeit, den Patienten komplett zu immobilisieren.

Schaufeltrage und Spineboard können auch verwendet werden, um Patienten, die mit Rückenschmerzen nicht mehr in der Lage sind, sich selbst zu setzen oder zu legen, hinzulegen.

→ Schaufeltrage auf erforderliche Länge einstellen.
→ Schaufeltrage hinter den Patienten stellen und mit Gurten fixieren.
→ Auf jede Seite stellt sich ein Helfer und greift unter den Armen des Patienten die Schaufeltrage.
→ Ein Fuß hinter das Fußende der Schaufeltrage stellen (Drehpunkt).
→ Nun die Schaufeltrage langsam nach hinten kippen.
→ Wenn vorhanden, unterstützt ein weiterer Helfer am Kopf.
→ Patient auf Trage lagern.

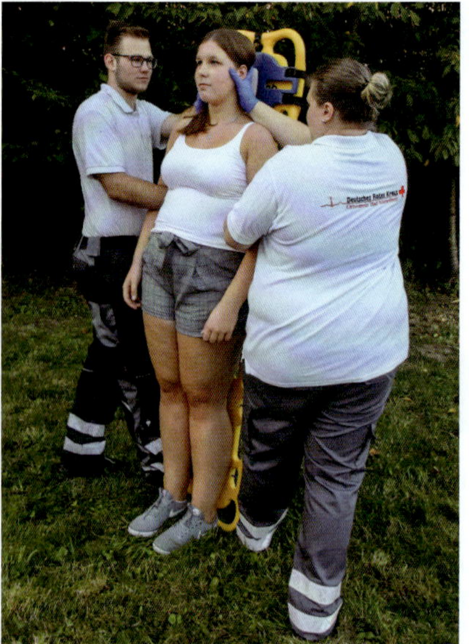

Hinlegen eines Patienten mittels Spineboards (Foto: DRK Bad Marienberg)

5.10 Umgang mit dem Tragetuch

Das Tragetuch eignet sich für den kurzzeitigen Transport aus beengten Situationen oder unwegsamem Gelände. Es kann auch zur Umlagerung auf die Trage verwendet werden. Der Transport auf dem Tragetuch sollte jedoch nur auf ein Minimum reduziert werden, weil

- der Transport für den Patienten nicht angenehm ist
- keine Fixierung möglich ist
- der Patient nicht adäquat überwacht werden kann

Das Tragetuch ist aus stabilem Planenmaterial und verfügt i. d. R. über sechs oder mehr Griffe. Spezielle Schwerlasttragetücher sind deutlich größer und verfügen über mehr Griffe, sie sind bei Patienten über 150 kg zu verwenden.

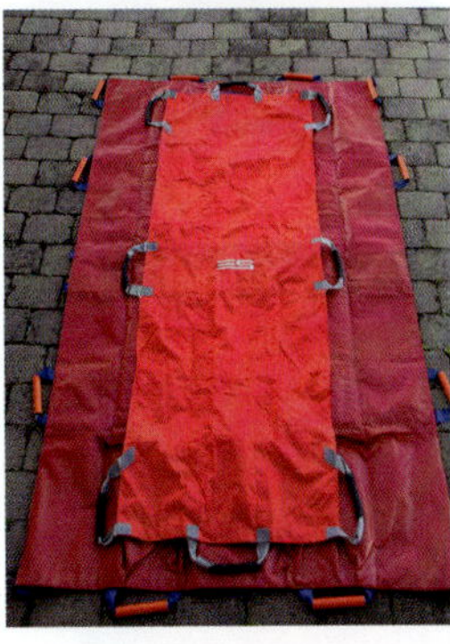

Größenvergleich Tragetuch/Schwerlasttragetuch (Foto: FW Grävenwiesbach)

Umlagern aufs Tragetuch:

- Tragetuch neben den Patienten legen
- Tragetuch als „Z" falten
- Patienten zur Seite drehen (*vgl. Log Roll Kapitel 5.5.1*)
- Tuch tief unter den Patienten schieben
- Patient auf die andere Seite drehen
- Obere Griffe unter dem Patienten hervorziehen

Gerade bei Feuerwehr und THW sollten möglichst viele Helfer im Umgang mit dem Tragetuch unterwiesen sein.

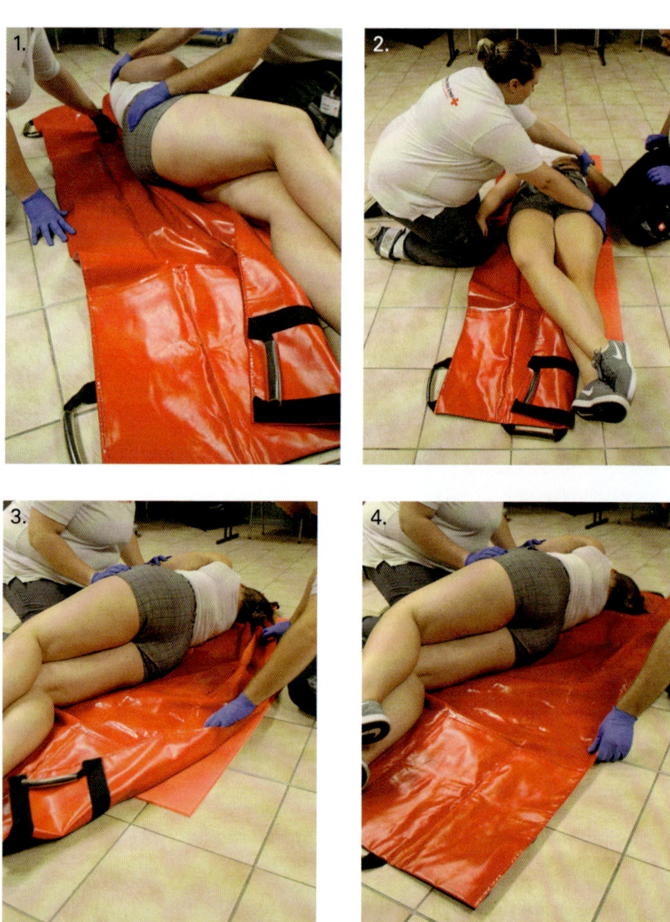

Umlagern aufs Tragetuch (Fotos: DRK Bad Marienberg)

Mit dem Tragetuch lassen sich Patienten sowohl von einem Helfer schleifend als auch von zwei Helfern sitzend transportieren.

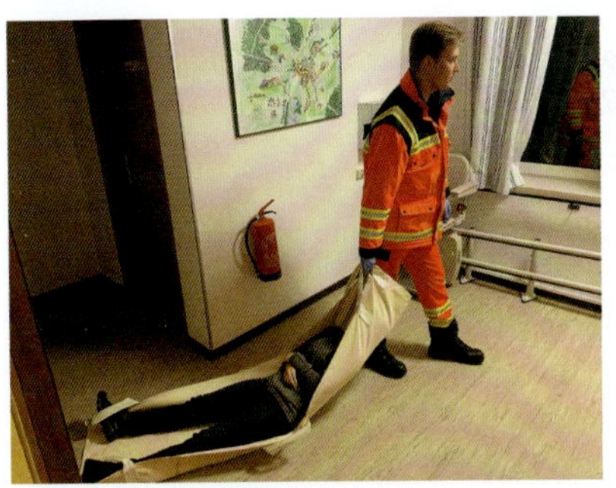

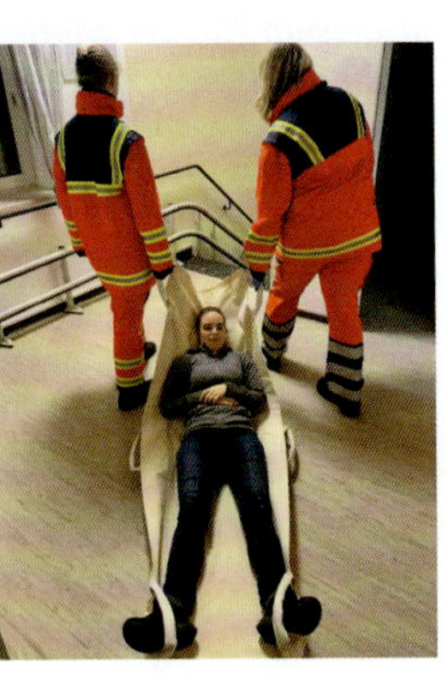

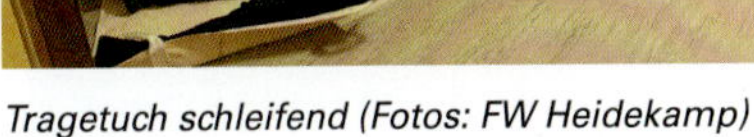

Tragetuch schleifend (Fotos: FW Heidekamp)

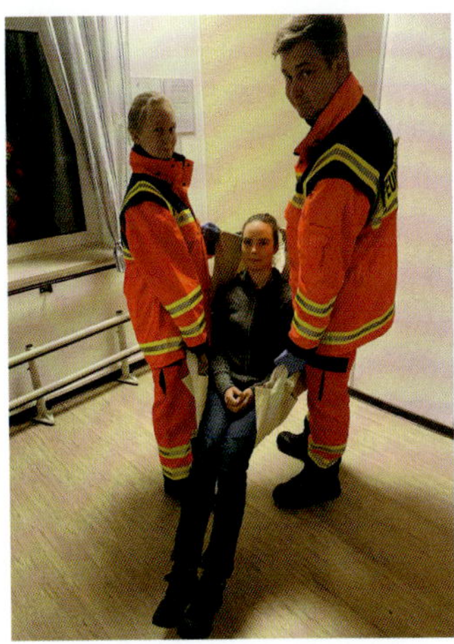

Tragetuch sitzend (Foto: FW Heidekamp)

6 Dokumentation und Übergabe

In diesem Kapitel werden Besonderheiten der Dokumentation und Übergabe beschrieben.

Beides sind wichtige Fähigkeiten, die genauso regelmäßig geübt werden müssen wie andere Tätigkeiten.

6.1 Übergabe

Die Übergabe im Sanitätsdienst wird häufig unterschätzt. Sie ist mehr als nur die reine Weitergabe des Patienten an eine andere Stelle. Aus rechtlicher Sicht ist es auch die Übergabe Teil der Verantwortung für den Gesundheitszustand des Patienten. Dazu kommt, dass eine qualitativ hochwertige und vollständige Übergabe sich auf den weiteren Behandlungsverlauf des Patienten auswirken kann.

Mögliche Übergaben wären:

- Sanitäter → Unfallhilfsstelle
- Sanitäter → Rettungsdienst
- Sanitäter → Angehörige (vor allem bei Minderjährigen)

6.1.1 Regeln für eine gute Übergabe

Um eine gute Übergabe zu gewährleisten, sollten im Sinne der guten Kommunikation folgende Regeln eingehalten werden:

- Es gibt immer nur einen Sender und einen oder mehrere klar definierte Empfänger.
- Die Übergabe sollte nicht unterbrochen werden, im Anschluss ist Zeit für Fragen oder Ergänzungen.
- Die Übergabe sollte, in Stichworten, wiederholt werden, um sicherzustellen, dass alle relevanten Informationen richtig verstanden wurden (Closed loop communication).
- Während der Übergabe werden – mit Ausnahme der HLW und Beatmung – keine Maßnahmen am Patienten durchgeführt.
- Nach der Übergabe ist der Patient durch den Übernehmenden nach dem cABCDE-Schema erneut zu untersuchen.

Diese Regeln gelten für die Übergabe von medizinischem Personal an medizinisches Personal. Bei Übergaben z. B. an Erziehungsberechtigte können diese nicht 1:1 angewandt werden, aber als Richtlinie gelten.

6.1.2 Strukturierte Übergabe

Ziel der strukturierten Übergabe ist es, alle relevanten Daten zu übermitteln.

Wir empfehlen dazu folgendes Schema:

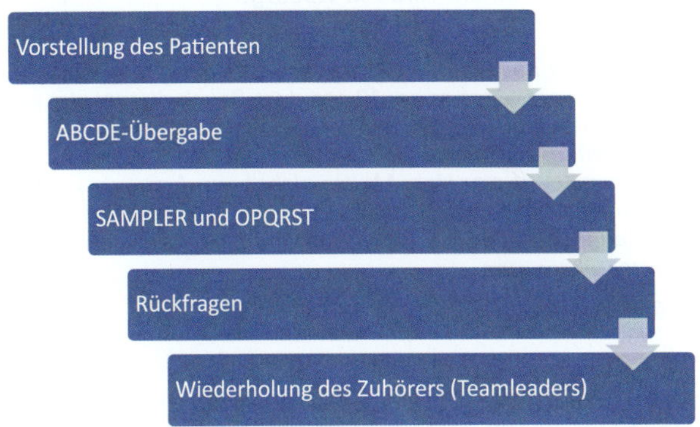

Ablauf strukturierte Übergabe (Grafik: Besch)

Wenn es zu einem Punkt keine Informationen gibt, sollte das so angesprochen werden, um sicherzustellen, dass nichts übersehen wurde.

Beispiel 1:

Bei einem Wohnungsbrand wurde durch einen Feuerwehrsanitäter ein Patient erstversorgt, der an den Rettungsdienst übergeben werden soll.

Vorstellen:

- *Der Patient heißt Müller und ist 30 Jahre alt.*

cABCDE-Schema:

- *A: Die Atemwege sind frei, kein Ruß zu erkennen.*
- *B: Als ich den Patienten übernommen habe, hatte er eine Sauerstoffsättigung von 90 %. Ich habe ihm 8 l/min Sauerstoff über die Maske gegeben, die Sättigung stieg dann auf 98 %. Die Atemfrequenz liegt bei 12. Ich habe kein abnormales Atemgeräusch gehört. Herr Müller gibt aber ein Brennen beim Einatmen an.*

- *C: Der Patient hat kein C-Problem. Die Rekap-Zeit war immer kleiner 2 sec. Der Blutdruck bei 140/90 mm Hg.*
- *D: Der Patient hat kein D-Problem. Er ist wach. Die Pupillen reagieren seitengleich und prompt.*
- *E: Der Patient hat an der rechten Hand eine kleine Schnittwunde, die habe ich mit einem Verband versorgt.*

SAMPLE-Schema:

- *S: Herr Müller hat sich durch das verrauchte Treppenhaus ins Freie gerettet. Er sagt, dass er ca. 10 sec dem Rauch ausgesetzt war.*
- *A: Bei Herr Müller sind keine Allergien bekannt.*
- *M: Herr Müller nimmt keine Medikamente.*
- *P: Das letzte Jahr war Herr Müller nicht beim Arzt.*
- *L: Die letzte Mahlzeit bei Herrn Müller war gegen 19 h.*
- *E: Im Keller war ein Brand ausgebrochen, bei dem große Mengen Kunststoff brannten.*

Rückfragen

Beispiel 2

Eine Sanitätsstreife wurde auf einem Volksfest zu einer erkrankten Person gerufen. Im Anschluss an die Erstversorgung soll die Patientin an den Rettungsdienst übergeben werden.

Vorstellen des Patienten:

- *Die Patientin heißt Schmidt und ist 68 Jahre alt.*

cABCDE-Schema:

- *A: Die Atemwege der Patientin sind frei.*
- *B: Die Sauerstoffsättigung betrug 90, wir haben 6 l/min Sauerstoff über Maske verabreicht, die Sättigung stieg dann auf 98 %. Die Patientin war nicht zyanotisch. Die Atemgeräusche waren unauffällig. Die Atemfrequenz beträgt 10.*
- *C: Der Blutdruck beträgt 160/100 mm Hg. Die Herzfrequenz 90/min. Die Rekap-Zeit war durchgehend unter 2 sec.*
- *D: Die Patientin ist wach und ansprechbar. Der FAST-Test vor 10 min hat eine verwaschene Sprache und einen hängenden Mundwinkel rechts ergeben. Der Blutzucker beträgt 90 mg/dl.*
- *E: Die Patientin gibt Kopfschmerzen NRS 4 an.*

SAMPLE-Schema:

- *S: Frau Schmidt war Besucherin des Volksfestes. Ihre Begleitung hat die verwaschene Sprache bemerkt und uns alarmiert.*
- *A: Die Patientin hat eine Allergie gegen Jod und Hausstaub.*
- *M: Wir haben eine Medikamentenliste. Frau Schmidt sagt, sie nimmt die Medikamente regelmäßig.*
- *P: Frau Schmidt hatte vor etwas über einem Jahr schon mal eine ähnliche Attacke, seitdem war nichts weiter vorgefallen.*
- *L: Letzte Mahlzeit war ein Stück Kuchen vor gut einer Stunde.*
- *E: Frau Schmidt hat seit einer Stunde auf einer Bank gesessen.*

OPQRST-Schema:

- *O: Die Beschwerden begannen plötzlich vor ca. 20 min.*
- *P: Die Beschwerden können nicht verschlimmert oder gemildert werden.*
- *Q: Der Kopfschmerz wird als stumpf beschrieben.*
- *R: Der Schmerz strahlt nicht aus, er sitzt im vorderen Bereich, hinter der Stirn.*
- *S: Die Patientin gab den Schmerz mit einer 4 auf der Schmerzskala an.*
- *T: Der Kopfschmerz blieb über die Zeit gleich, die verwaschene Sprache hat sich gebessert.*

Rückfragen

6.2 Dokumentation

Ziel der Dokumentation ist es, Vorgänge und Ereignisse aufzuzeichnen und später nachvollziehbar zu machen. Dazu werden Daten erhoben und verarbeitet, um sie nutzbar zu machen. Grund der Nutzung kann die Erhebung einer Statistik oder auch die Verwendung in einem späteren Gerichtsprozess sein.

Dokumentation ist bei einer Vielzahl von Tätigkeiten im Sanitätsdienst erforderlich. Dabei ist es sowohl erforderlich, zu dokumentieren, was gemacht wurde, wie auch was nicht gemacht wurde.

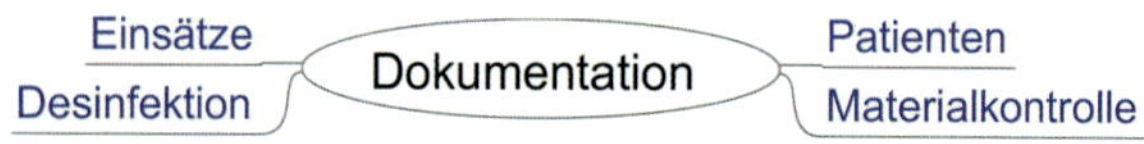

Arten der Dokumentation im Sanitätsdienst (Grafik: Besch)

6

Eine Dokumentation muss dabei so angelegt sein, dass ein Unbeteiligter sich später nur auf Grundlage der Unterlagen ein Bild von den Ereignissen verschaffen kann.

Vor Gericht gilt dabei, wenn es zu Klagen im Bereich der Patientenrechte (§ 630 BGB) kommt, die Beweislastumkehr. Das bedeutet, dass man davon ausgeht, dass eine nicht dokumentierte Handlung überhaupt nicht oder zumindest nicht ordnungsgemäß ausgeführt wurde.

Unterlagen, die der Dokumentation gelten, fallen unter den Begriff der Urkunde. Das nachträgliche Ausfertigen einer falschen Urkunde (nachträgliches Erstellen eines Einsatzprotokolls) oder das Verändern einer bestehenden Dokumentation sind nach § 267 StGB Urkundenfälschung.

Muss eine Dokumentation später ergänzt werden, so sollte das als eigenes Dokument angelegt werden.

Wenn die Dokumentation unvollständig ist, liegt die Beweislast beim Durchführenden.

Was nicht aufgeschrieben wurde oder nicht lesbar ist, ist nicht passiert!

Grundregeln der Dokumentation:

- Dokumentation dokumentenecht durchführen (Kugelschreiber, Ausdruck)
- Unterlagen mind. zehn Jahre aufbewahren
- Unterlagen gegen Einsicht von Unbefugten schützen
- Dokumentation muss chronologisch nachvollziehbar sein
- Spätere Ergänzungen als eigenes Dokument anlegen
- Reicht der Platz auf dem Formular nicht aus, ist ein eigenes Dokument anzulegen

6.2.1 Patientendokumentation

Bei der Patientendokumentation werden alle Daten erhoben, die in Zusammenhang mit der Behandlung des Patienten stehen.

Grundsätzlich gilt:

> Jeder Patient – jeder Messwert – jede Maßnahme ist zu dokumentieren.
>
> Auch Werte im Normbereich zu erfassen.

Für die Dokumentation einzelner Patienten werden Patientenprotokolle verwendet. Dabei können entweder die im Rettungsdienst verwendeten Protokolle oder eigens für den Sanitätsdienst entworfene Protokolle verwendet werden. Die Daten werden durch Ankreuzen von Auswahlfeldern oder in Freitextfelder erfasst.

In der Regel haben die Protokolle mehrere Durchschläge. Eines bleibt dabei bei dem Behandelnden zur Dokumentation, eines wird mit dem Patienten zusammen übergeben. Wird der Vordruck „Behandlungsverweigerung" (*vgl. Kapitel 1.3.2*) dort mit untergebracht, wird Mehraufwand bei Ausfüllen und Ablage vermieden.

Für Einsätze, bei denen eine Vielzahl von Patienten mit Bagatellerkrankungen behandelt wird, hat sich das Vorhalten von speziellen Einsatzlisten bewährt.

Eine Patientendokumentation sollte mind. folgende Daten umfassen:

- Einsatzdaten
  - Name, Vorname, Geburtsdatum des Patienten
  - Adresse
  - Einsatzort

  - Eingesetzte Kräfte
  - Name des Verantwortlichen
  - Einsatzbeginn, Einsatzende
- Notfallgeschehen
  - cABCDE, SAMPLER und ggf. OPQRST als Orientierung

2. Notfallgeschehen / Anamnese / Erstbefund (Beschwerdebeginn, Unfallzeitpunkt, Vormedikation, Vorbehandlung)

S: Patient auf der nassen Treppe ausgerutscht + 2 Stufen gefallen; A: Ø M: Ø
P: Ø E: Patient ging die Treppe runter; L: letzte Mahlzeit ⇒ Frühstück 9^{30}

A, B, C: Ø D: Pat wach, orientiert Ø Bewusstlosigkeit Pupillen ok; E: Schmerzen Handgelenk re ⇒ NRS 4 DMS ok

Dokumentierte Notfallschilderung, angelehnt an SAMPLER und cABCDE (Foto: Besch)

- Messwerte (sowohl initial als im Verlauf)
  - RR
  - HF
  - AF
  - WASB-Schema
  - Pupillenreaktion
  - Schmerzskala
  - Recap-Zeit
- Durchgeführte Maßnahmen
  - Lagerung
  - Immobilisation/DMS
  - Kühlung
  - Blutstillung
  - Sauerstoffgabe
  - Beatmung
  - HLW
  - Defibrillation
- Weiterer Verlauf (Was geschah mit dem Patienten?)
  - Behandlung abgeschlossen, keine weiteren Maßnahmen erforderlich?
  - Transport ins KH
  - Übergabe an RD/POL/Angehörige (Uhrzeit? Wen?)

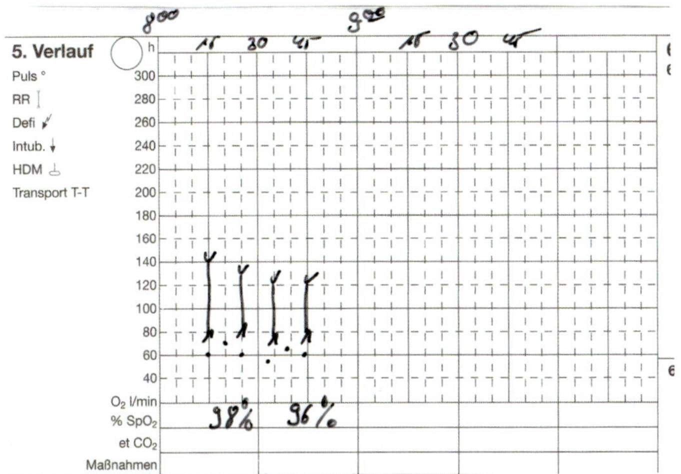

Dokumentierte Messwerte im Verlauf (Foto: Besch)

- Bemerkungen
  - Patienteneigentum
  - Besondere Vorkommisse
  - Name und Unterschrift des Verantwortlichen

Die Patientendokumentation ist regelmäßig zu üben!

6.2.2 Einsatzdokumentation

Neben der Behandlung der Patienten muss auch der Einsatz als solches dokumentiert werden. Dabei sollten erfasst werden

- Einsatzdatum, Einsatznummer
- Einsatzart
- Anforderer/Kostenträger
- Einsatzbeginn, Einsatzende
- Eingesetzte Fahrzeuge (Einfahrt, Ankunft, Abrücken, Einfahrt)

- Eingesetzte Kräfte
- Einsatzverantwortlicher
- Schilderung der Lage
- Durchgeführte Maßnahmen, Anzahl der behandelten Personen
- Vorkommnisse

Auf der Grundlage des Einsatzberichtes wird der Einsatz ggf. auch abgerechnet.

6.2.3 Dokumentation Desinfektion

Desinfektionen sind ebenfalls zu dokumentieren. Aus dem Protokoll muss hervorgehen:

- Anlass (Routine, nach Einsatz, auf Anweisung)
- Umfang der Desinfektion (Fahrzeug, Geräte, Hilfsmittel)
- Vermutete Erkrankung
- Desinfektionsmittel
- Dauer der Desinfektion
- Einwirkzeit
- Weitere Maßnahmen
- Durchführende mit Unterschrift

6.2.4 Materialkontrolle

Die Materialkontrollen sind dokumentieren. Dabei ist festzuhalten:

- Zeitpunkt der Kontrolle
- Prüfer
- Gegenstand der Kontrolle
- Was wird kontrolliert
- Ergebnisse der Prüfung
- Weitere Maßnahmen

7 Besondere Einsatztaktik

In diesem Kapitel werden wichtige Punkte zur Einsatztaktik bei verschiedenen Einsatzschwerpunkten beschrieben.

7.1 MANV/MANE

Unter MANV versteht man den Massenanfall von Verletzten, unter einem MANE einen Massenanfall von Erkrankten, z. B. bei einem Infektionsausbruch auf einem Kreuzfahrtschiff oder in einem Altenheim.

Bei einem MANV kommt es zu einem Missverhältnis zwischen Verletzten und zur Verfügung stehenden Mitteln.

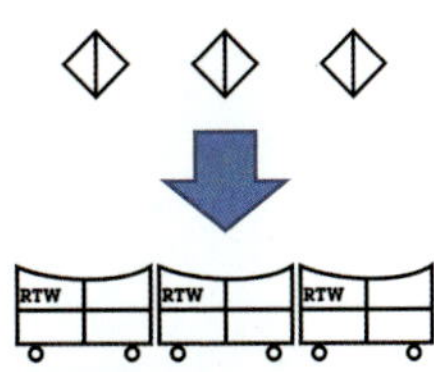

Regelrettungsdienst

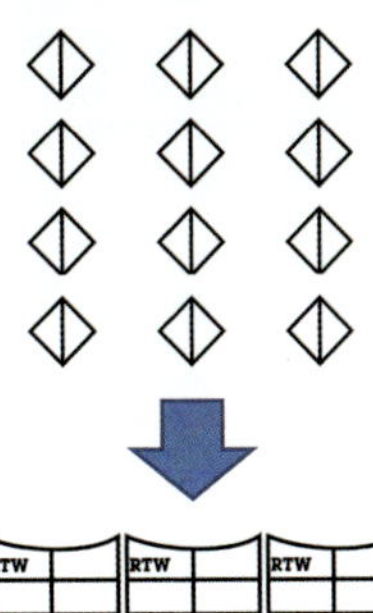

Massenanfall von Verletzten

Problematik MANV (Grafik: Besch)

Dabei ist es nicht möglich, jedem Patienten individuelle medizinische Hilfe zukommen zu lassen. Um sicherzustellen, dass mit den wenigen verfügbaren Kräften möglichst viele Patienten gerettet werden können, wird dabei nach den Grundsätzen der Katastrophenmedizin behandelt.

Dabei werden die Patienten vor Ort nach Dringlichkeit kategorisiert, unter Umständen stabilisiert und in entsprechende Krankenhäuser gebracht. Das schließt aber auch mit ein, dass Patienten, die zu schwer verletzt sind, verzögert oder nicht behandelt werden, um so Ressourcen für andere Patienten frei zu machen.

Bei einem MANV gibt es keine Reanimationen, da diese zu ressourcenintensiv sind.

Ursachen für einen MANV können z. B. Unfälle, Katastrophen und Großschadenslagen sein.

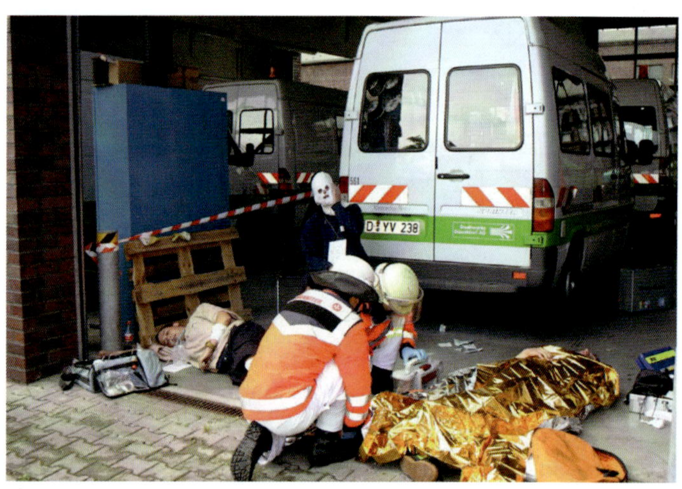

Typische Situation an einer Verletztenablage, hier in einer Übung (Grafik: Truckenmüller)

Zur Unterstützung des Rettungsdienstes werden dabei auf der einen Seite die Einsatzleitung Rettungsdienst, zum anderen Spezialeinheiten als Unterstützung alarmiert.

Bei einem MANV werden auch besondere Alarmpläne in Krankenhäusern aktiviert, mit denen auf die zu erwartenden höheren Patientenzahlen reagiert wird.

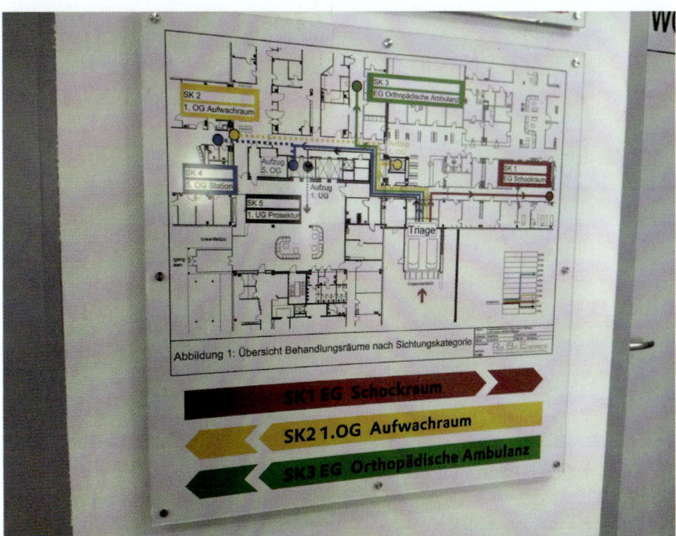

Hinweisschild Raumordnung MANV im Krankenhaus (Foto: Besch)

7.1.1 Einsatzleitung Rettungsdienst

Je nach Bundesland können die einzelnen Komponenten andere Bezeichnungen haben. Die Grundstruktur bleibt jedoch immer gleich.

Die Einsatzleitung Rettungsdienst (EL RD) besteht aus dem Organisatorischen Leiter Rettungsdienst (ORGL) und dem Leitenden Notarzt (LNA). Beide haben für die Wahrnehmung der Aufgaben eine umfangreiche Führungsausbildung absolviert. In der Regel verfügen sie über ein eigenes Einsatzfahrzeug mit umfangreichem Führungsmaterial.

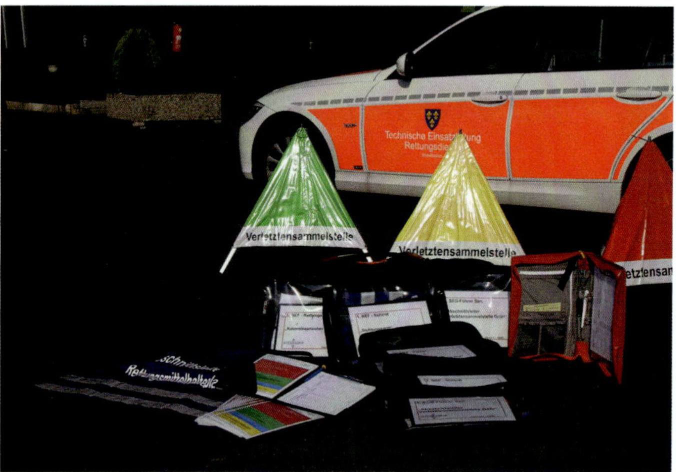

Führungsmaterial Fahrzeuge LNA/ORGL (Foto: Wi112.de)

Zusätzlich gibt es zur Unterstützung Führungseinheiten, die spezielle Fahrzeuge und Personal in den Einsatz bringen können.

Bei Einsätzen, bei denen die Feuerwehr auf Grundlage eines Gesetzes die Einsatzleitung hat, übernimmt die EL RD die Leitung des Einsatzabschnitts „Rettungsdienst“ o. Ä. Bei Einsätzen ohne Feuerwehrbeteiligung übernimmt die EL RD die Leitung des gesamten Einsatzes. Darüber hinaus ist es möglich, dass die EL RD beratend hinzugezogen wird.

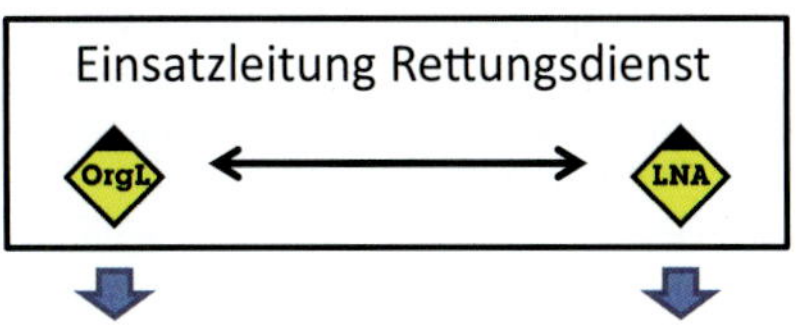

- taktische Lageerkundung
- Nachforderung von Kräften
- Ordung des Raums
- Führen der SAN Einheiten
- Transportmanagement
- Kontakt zur Lst / TEL

- medizinische Lageerkundung
- Sichtung
- Krankenhauszuordnung

Aufgabenteilung Einsatzleitung Rettungsdienst (Foto: Besch)

Der ORGL übernimmt dabei die taktische Führung des Einsatzes. Er alarmiert Einheiten nach, organisiert die Einsatzstelle und hält Kontakt mit der Leitstelle.

Der LNA übernimmt die medizinische Führung des Einsatzes. Er führt die Sichtung durch und weist die Patienten einem geeigneten Krankenhaus zu.

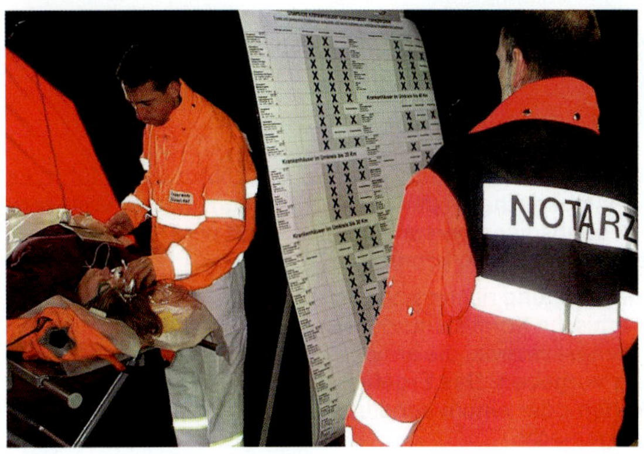

Krankenhausübersicht im Einsatz (Foto: Feuerwehr Düsseldorf)

Sind LNA und ORGL noch nicht vor Ort, müssen die Aufgaben von einem Notarzt und einem Rettungsassistenten/Notfallsanitäter kommissarisch übernommen werden. In der Regel übernimmt die Besatzung des ersten Rettungsmittels diese Aufgabe. Dafür werden auf den Fahrzeugen entsprechende Führungs- und Kennzeichnungswesten vorgehalten.

7.1.2 Sichtung

Um die Ressourcen optimal zu nutzen, werden die Patienten in verschiedene Sichtungskategorien eingeteilt. In der Regel gibt es fünf Kategorien.

Sichtungskategorien

Farbe	Kat.	Beschreibung
ROT	I	Akute Lebensgefahr
GELB	II	Schwere Verletzung (Erkrankung)
GRÜN	III	Leicht verletzt Unverletzt
BLAU	IV	Im Moment keine Überlebenschance
SCHWARZ		Tot

Übersicht Sichtungskategorien (Grafik: Besch)

Die Sichtung wird dabei vom (kommissarischen) LNA durchgeführt. Es gibt Rettungsdienstbereiche, in denen die Sichtung zunächst vom ersteintreffenden Rettungsdienstpersonal durchgeführt wird, um möglichst früh ein System anwenden zu können.

Das Ergebnis der Sichtung richtet sich nach den Überlebenschancen der Patienten. Um ethische Konfliktsituationen auszuschließen, gibt es verschiedene Sichtungssysteme, die anhand von festgelegten Werten eine Kategorisierung vorgeben. Das Ergebnis der Sichtung wird entweder mit Anhängekarten oder einem sonstigen Kennzeichnungssystem am Patient sichtbar gemacht.

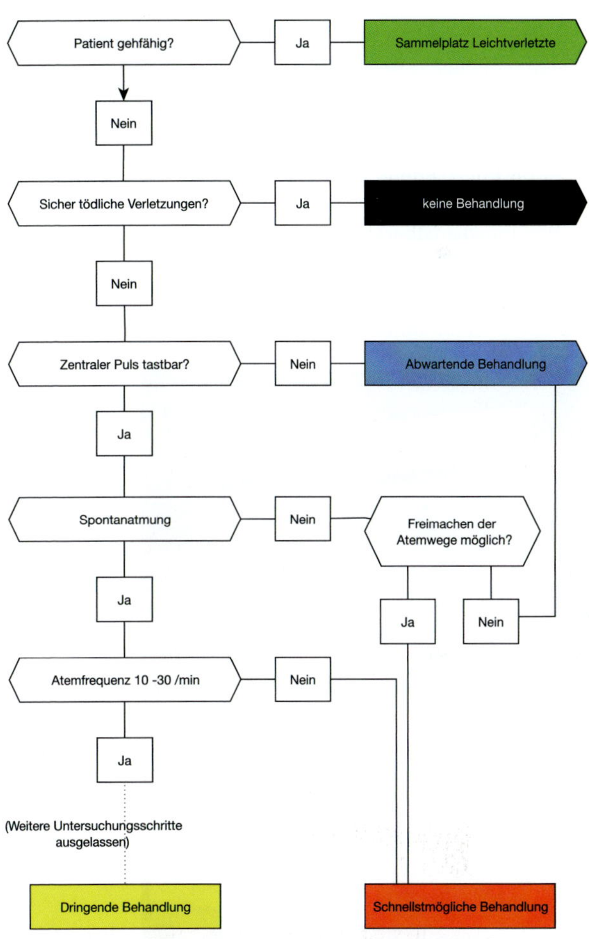

Sichtungssystem „mStart" – stark vereinfacht (Grafik: Besch)

7

Die Sichtung ist kein Prozess mit einem statischen Ergebnis, sie unterliegt der Lageentwicklung.

Auch bereits kategorisierte Patienten werden immer wieder neu beurteilt. So kann es durchaus vorkommen, dass ein Patient, der mit der Kategorie IV (abwartend) initial gesichtet wurde, im weiteren Verlauf in Kategorie I verschoben wird, da kurzfristig weitere Einheiten eingetroffen sind.

Es gibt Rettungsdienstbereiche, in denen die SK IV nicht oder nur unter speziellen Auflagen vergeben wird. Diese Entscheidung ist aus Sicht der Autoren kritisch zu betrachten, da somit der komplette Gedanke des Systems (Ressourcen auf die Patienten bündeln, die eine realistische Chance haben) unterlaufen wird.

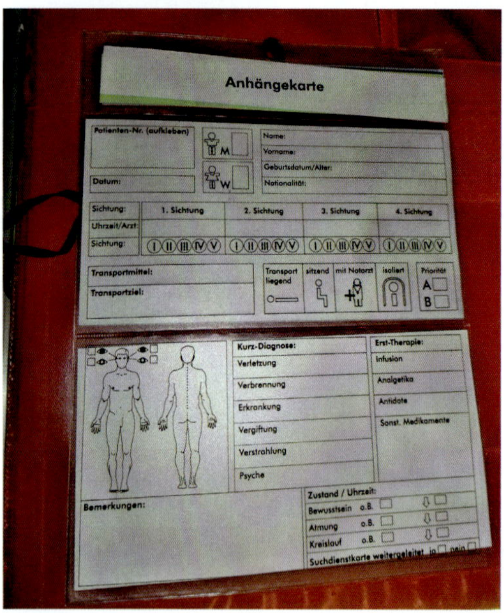

Anhängekarte (Foto: Besch)

Neben Anhängekarten gibt es noch andere Systeme, um die Sichtungskategorie zu kennzeichnen, wie z. B. selbstklebende Armbänder oder Knicklichter.

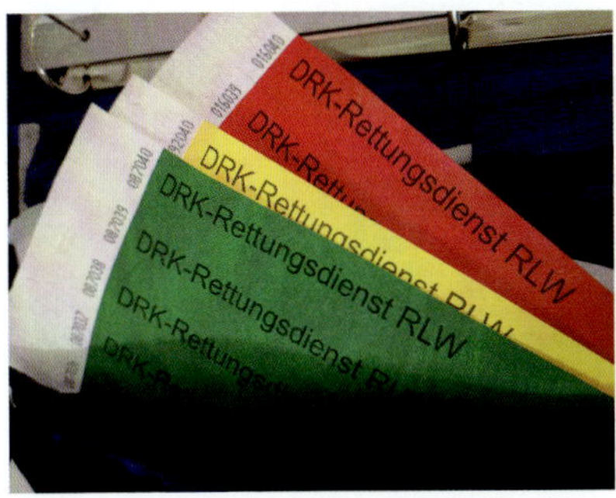

Alternative Kennzeichnung SK (Foto: DRK Bad Marienberg)

7.1.3 Ordnung des Raumes

Bei einem Massenanfall von Verletzen wird der zur Verfügung stehende Raum gegliedert.

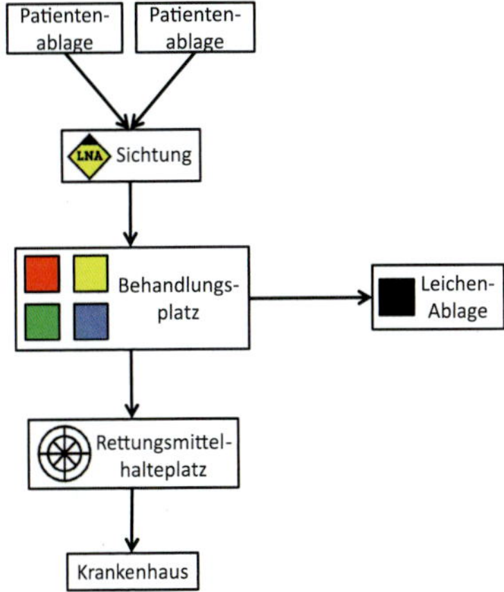

Ordnung des Raumes (MANV) (Grafik: Besch)

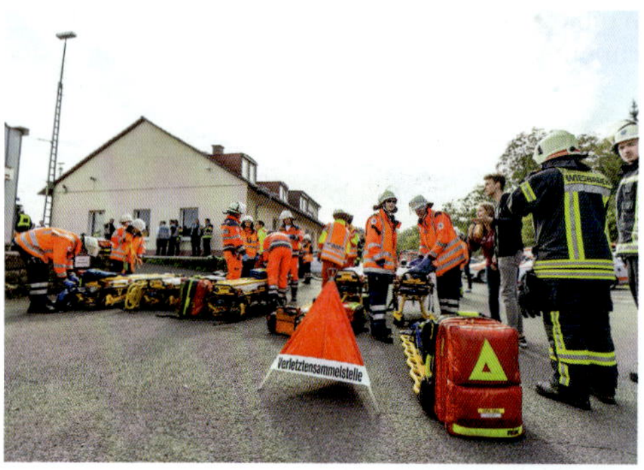

Gekennzeichnete Verletztensammelstelle (Foto: Wi112.de)

Verletztenablage:

- Sammelstelle für Verletzte
- Übergabe zwischen Rettungskräften und Sanitätskräften
- Nur lebensrettende Sofortmaßnahmen

Behandlungsplatz:

- Sichtung der Verletzten
- Kategorisierung der Verletzten
- Behandlung der Verletzten, je nach Sichtungsgrad
- Dekontamination (ABC-Lage)

Rettungsmittelhalteplatz:

- Übergabe der Patienten an die Transportmittel

Bereitstellungsraum:

- Sammelplatz für wartende Einheiten

Leichenablage:

- Ablage der Verstorbenen außerhalb des unmittelbaren Sichtbereiches
- SICHTSCHUTZ!
- Zeitnahe Übergabe an die Polizei

> Je nach Einsatz können o. a. Einrichtungen mehrfach angelegt werden!

7.1.4 Einsatztaktik

Bei einem MANV ist es von höchster Wichtigkeit, dass alle Einsatzkräfte diszipliniert die ihnen gestellten Aufgaben lösen. Die Chaosphase bei einem MANV ist nicht zu vermeiden, durch die Disziplin jeder Einheit kann aber darauf Einfluss genommen werden, wie lange die Chaosphase dauert und wie stark sie ausgeprägt ist!

Die dafür geltenden Regeln werden auch als „die 10 Gebote des MANV" (nach Th. Uhr, Köln) bezeichnet. Diese wurden zwar primär für den Rettungsdienst entwickelt, können aber sinngemäß vom Sanitätsdienst übernommen werden.

1. Noch nicht behandeln
2. Erste Rückmeldung (so früh wie möglich)
3. Überblick verschaffen
4. Konkrete und strukturierte Zweitrückmeldung
5. Initial Leitung übernehmen
6. Spontantransporte vermeiden
7. Versorgung nach Priorität
8. Nachrückendes Personal einweisen
9. Abtransport planen
10. Übergabe an LNA/ORGL

7

7.1.5 Spezialeinheiten

Für die Unterstützung des Rettungsdienstes bei einem MANV werden spezielle Einheiten (Schnelleinsatzgruppen – SEG) vorgehalten.

Diese Einheiten sind spezialisiert auf

- Behandlung
- Transport
- Betreuung
- Logistik

Auf Landesebene sind diese Einheiten unterschiedlich gegliedert, teilweise unterscheidet sich die Aufstellung von Landkreis zu Landkreis.

Der Bund hat sich, zur Stärkung des Zivilschutzes in Deutschland, dazu entschlossen, 61 Medizinische Task Forces (MTF) aufzustellen. Diese Einheiten umfassen insgesamt 138 Helfer und gliedern sich in

- Führungsgruppe
- Behandlungsbereitschaft

- Patiententransportgruppe
- Dekontaminationszug
- Logistikzug

Diese Einheiten sind auch in der Lage, kontaminierte Patienten unter ABC-Schutz-Bedingungen zu behandeln und zu dekontaminieren.

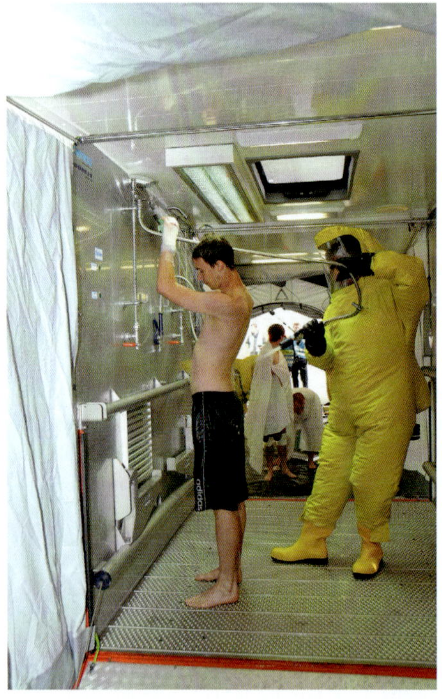

Dekontamination von Patienten (Foto: Truckenmüller)

Hinweis: Stand Winter 2019 sind diese Einheiten noch im Aufbau. Wann alle 61 Einheiten vollständig ausgestattet und einsatzbereit sind, ist noch nicht abzusehen.

7.2 First Responder

First-Responder-Einheiten werden parallel mit dem Rettungsdienst alarmiert. Ziel ist es, vor allem in Gebieten mit langen Anfahrtszeiten des Rettungsdienstes, das freie Intervall, bis effektive Hilfe geleistet wird, deutlich zu verkürzen.

First Responder profitieren von Schnelligkeit.

Davon profitieren insbesondere Patienten mit Herz-Kreislauf-Stillständen, dort sinkt die Überlebensrate mit jeder Minute Verzögerung um 10 %.

First Responder können den Rettungsdienst nicht ersetzen, nur ergänzen!

Neben der qualifizierten Erstversorgung übernehmen First Responder weitere Aufgaben:

- Frühe, qualifizierte Rückmeldung an die Leitstelle
- Einweiser und Lotsentätigkeit
- Unterstützung des Rettungsdienstes bei der Versorgung und dem Abtransport

First-Responder-Gruppen können verschieden organisiert sein, es gibt kein Regelwerk zu dem Thema.

Die Trägerschaft kann bei den vor Ort ansässigen Vereinen der Hilfsorganisationen liegen, es kann aber auch die Feuerwehr oder sogar das THW mit einbezogen sein. Auch gibt es die Möglichkeit, für den First-Responder-Dienst einen eigenen Verein zu gründen.

In einigen Gebieten Deutschlands wird die ortszuständige Feuerwehr automatisch von der zuständigen Leitstelle alarmiert.

Auch taktisch sind verschiedene Ansätze denkbar. Die beiden geläufigsten sind entweder die direkte Anfahrt mit dem Privat-Pkw an die Einsatzstelle oder dass zunächst ein Einsatzfahrzeug der Organisation besetzt und dann der Einsatzort angefahren wird. Es gibt sogar vereinzelt First-Responder-Systeme, die rund um die Uhr eine eigene Wache besetzen.

Aus dieser Vielzahl an zu beachtenden Faktoren lassen sich nur eingeschränkt Hinweise für den Aufbau und Betrieb einer First-Responder-Gruppe ableiten.

Wichtig dabei, das Rad muss nicht immer neu erfunden werden. Es macht durchaus Sinn, Kontakt mit bereits bestehenden First-Responder-Gruppen aufzunehmen und sich deren Erfahrungen zu Nutze zu machen. Auch kann es hilfreich sein, sich im weiteren Verlauf mit Gruppen in der Region zu vernetzen, um gemeinsame Standards zu schaffen. Zu Beginn sollte auch geklärt sein, wie Kosten für Material und Ausbildung bewältigt werden, da First Responder nicht über die Krankenkasse abgerechnet werden können.

Wie bereits beschrieben gibt es kein Lehrbuch, wie First-Responder-Gruppen betrieben werden. Oftmals wird es Lösungen geben, die im Bereich des regulären Rettungs- und Sanitätsdienstes nicht denkbar wären, wie z. B. das Tragen von Privatkleidung im Einsatz. Hier ist es wichtig, pragmatische Lösungen zu finden und entsprechend zu dokumentieren.

Ein weiteres Augenmerk liegt auf der Schnittstelle zum Rettungsdienst. Hier helfen klar definierte Standards dabei, Reibungen zu vermindern.

7.3 Veranstaltungen

Die sanitätsdienstliche Versorgung stellt einer der Schwerpunkte für die Arbeit der Sanitäter in den Hilfsorganisationen dar. Dabei reicht die Bandbreite von kleinen Veranstaltungen mit hundert Personen bis hin zu Großveranstaltungen wie Konzerten, auf denen 80.000 Personen anwesend sind.

Aufgaben des Sanitätsdienstes bei solchen Veranstaltungen sind:

- Allgemeine Betreuungsaufgaben von Personen mit Einschränkungen
- Behandlung kleinerer Verletzungen (Erste Hilfe)
- Leisten von erweiterter Ersten Hilfe bis zum Eintreffen des Rettungsdienstes
- Zeitnahes Auslösen von Alarm beim MANV-Lagen

In welchem Umfang die Aufgaben wahrzunehmen sind, hängt dabei von der vorhandenen Ausrüstung und Ausbildung ab! Darüber hinaus ist damit zu rechnen, dass die Sanitäter aufgrund ihrer Präsenz als Ansprechpartner für den Bürger dienen und sich daraus weitere Aufgaben entwickeln können.

Die eingesetzten Sanitäter müssen sich darüber bewusst sein, dass sie stellvertretend für ihre Organisation in der Öffentlichkeit stehen.

7

7.3.1 Planung

Angepasst an die von der Veranstaltung ausgehenden Gefahren sind die erforderlichen Kräfte zu planen.

Wichtigstes Werkzeug für die Planung ist der „Maurer-Algorithmus". Mit diesem kann man, ausgehend von der Art der Veranstaltung und der zu erwartenden Anzahl an Besuchern, einen Punktwert errechnen. Davon ausgehend werden dann die Vorgaben abgeleitet.

Beispiele:

Open-Air-Konzert einer Boy Group mit 80.000 erwarteten Besuchern:

- *210 Punkte*
- *160 Helfer*
- *10 Krankentransportwagen (KTW)*
- *1 Großraum-KTW (GKTW)*
- *Rettungswagen (RTW)*
- *5 Notärzte*

- *Einsatzleitung: voll stabsmäßige Einsatzleitung*
- *UHS 3: 8 Behandlungsplätze, 25 Pflegeplätze, 2 NA, 2 RA, 8 RS, 12 RH*

Weihnachtsmarkt mit 2000 erwarteten Besuchern:

- *3,4 Punkte*
- *3 Helfer*
- *Einsatzleitung: keine stabsmäßige Einsatzleitung*

Basierend auf dem Maurer-Algorithmus und der Gefährdungsbeurteilung des Veranstalters wird dann eine genaue Anforderung an den Sanitätsdienst bzgl. Personal und Material gestellt. Diese Anforderung ist zwingend einzuhalten. In die Anforderung ist bei längeren Veranstaltungen ein Pausenpuffer einzuplanen. Auch kann es erforderlich sein, die Helfer in mehreren Schichten einzusetzen. Dabei können die Regelungen des Arbeitszeitgesetzes als Anhalt dienen.

Dem Veranstalter können durch die zuständigen Behörden, aber auch durch Versicherungen oder Verbände (z. B. bei Reitsportveranstaltungen) weitergehende Vorgaben gemacht werden. Werden seitens der Hilfsorganisation die vertraglich vereinbarten Anforderungen nicht erfüllt, kann es dazu kommen, dass die Veranstaltung abgebrochen wird und sich daraus Regressforderungen ableiten lassen.

Deshalb sollte vor der Annahme eine genaue Prüfung stehen. Je nach Ergebnis muss der Auftrag abgelehnt oder weitere Unterstützung aktiviert werden.

Darüber hinaus sollte nur das Personal eingesetzt werden, welches angefordert wurde und am Ende auch bezahlt wird. In Ausnahmefällen können einzelne Helfer zusätzlich als Praktikanten mitgeführt werden, diese können aber nicht abgerechnet werden.

Es verbietet sich, zusätzlich zum Personal Familienangehörige mitzubringen, die an der Veranstaltung kostenlos teilnehmen wollen.

Rechtzeitig vor der Veranstaltung sollte eine Begehung vor Ort stattfinden, um offene Fragen, insbesondere zum Platzbedarf, klären zu können.

In der Planungsphase ist eine enge Absprache mit dem Veranstalter, aber auch mit anderen beteiligten Organisationen obligatorisch.

7.3.2 Führung

Unabhängig von der Größe der Veranstaltung ist immer ein Einsatzleiter zu benennen. Dieser ist für die ordnungsgemäße Durchführung verantwortlich und ist Ansprechpartner für Leitstelle und Veranstalter. Die Führungsstruktur, die erforderlichen Führungshilfsmittel und das Führungspersonal sind an die Lage anzupassen.

Ein Kommunikationsplan ist zu erstellen und mit anderen Organisationen abzustimmen. Die zuständige Leitstelle ist über die Veranstaltung zu informieren.

7.3.3 Logistik

Der Umfang der Logistik ist an die Art und Länge der Veranstaltung und an die Anzahl der eingesetzten Helfer anzupassen. Logistik umfasst dabei neben Verpflegung auch die Versorgung mit Kraftstoff und Verbrauchsmaterial. Wenn erforderlich, sind für Helfer eigene Versorgungs- und Pausenbereiche einzurichten.

Als Faustformel gilt: nach 4 h sollte dem Helfer Verpflegung zur Verfügung gestellt werden.

Auch wenn es üblich ist, dass der Veranstalter die Helfer mit verpflegt, darf das keinesfalls als gegeben angenommen oder gar gefordert werden. Eine entsprechende Regelung sollte bereits im Vorfeld der Planung getroffen werden. Die Kosten für Verpflegung sollten in der Vergütung des Einsatzes bereits mit enthalten sein.

7.3.4 Verhalten des Sanitätspersonals

Sanitäter sind bei Einsätzen auf Veranstaltungen immer Repräsentant ihrer Organisation. Deshalb muss auch immer die Außenwirkung beachtet werden. Saubere, vollständige Ausrüstung, eine gepflegte Erscheinung und Freundlichkeit gegenüber dem Bürger sind selbstverständlich.

Grundsätzlich ist auf ein ruhiges und besonnenes Auftreten zu achten und dem Bürger in jeder Situation freundlich und wertschätzend gegenüber zu treten. Der Konsum von Alkohol und anderen berauschenden Mitteln ist vor und während der Veranstaltung selbstverständlich untersagt.

Mit dem Veranstalter und anderen Beteiligten ist eine enge Zusammenarbeit zu suchen. Eventuell entstehende Unstimmigkeiten sollten sachlich gelöst werden. Ist das nicht möglich, hat der Helfer die Einsatzleitung zu informieren.

Der Sanitäter unterliegt im Einsatz immer noch dem Hausrecht des Veranstalters. Wenn dieser gewisse Bereiche sperrt (z. B. Backstage Bereich), ist dies zu akzeptieren.

7.3.5 Einsatzgrundsätze

Vor dem Einsatz:

- Ausrüstung auf Vollständigkeit und Funktion prüfen
- Ausreichend Vorlaufzeit zum Aufbau einplanen
- Einweisen der Helfer in die Veranstaltungsörtlichkeit (Karten? Luftbild?)
- Kommunikation untereinander, zum Veranstalter und zur Leitstelle sicherstellen (Funk, Telefon)
- Information der Leitstelle über Veranstaltungsbeginn
- Information der umliegenden Krankenhäuser

Einsatzoptionen

Grundsätzlich können die Sanitäter als Sanitätsstreifen, als Fahrzeugbesatzungen oder in Unfallhilfsstellen (UHS) eingesetzt werden.

Sanitätsstreife:

- Stärke: mind. zwei Helfer
- Beweglich, i. d. R. zu Fuß, aber auch mit Fahrrad, Segway, ATV oder Pferd möglich
- Direkter Ansprechpartner von Besuchern
- Unter Umständen kann die Sanitätsstreife stationär als Posten eingesetzt werden
- Ausstattung:
  - Sanitätsausstattung (DIN 13155)
  - Fernmeldemittel
  - AED
  - Trage

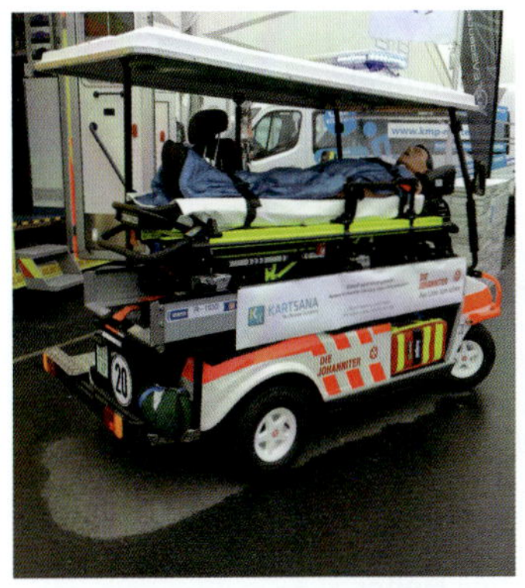

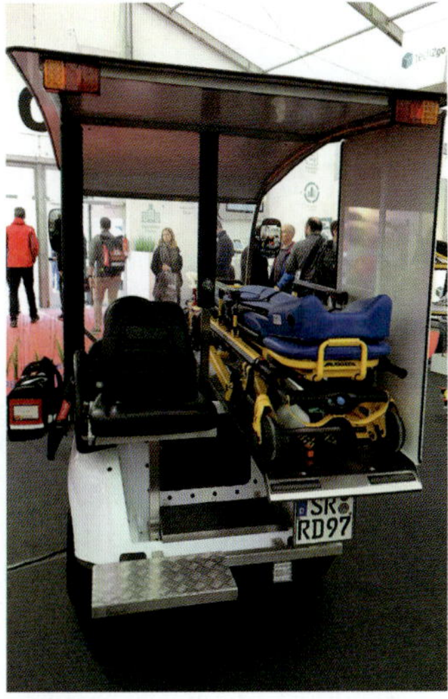

Mobile Lösung für Sanitätsstreifen (Fotos: Cimolino)

Fahrzeugbesatzung:

- Einsatzoptionen
  - Transport
  - Erstversorgung
  - Streife
- Für den Transport Einsatzstelle -> UHS, UHS -> Krankenhaus
- Besatzung gem. Rettungsdienstgesetz, KTW i. d. R. mind. ein RS

Unfallhilfsstellen

- Stationäre Einrichtungen bei größerer Veranstaltung
- In der Regel in einem Zelt, aber auch als Anhänger oder Container denkbar
- Arbeitsbereiche
  - Registrierung/Sichtung
  - Behandlung (unterteilt nach Verletzungsgrad)

8 Anlagen

In diesem Kapitel finden sich Anlagen, auf die verwiesen wurden.

8.1 § 6 Infektionsschutzgesetz (Stand Februar 2020)

Gesetz zur Verhütung und Bekämpfung von Infektionskrankheiten beim Menschen (Infektionsschutzgesetz – IfSG) § 6 Meldepflichtige Krankheiten

(1) Namentlich ist zu melden:

1. der Verdacht einer Erkrankung, die Erkrankung sowie der Tod in Bezug auf die folgenden Krankheiten:
   a) Botulismus,
   b) Cholera,
   c) Diphtherie,
   d) humane spongiforme Enzephalopathie, außer familiär-hereditärer Formen,
   e) akute Virushepatitis,
   f) enteropathisches hämolytisch-urämisches Syndrom (HUS),
   g) virusbedingtes hämorrhagisches Fieber,
   h) Keuchhusten,
   i) Masern,
   j) Meningokokken-Meningitis oder -Sepsis,
   k) Milzbrand,
   l) Mumps,
   m) Pest,
   n) Poliomyelitis,
   o) Röteln einschließlich Rötelnembryopathie,
   p) Tollwut,
   q) Typhus abdominalis oder Paratyphus,
   r) Windpocken,
   s) zoonotische Influenza,

1a. die Erkrankung und der Tod in Bezug auf folgende Krankheiten:

   a) behandlungsbedürftige Tuberkulose, auch wenn ein bakteriologischer Nachweis nicht vorliegt,

b) Clostridioides-difficile-Infektion mit klinisch schwerem Verlauf; ein klinisch schwerer Verlauf liegt vor, wenn
   aa) der Erkrankte zur Behandlung einer ambulant erworbenen Clostridioides-difficile-Infektion in eine medizinische Einrichtung aufgenommen wird,
   bb) der Erkrankte zur Behandlung der Clostridioides-difficile-Infektion oder ihrer Komplikationen auf eine Intensivstation verlegt wird,
   cc) ein chirurgischer Eingriff, zum Beispiel Kolektomie, auf Grund eines Megakolons, einer Perforation oder einer refraktären Kolitis erfolgt oder
   dd) der Erkrankte innerhalb von 30 Tagen nach der Feststellung der Clostridioides-difficile-Infektion verstirbt und die Infektion als direkte Todesursache oder als zum Tode beitragende Erkrankung gewertet wurde,
2. der Verdacht auf und die Erkrankung an einer mikrobiell bedingten Lebensmittelvergiftung oder an einer akuten infektiösen Gastroenteritis, wenn
   a) eine Person betroffen ist, die eine Tätigkeit im Sinne des § 42 Abs. 1 ausübt,
   b) zwei oder mehr gleichartige Erkrankungen auftreten, bei denen ein epidemischer Zusammenhang wahrscheinlich ist oder vermutet wird,
3. der Verdacht einer über das übliche Ausmaß einer Impfreaktion hinausgehenden gesundheitlichen Schädigung,
4. die Verletzung eines Menschen durch ein tollwutkrankes, -verdächtiges oder -ansteckungsverdächtiges Tier sowie die Berührung eines solchen Tieres oder Tierkörpers,
5. das Auftreten einer bedrohlichen übertragbaren Krankheit, die nicht bereits nach den Nummern 1 bis 4 meldepflichtig ist.

Die Meldung nach Satz 1 hat gem. § 8 Absatz 1 Nummer 1, 3 bis 8, § 9 Absatz 1, 2, 3 Satz 1 oder 3 zu erfolgen.

(2) Dem Gesundheitsamt ist über die Meldung nach Absatz 1 Satz 1 Nummer 1 Buchstabe i hinaus zu melden, wenn Personen an einer subakuten sklerosierenden Panenzephalitis infolge einer Maserninfektion erkranken oder versterben. Dem Gesundheitsamt ist über die Meldung nach Absatz 1 Satz 1 Nummer 1a Buchstabe a hinaus zu melden, wenn

Personen, die an einer behandlungsbedürftigen Lungentuberkulose erkrankt sind, eine Behandlung verweigern oder abbrechen. Die Meldung nach den Sätzen 1 und 2 hat gemäß § 8 Absatz 1 Nummer 1, § 9 Absatz 1 und 3 Satz 1 oder 3 zu erfolgen.

(3) Nichtnamentlich ist das Auftreten von zwei oder mehr nosokomialen Infektionen zu melden, bei denen ein epidemischer Zusammenhang wahrscheinlich ist oder vermutet wird. Die Meldung nach Satz 1 hat gem. § 8 Absatz 1 Nummer 1, 3 oder 5, § 10 Absatz 1 zu erfolgen.

8.2 Regelwerk der Unfallkassen (Stand Januar 2020)

Wir wollen an dieser Stelle eine Übersicht über das Regelwerk der Unfallkassen geben. Die entsprechenden Schriften stehen kostenlos unter www.dguv.de zur Verfügung.

- DGUV Vorschrift 1 – Grundsätze der Prävention
- DGUV Vorschrift 49 – Feuerwehren
- DGUV Vorschrift 70 – Fahrzeuge
- DGUV Regel 101-107 – Reinigungsarbeiten mit Infektionsgefahr in medizinischen Bereichen
- DGUV Regel 105-003 – Benutzung von persönlichen Schutzausrüstungen im Rettungsdienst
- DGUV Regel 105-049 – Feuerwehren
- DGUV Regel 112-189 – Benutzung von Schutzkleidung
- DGUV Information 204-021 – Dokumentation der Erste-Hilfe-Leistungen (Meldeblock)
- DGUV Information 205-008 – Sicherheit im Feuerwehrhaus
- DGUV Information 205-010 – Sicherheit im Feuerwehrdienst
- DGUV Information 205-014 – Auswahl von persönlicher Schutzausrüstung für Einsätze bei der Feuerwehr – Basierend auf einer Gefährdungsbeurteilung
- DGUV Information 205-016 – Sicherheit im Stützpunkt einer Hilfeleistungsorganisation
- DGUV Information 205-021 – Leitfaden zur Erstellung einer Gefährdungsbeurteilung im Feuerwehrdienst
- DGUV Information 205-027 – Prävention von und Umgang mit Übergriffen auf Einsatzkräfte der Rettungsdienste und der Feuerwehr

8.3 Straßenverkehrsordnung

8.3.1 § 35 Straßenverkehrsordnung – Sonderrechte (Stand Juni 2019)

(1) Von den Vorschriften dieser Verordnung sind die Bundeswehr, die Bundespolizei, die Feuerwehr, der Katastrophenschutz, die Polizei und der Zolldienst befreit, soweit das zur Erfüllung hoheitlicher Aufgaben dringend geboten ist.

(1a) Absatz 1 gilt entsprechend für ausländische Beamte, die aufgrund völkerrechtlicher Vereinbarungen zur Nacheile oder Observation im Inland berechtigt sind.

(2) Dagegen bedürfen diese Organisationen auch unter den Voraussetzungen des Absatzes 1 der Erlaubnis,

1. wenn sie mehr als 30 Kraftfahrzeuge im geschlossenen Verband (§ 27) fahren lassen wollen,
2. im Übrigen bei jeder sonstigen übermäßigen Straßenbenutzung mit Ausnahme der nach § 29 Absatz 3 Satz 2.

(3) Die Bundeswehr ist über Absatz 2 hinaus auch zu übermäßiger Straßenbenutzung befugt, soweit Vereinbarungen getroffen sind.

8

(4) Die Beschränkungen der Sonderrechte durch die Absätze 2 und 3 gelten nicht bei Einsätzen anlässlich von Unglücksfällen, Katastrophen und Störungen der öffentlichen Sicherheit oder Ordnung sowie in den Fällen der Art. 91 und 87a Absatz 4 des Grundgesetzes sowie im Verteidigungsfall und im Spannungsfall.

(5) Die Truppen der nichtdeutschen Vertragsstaaten des Nordatlantikpaktes sind im Falle dringender militärischer Erfordernisse von den Vorschriften dieser Verordnung befreit, von den Vorschriften des § 29 allerdings nur, soweit für diese Truppen Sonderregelungen oder Vereinbarungen bestehen.

(5a) Fahrzeuge des Rettungsdienstes sind von den Vorschriften dieser Verordnung befreit, wenn höchste Eile geboten ist, um Menschenleben zu retten oder schwere gesundheitliche Schäden abzuwenden.

(6) Fahrzeuge, die dem Bau, der Unterhaltung oder Reinigung der Straßen und Anlagen im Straßenraum oder der Müllabfuhr dienen und durch weiß-rot-weiße Warneinrichtungen gekennzeichnet sind, dürfen auf allen Straßen und Straßenteilen und auf jeder Straßenseite in je-

der Richtung zu allen Zeiten fahren und halten, soweit ihr Einsatz dies erfordert, zur Reinigung der Gehwege jedoch nur, wenn die zulässige Gesamtmasse bis zu 2,8 t beträgt, dasselbe gilt auch für Fahrzeuge zur Reinigung der Gehwege, deren zulässige Gesamtmasse 3,5 t nicht übersteigt und deren Reifeninnendruck nicht mehr als 3 bar beträgt. Dabei ist sicherzustellen, dass keine Beschädigung der Gehwege und der darunter liegenden Versorgungsleitungen erfolgen kann. Personen, die hierbei eingesetzt sind oder Straßen oder in deren Raum befindliche Anlagen zu beaufsichtigen haben, müssen bei ihrer Arbeit außerhalb von Gehwegen und Absperrungen auffällige Warnkleidung tragen.

(7) Messfahrzeuge der Bundesnetzagentur für Elektrizität, Gas, Telekommunikation, Post und Eisenbahn (§ 1 des Gesetzes über die Bundesnetzagentur) dürfen auf allen Straßen und Straßenteilen zu allen Zeiten fahren und halten, soweit ihr hoheitlicher Einsatz dies erfordert.

(7a) Fahrzeuge von Unternehmen, die Universaldienstleistungen nach § 11 des Postgesetzes i. V. m. § 1 Nummer 1 der Post-Universaldienstleistungsverordnung erbringen oder Fahrzeuge von Unternehmen, die in deren Auftrag diese Universaldienstleistungen erbringen (Subunternehmer), dürfen abweichend von Anlage 2 Nummer 21 (Zeichen 242.1) Fußgängerzonen auch außerhalb der durch Zusatzzeichen angeordneten Zeiten für Anlieger- und Anlieferverkehr benutzen, soweit dies zur zeitgerechten Leerung von Briefkästen oder zur Abholung von Briefen in stationären Einrichtungen erforderlich ist. Ferner dürfen die in Satz 1 genannten Fahrzeuge abweichend von § 12 Absatz 4 Satz 1 und Anlage 2 Nummer 62 (Zeichen 283), Nummer 63 (Zeichen 286) und Nummer 64 (Zeichen 290.1) in einem Bereich von 10 m vor oder hinter einem Briefkasten auf der Fahrbahn auch in zweiter Reihe kurzfristig parken, soweit dies mangels geeigneter anderweitiger Parkmöglichkeiten in diesem Bereich zum Zwecke der Leerung von Briefkästen erforderlich ist. Die Sätze 1 und 2 gelten nur, soweit ein Nachweis zum Erbringen der Universaldienstleistung oder zusätzlich ein Nachweis über die Beauftragung als Subunternehmer im Fahrzeug jederzeit gut sichtbar ausgelegt oder angebracht ist. § 2 Absatz 3 i. V. m. Anhang 3 Nummer 7 der Verordnung zur Kennzeichnung der Kraftfahrzeuge mit geringem Beitrag zur Schadstoffbelastung vom 10. Oktober 2006 (BGBl. I S. 2218), die durch Art. 1 der Verordnung vom 5. Dezember 2007 (BGBl. I S. 2793) geändert worden ist, ist für die in Satz 1 genannten Fahrzeuge nicht anzuwenden.

(8) Die Sonderrechte dürfen nur unter gebührender Berücksichtigung der öffentlichen Sicherheit und Ordnung ausgeübt werden.

(9) Wer ohne Beifahrer ein Einsatzfahrzeug der Behörden und Organisationen mit Sicherheitsaufgaben (BOS) führt und zur Nutzung des BOS-Funks berechtigt ist, darf unbeschadet der Absätze 1 und 5a abweichend von § 23 Absatz 1a ein Funkgerät oder das Handteil eines Funkgerätes aufnehmen und halten.

8.3.2 § 38 Straßenverkehrsordnung – Blaues Blinklicht und gelbes Blinklicht (Stand Juni 2019)

(1) Blaues Blinklicht zusammen mit dem Einsatzhorn darf nur verwendet werden, wenn höchste Eile geboten ist, um Menschenleben zu retten oder schwere gesundheitliche Schäden abzuwenden, eine Gefahr für die öffentliche Sicherheit oder Ordnung abzuwenden, flüchtige Personen zu verfolgen oder bedeutende Sachwerte zu erhalten. Es ordnet an:

„Alle übrigen Verkehrsteilnehmer haben sofort freie Bahn zu schaffen".

(2) Blaues Blinklicht allein darf nur von den damit ausgerüsteten Fahrzeugen und nur zur Warnung an Unfall- oder sonstigen Einsatzstellen, bei Einsatzfahrten oder bei der Begleitung von Fahrzeugen oder von geschlossenen Verbänden verwendet werden.

(3) Gelbes Blinklicht warnt vor Gefahren. Es kann ortsfest oder von Fahrzeugen aus verwendet werden. Die Verwendung von Fahrzeugen aus ist nur zulässig, um vor Arbeits- oder Unfallstellen, vor ungewöhnlich langsam fahrenden Fahrzeugen oder vor Fahrzeugen mit ungewöhnlicher Breite oder Länge oder mit ungewöhnlich breiter oder langer Ladung zu warnen.

9 Anhang

9.1 Abkürzungsverzeichnis

ACS	acute coronary syndrome
AED	automatischer externer Defibrillator
AH	Altenheim
ATV	All Terrain Vehicle
BGB	Bürgerliches Gesetzbuch
BTM	Betäubungsmittel
BTMG	Betäubungsmittelgesetz
BZ	Blutzucker
Ch	Charrière
CO	Kohlenmonoxid
CO_2	Kohlendioxid
COPD	chronic obstructive pulmonary disease
CRM	Crew Ressource Management
DGUV	Deutsche gesetzliche Unfallversicherung
DGUV-I	Deutsche gesetzliche Unfallversicherung – Information
DGUV-R	Deutsche gesetzliche Unfallversicherung – Regel
DGUV-V	Deutsche gesetzliche Unfallversicherung – Vorschrift
DIN	Deutsches Institut für Normung
DLK	Drehleiter mit Korb
DRK	Deutsches Rotes Kreuz
EKG	Elektrokardiogramm
EL	Einsatzleiter/Einsatzleitung
EN	Europäische Norm
ERC	European Resuscitation Council
FFP	filtering face piece
FSME	Frühsommer-Meningoenzephalitis
GG	Grundgesetz
GHS	global harmonisierte System zur Einstufung und Kennzeichnung von Chemikalien

GRTW	Großraumrettungswagen
HIORG	Hilfsorganisation
HNO	Hals-Nasen-Ohren
HWS	Halswirbelsäule
i. v.	intravenös
IfSG	Infektionsschutzgesetz
ISO	International Organization for Standardization
KH	Krankenhaus
KTW	Krankentransportwagen
LNA	Leitender Notarzt
MANE	Massenanfall von Erkrankten
MANV	Massenanfall von Verletzten
MEA	Multifunktionaler Einsatzanzug
MPBetrV	Medizinprodukte-Betreiberverordnung
MPG	Medizinproduktegesetz
MTF	Medizinische Taskforce
NA	Notarzt
NEF	Notarzteinsatzfahrzeug
NotSan/NFS	Notfallsanitäter
NSTEMI	Non-ST-elevation myocardial infarction
OMI	Okklusiver Myokardinfarkt
ORGL	Organisatorischer Leiter Rettungsdienst
PSA	persönliche Schutzausrüstung
RD	Rettungsdienst
RH	Rettungshelfer
RKI	Robert Koch-Institut
RS	Rettungssanitäter
RTW	Rettungswagen
RW	Rettungswache
SEG	Schnelleinsatzgruppe
SGB	Sozialgesetzbuch
SHT	Schädel-Hirn-Trauma
SIDS	Sudden Infant Death Syndrome

SK	Sichtungskategorie
SpO_2	Sauerstoffsättigung
STEMI	ST-elevation myocardial infarction
StGB	Strafgesetzbuch
STK	Sicherheitstechnische Kontrolle
StVO	Straßenverkehrsordnung
THW	Technisches Hilfswerk
TRBA	Technische Regel für Biologische Arbeitsstoffe
UHS	Unfallhilfsstelle
UVV	Unfallverhütungsvorschrift
VAH	Verbund für Angewandte Hygiene
WHO	World Health Organization

9.2 Quellen-/Literaturverzeichnis

In diesem Kapitel werden die verwendeten Quellen angegeben.

American Psychological Association (2019). The road to resilience [Webseite]. Abgerufen am 01.01.2019 von https://www.apa.org/helpcenter/road-resilience.aspx.

Berufsgenossenschaft für Gesundheitsdienst und Wohlfahrtspflege Bundesanstalt für Arbeitsschutz und Arbeitsmedizin (2016). TRBA 250 Biologische Arbeitsstoffe im Gesundheitswesen und in der Wohlfahrtspflege. Hamburg, Deutschland: Berufsgenossenschaft für Gesundheitsdienst und Wohlfahrtspflege(BGW).

Böhmer R., Schneider T. & Wolcke B. (2012): Taschenatlas Rettungsdienst, Gau-Bischhofsheim, Deutschland: Naseweisverlag.

Bundesministerium für Post und Fernmeldewesen (1977). Handbuch für die Helfer des Katastrophenschutzes der Deutschen Bundespost. Bonn, Deutschland: Bundesministerium für Post und Fernmeldewesen.

Cimolino U. (2015). Einsatzleiterhandbuch Feuerwehr. Landsberg, Deutschland: ecomed-Storck Verlag.

Deutsches Rotes Kreuz (2014). Handbuch Sanitätsdienst (9. Auflage). Berlin, Deutschland: DRK Service GmbH.

Fischer P., Künneth T., Vorderauer A., Ebermann R., Goßner S. & Vogel J. (2013). Taschenbuch für Wasserretter Sonderauflage Wasserwacht BRK. Landsberg, Deutschland: ecomed-Storck Verlag.

Haub A., Eilert K., Strametz R. & Theiß K. (2018): Leitfaden zum Umgang mit Medizinprodukten. Bad Nenndorf, Deutschland: Deutsche Lebens-Rettungs-Gesellschaft e. V.

Knacke P., Rossi R., Rupp P., Schelle R., Seekamp A. (2015). Das Trauma-Buch. Edewecht, Deutschland: S&K Verlag.

Lorenz D. (2016). DRK LV Saarland e. V. Empfehlungen zur patientenbezogenen Datenerfassung, Dokumentation, Registrierung und Archivierung im Sanitätsdienst des DRK SAL. Saarbrücken, Deutschland: DRK LV Saarland.

Lott C. (2016). Erweiterte Lebensrettende Maßnahmen. Brüssel, Belgien: European Resuscitation Council.

Marx D. (2017). Faktor Mensch Sicheres Handeln in kritischen Situationen. Ottendorf, Deutschland: MEDILEARN Verlag GBR.

NAEMT (2013). Advanced Medical Life Support, München, Deutschland: Urban & Fischer Verlag.

Steil M. (2015) Gib der Gewalt keine Chance. Landsberg, Deutschland: ecomed-Storck Verlag.

9.3 Stichwortverzeichnis

9

9